我的健康管理书：
带你问病识病

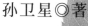

WO DE JIANKANG GUANLI SHU DAI NI WEN BING SHI BING

孙卫星◎著

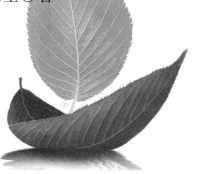

长江出版传媒
Changjiang Publishing & Media

湖北科学技术出版社
HUBEI SCIENCE & TECHNOLOGY PRESS

图书在版编目（CIP）数据

我的健康管理书：带你问病识病 / 孙卫星著. —武汉 ：湖北
科学技术出版社，2021.9
ISBN 978-7-5706-1287-1

Ⅰ．①我… Ⅱ．①孙… Ⅲ. ①保健－基本知识 Ⅳ.
①R161

中国版本图书馆 CIP 数据核字(2021)第 042519 号

责任编辑：常　宁　　　　　　　　　　　　　封面设计：喻　杨

出版发行：湖北科学技术出版社　　　　　　　电话：027-87679468

地　　　址：武汉市雄楚大街 268 号　　　　　邮编：430070
　　　　　　（湖北出版文化城 B 座 13-14 层）

网　　　址：http：//www.hbstp.com.cn

印　　刷：湖北新华印务有限公司　　　　　　邮编：430035

700×1000　　　　　1 / 16　　　　　　15.5 印张　　260 千字

2021 年 9 月第 1 版　　　　　　　2021 年 9 月第 1 次印刷

定价：46.00 元

前　言

　　生老病死，是人类从新生到衰亡的一个客观的、必然的生命过程。在这个过程中，人类自出生—生长（少年）—发育成熟（青年）—年富力强（中年）—身体衰退（老年），直至死亡，经历了无数的生命抗争，遇到过种种不可预知的艰难险阻，面对过难以言表的、刻骨铭心的惊涛骇浪。当然，人类也成就了一统山河的惊世伟业，也过上了富足美满的幸福生活，也享受了人间的天伦之乐，尝尽了世间的酸甜苦辣、喜怒哀乐。人类的顽强奋斗，成为社会前进与发展的原动力，推动着人类社会的进步。自古以来，如果社会进步，经济就发达，文化就繁荣，人民安居乐业，人的寿命延长，人均寿命就增高。如果社会发展缓慢、停滞，甚至倒退，经济就凋零，文化就衰落，加上战争、自然灾害，民不聊生，人的寿命就缩短，人均寿命就降低。延年益寿，是人类几千年来的愿望，而且人类永远都不会停止追求长寿的脚步。特别是人逢盛世，谁不想活得长久，活得精彩一些，能成就事业，功成名就，光宗耀祖，造福苍生。面对着五彩斑斓的世界，人们尽情享受着丰富惬意的生活，看着儿孙们快乐的健康成长，目睹祖国长治久安，繁荣昌盛，人们都想活得长长久久，成为长命百岁的寿星，希望能亲眼见到中华民族伟大复兴。身体健康就成了这一切的基本保障。

　　在 21 世纪的今天，现代医学相当发达，临床学科门类齐全，各医学专科已派生出新的分支，形成新兴专科、跨学科的专科，分工越来越细，涉及人体的各个系统、器官、组织、细胞，甚至分子学领域。在人们的印象中，现代医学已无所不能了，临床技术高精尖，治疗方法众多。实际上现代医学对人的了解，对人的孕育、发生及发展，对很多疾病的发生机制，以及现代社会的新疾病，仍然知之甚少。面对一些疑难重症，往往束手无策，没有合适、有效的治疗方法。我们应该清醒地认识到，半个多世纪以来，现代医学虽然取得了很大的进步，但是在医学理论、基础研究方面，进展甚微，而它的进步主要体现在高新技术在临床上的应用。尤其在临床检验、仪器检查等辅助诊断以及治疗上，高新技术提升了临床检查、治疗的精确性。例如在仪器检查上，越来越直观、精细，如四维 B 超、核磁共振等检查。在手术治疗上，如需要手术的胃肠、胆道等疾病，改用腹腔镜等先进设备治疗后，手术的创伤小，时间短，受到医生和患者的欢迎，不过治疗费用也增加了。还有些疾病由于至今不清楚其病因、病理机制，对患者的治疗只能减缓它的进程，而不能阻止疾病向终末期发展，最终走向器官衰竭。好在器官移植技术给不少患者带来福音，但供体来源有限，幸运者尚在少数。这些状况表明，现代医学发展到今天，尽管能治疗很多疾病，有着挽救生命的强大功效，但是，由于当今医学理论和医学能力的局限性，挽救生命的作用还是有限的。医生能为你治疗疾病，但不能保证你的身体健康！

健康与疾病，是人类始终要面对的。人类长期为防治疾病、增进健康而不懈努力奋斗。要想身体健康，就要不生病，或少生病，有病能及时治疗，并能根治。这成了人们生活中最重要的议题，也是期盼解决的根本问题。现在有两句话很流行，"什么都可以有，就是不能有病。什么都可以没有，就是不能没有钱。"其实这两句话本身就缺乏逻辑性，既然什么都有，自然也就会有病。亿万富翁什么都有吧，也会生病啊。你既然什么都没有，自然也不会有钱。你再有钱，生病后，撒手西去，也就什么都没有了。反之，你现在暂时很贫穷，但是只要身体好，经过努力奋斗仍可获得想要的一切。从这两句话里，可以看出人们对金钱的渴求，对疾病的惶恐。因此，健康成为生命活动中的第一要素。那怎样才能不生病，少生病，让身体经常保持健康呢？这可是个难题啊！俗话说："天有不测风云，人有旦夕祸福。"谁都不能夸口说我能保证不生病。人们为了防止生病，会加强身体锻炼，注重养生保健，利用食物和保健品营养滋补。但往往并未达到人们预期的理想效果，成效甚微，令人困扰。这是因为人们的认识有局限性，对人体本身的了解知之甚少，缺乏比较系统的、客观的健康理念。正因如此，我们需要问病。什么是问病呢？即何谓病？为什么得病？生病的后果？如何预防生病？问病对人的好处是什么？这就是问病。这既是问病的定义，也是问病的内容。问病指的是人在什么条件下可能会生病，生病前，人体可能会有哪些表现？如果我们认识了，知道了，就可以有备无患，防患于未然。绝大多数疾病的发生，在早期是隐匿的，而且许多疾病早期都是功能性或失调性的，也就是所谓的亚健康状态。这往往是由不良的生活习惯、不当的生活方式以及环境因素的影响导致的。在这个阶段，如果处理得当，很容易自愈和恢复，甚至根本不需要专门治疗，经过调理和休息，就可恢复如常。若不重视，错过调理的机会，久而久之，由量变到质变，功能性的改变则转变为器质性的疾病，治疗难度增大，治疗过程延长，有的甚至后果难以预料，预后不佳。如果我们有了问病的理念，掌握了问病的一般规律和方法，我们自己再做些调整，调理好身体状态，就可使亚健康的状态向真正健康转化，使身体处于一个相对健康的稳定状态，可使我们的身体少生病，或不生病。

祖国医学中"治未病"的理念，对于人们在现实生活中防病治病、保健康，有着积极的、重大的现实意义。《黄帝内经·素问·四气调神大论》提出："圣人不治已病，治未病；不治已乱，治未乱，此之谓也。夫病已成而后药之，乱已成而后治之，譬犹渴而穿井，斗而铸锥，不亦晚乎？"古代先贤们早就认识到"治未病"的重要性，对疾病要以预防为主。认真领会理解问病和"治未病"，大多数人也是可以做到的。问病、"治未病"，就好比一部交响乐曲，问病就是前奏曲，"治未病"是主旋律，只有先问病才能"治未病"。那么怎样进行问病，才能为"治未病"打下一个较好的基础呢？这就需要先对我们人的身体有一个较全面的了解和正确的认识，对身体的功能有基本的知晓。只有这样，我们才能做好问病这门功课。

目　录

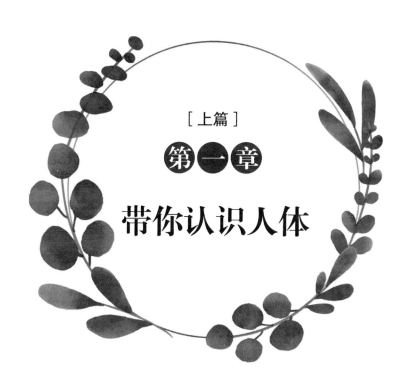

[上篇]

第一章

带你认识人体

人类是我们地球村里最高级的生物，是世上的万物之灵，那么他（她）身体的组成必有特别之处，以高于其他一切生物的禀赋统治这个世界。人类身体的组成和功能就证明了：只有人类能主宰这个世界。

人的身体是一个全面而复杂的、准确而精细的、由多个不同的系统组成的综合体。这些不同的系统既各自独立发挥作用，又相互支持配合，既服从总系统的指挥调配，又能及时反馈信息给总系统，使之灵活调整，指挥部署，采取措施。根据人体各系统的不同功能作用，可将人体大致分为 12 个系统：①神经系统——指挥管理系统；②循环系统——交通运输系统＋；③呼吸系统——气体交换系统＋；④消化系统——后勤保障系统＋；⑤泌尿系统——下水道系统＋；⑥内分泌系统——反馈调节系统＋；⑦运动系统——活动健身系统＋；⑧造血系统——生命能源系统＋；⑨感官系统——信息收集系统＋；⑩生殖系统——种族繁衍系统＋；⑪代谢系统——环境平衡系统＋；⑫免疫系统——警戒保卫系统＋。

人体是由细胞组成的。细胞是构成人体形态结构和功能的基本单位。形态相似、功能相关的细胞借助细胞间质结合起来，结合起来的结构称为组织。几种组织结合起来，共同完成某一种特定活动，并具有一定的形态特点，就构成了器官。若干功能相关的器官联合起来，共同完成某一特定的连续性生理活动，即形成系统。这 12 个系统都由各自系统内的器官和相关的组织组成。我们有必要依次了解一下这些系统的组成和功能。需要提醒的是，上述 12 个系统名称之后，除神经系统外，都有加号，它提示这些系统除了自己的主要功能外还有其他的作用，对人体来说，这些加号的作用同样重要。

第一节　神经系统——指挥管理系统

神经系统是我们人体的最高指挥系统，同时也是全面的信息管理系统。

神经系统是由脑、脊髓以及附于脑、脊髓的周围神经组织组成的。神经系统是人体结构和功能最复杂的系统，在体内起主要作用。神经系统分为中枢神经系统和周围神经系统。中枢神经系统包括脑和脊髓，周围神经系统包括脑神经、脊神经和内脏神经。神经系统控制和调节其他系统的活动，以及外环境的统一。中枢神经系统中的大脑，是人体内所有中枢的所在，包括生命中枢、体温中枢、语言中枢、运动中枢、口渴中枢等。脊髓是所有周围神经的生发部位。所谓截瘫，就是脊髓在某个平面损伤，平面以下的神经便没有了知觉和功能，说明脊髓损伤的严重性。因此，神经系统是人体的核心，中枢神经系统便是核心的核心。

周围神经及末梢遍布除内脏神经外的全身所有部位，包括每寸皮肤、每根毛发，如同现在发达的互联网遍布全国及全世界一样，无所不在。它们时刻传达着来自中枢神经系统的每个指令，并执行完成。同时它们也将感知和收集到的各种信息反馈到中枢神经系统。这一过程极其复杂，却又精确高效，说明我们的中枢神经系统就像是一个能迅速处理复杂事务的现代化信息管理中心。可以这样说，早在远古时期或更久远，人的神经系统就具备当今先进的信息管理和指挥操作能力，随着人类的不断的进化，现在神经系统更为发达。当今高度发达的信息网络，以及人工智能，也只具有我们大脑神经系统的部分功能。所以说，人的潜力是无限的，物质基础就在于此，意义也在于此。人工智能毕竟是人制造的，想达到同人一样的智能，并非一蹴而就。若人工智能哪天真具有人的智慧，世界将会有新的挑战。

内脏神经是一特殊的神经组织，属于自主神经，主要管理心、肝、肺、胃肠道等内脏。周围神经直接受中枢神经管理，而内脏神经是中枢神经通过自主神经系统间接管理的。自主神经系统又分为交感神经系统和副交感神经系统，一般双重管理内脏活动，具有拮抗作用。例如对于支气管，交感神经使之舒张；而副交感神经使它收缩，促进黏液分泌。又如消化器官，交感神经使其分泌黏稠的唾液，抑制胃肠运动，抑制胆囊收缩；而副交感神经则使其分泌稀薄的唾液，促进胃肠运动，促进胆囊收缩等。也有少数器官只受交感神经支配，像竖毛肌、汗腺。交感神经与副交感神经的作用，既对立又统一，相反相成，保证了内脏和整个机体的正常活动。

如果神经系统出了问题，假若是周围神经，轻者感觉异常或缺失等，重者运动功能障碍或丧失等。若是中枢神经有了麻烦，轻者偏瘫、截瘫，重者昏迷、失去知觉，甚至脑死亡。就如同我们的网络系统出现故障，软件暂时不能用或不能上网，这是小问题，电脑还能使用。若电脑死机，可致整个系统瘫痪。尽管原因是多方面的，但后果极其严重。我们的大脑和神经系统就是人体的主机。

第二节　循环系统——交通运输系统 +

铁路系统是我国交通运输的"大动脉"之说，便来源于此。

　　循环系统由心脏、各大血管及其分支以及遍布全身的毛细血管组成。因循环系统由心脏和血管两大部分组成，故又称心血管系统，本质就是血液循环。其中血管又分为动脉和静脉两大体系。动脉是将心脏里的血液向外输出到全身，静脉是将全身外周的血液向心脏回流，这样使得血液在人体流动起来并形成循环。（血液从心脏出—动脉—动脉毛细血管网 + 静脉毛细血管网—静脉—心脏）人体每天所需的养分及能量，全靠循环系统通过血液运输到全身各个部位，同时在动脉与静脉之间的毛细血管网处进行代谢产物与营养物质的交换。人体内各种组织细胞不断进行着的新陈代谢，正是靠循环系统提供保障。血液循环停止了，新陈代谢就停止了，生命也就停止了。

　　循环系统的最大特点就是循环。心脏是循环系统的中心，是人体动力源，是人的生命发动机。血液由心脏搏出，通过动脉系统输送到全身各处，在动、静脉交汇处的毛细血管网处进行物质交换，然后由静脉将交换物质后的血液，逐级向心输送，直至心脏，完成人体循环的大循环，又称体循环。这个大循环由体内诸多的微循环、小循环、中循环连接而成，这些不同的循环既服从大循环的需要，又有各自循环的特点与规律。如动、静脉末端之间的毛细血管网形成的微循环，它是一切循环的基础，没有微循环，任何循环都完成不了。血液出心脏之前要在肺部进行气体交换，这样从心脏出来的血液才会充满氧气，心脏与肺部之间的循环属于小循环。没有这个小循环，动脉血中就不会充满氧气，大循环也形成不了。还有维持器官自身的器官循环，如心脏本身的冠状循环、胃肠和肝脏之间的肝肠循环等。它们使得全身的循环系统，一环套一环，环环相扣，相连相交，按照大循环的行走方向，使血液有规律地向一个方向流动，共同完成循环系统的作用与功能。心脏在人体中居核心位置，在循环系统中起主导作用。动脉和静脉血管当然也非常重要。动脉血管从近心端向远心端分支延伸，血管从粗到细，管径由大变小；静脉血管从远心端开始，向近心端汇拢，血管由细变粗，管径由小变大。动脉血含氧丰富，呈鲜红色；静脉血含氧较少，主要是二氧化碳和代谢产物，呈暗红色或黑红色。由于四肢静脉血管有瓣膜，防止回流，不会形成倒流，因此输液时，从四肢血管扎针，朝着心脏的方向进针。而躯干和头部静脉血管无瓣膜，呈网状，可朝任何方向进针，如头皮针就没有特定的方向性。这是由循环系统的自身特点和功能要求决定的。这些动、静脉血管的粗细决定了在血液循环中，血液的流量大小是有范围的，循环的时间是有限度的。不同的器官中所通过的血液，在单位时间内的量是不同的。像肾脏每分钟通过的血液是 1200mL，而其他的则不然。就像高速公路上的限速一样，有路段可以 100 千米 / 时，有的路段则可以 120 千米 / 时，还有的路段限 80 千米 / 时，血管中血的流量亦然。我们人体的血管网就如同我国的铁路网、公路网。大血管就像高铁、动车及国道，直达、快速、高效；而中等血管就像省道；小及细小血管就似县市乡镇的公路网；村村通公路形成的网络就如同循环系统的微循环，抵达全身各处及末梢。铁路是我国交通运输的"大动脉"，需要时刻保持畅通，一旦受阻、堵塞，对我们的交通运输和国民经济的发展，都会造成重大影响。人体的循环系统更是如此。一旦循环不畅，轻者局部供血不足，产生各种不适症状；重者造成循环系统紊乱致心脏功能衰竭，直至死亡。

循环系统还有一个部分需要提及——淋巴体系，包括淋巴管和淋巴液、淋巴细胞。淋巴管由毛细淋巴管汇合而成，其形态结构与静脉相似，但管径较细，管壁较薄，瓣膜多且发达，多与静脉伴行。组织液进入毛细淋巴管即为淋巴液。淋巴液和淋巴细胞共同组成了淋巴体系。其作用是将漏出血管的血浆和组织间液吸收，再送回血管。淋巴体系虽然在系统中起辅助作用，看似是一个管道检修工，一旦淋巴体系循环功能异常，也易引起水肿和其他疾病，是很麻烦的。且大多是慢性疾病，难治，因而不能轻视。

在循环系统中，心脏是推动血液循环的动力装置，血管是运输通道，血液是运输工具。其中血管不仅是通道，还有调节血流的作用，它的"+"作用可以维持血压，在应急状况下起保护作用，如在缺血、缺水的情况下可优先保护心、脑、肾等重要器官的供血；在外伤情况下，启动止血机制，同相关因素一起凝血，减少出血，还有恢复及再生功能。

第三节　呼吸系统——气体交换系统 +

没有呼吸系统，人只能生存短暂的几十秒到几分钟。

呼吸系统由呼吸道、肺组成。呼吸道分为上呼吸道和下呼吸道。上呼吸道由鼻、咽、喉构成。下呼吸道由气管、支气管、小支气管及各级分支构成。肺由实质组织和间质组成。各级支气管及所属的肺泡组成肺实质，间质包括结缔组织、血管、淋巴管和神经等。人体的功能活动，靠人体组织细胞进行氧化代谢。而氧在体内储存量是很少的，只够几分钟的消耗，如果缺氧时间过长，就有生命危险。而氧化代谢产生的二氧化碳，过多存留于体内将导致体内酸碱平衡的紊乱，给生命增加危险因素，故必须随时将过多的二氧化碳排出体外。吸入氧气排出二氧化碳的过程，称为气体交换。呼吸系统的主要功能，就是完成气体交换，保证供氧和排出二氧化碳的平衡。

肺是呼吸系统中的主要器官，气体交换的场所在肺部，交换过程是在肺部完成的。而这个过程就是我们常说的吸气呼气，简称"呼吸"，需要借助肺所处的部位、密闭的胸腔，通过肋间外肌、肋间内肌的上下运动及膈肌的升降运动，来改变胸腔和肺的容量大小，完成肺的气体交换。胸腔位于胸廓中，故人的胸廓也是呼吸器官之一。从鼻到细支气管之间的呼吸通道，是保证通气的功能通道。在肺部完成的气体交换过程，即吸入氧气排出二氧化碳，是换气过程。如果呼吸道狭窄，甚至堵塞，将造成人体供氧不足或缺氧。而肺组织有问题导致换气不足或换气障碍，也可造成人体缺氧，甚至危及生命。无论通气还是换气，都是重要的关键所在，不可或缺。

呼吸系统与循环系统密切相关，体内各组织细胞所需养分都是靠血液循环来输送的，没有循环系统的支持，真正的气体交换将无法完成。肺循环进行着血液与体外之间的气体交换，肺毛细血管从外环境中吸收氧气，向外环境中排出二氧化碳，使腔静脉的混合静脉血变成动脉血，此过程称为外呼吸。体循环则进行着组织细胞与血液之间的气体交换，组织中的毛细血管向组织细胞供给氧，吸收二氧化碳，动脉血又变成静脉血，该过程称为内呼吸。

呼吸运动的完成，除了上述所说，我们不要忘记呼吸肌的作用。没有它们参与，呼吸运动则无法完成。一方面，呼吸肌接受大脑控制及神经系统的调节，才能进行随意运动；另一方面，它具有自动节律性，日夜不停自动呼吸，使肺部中的肺泡通气量适用于机体活动的需要。大脑中具有自动节律性的呼吸中枢，统一调节全部呼吸肌的活动。呼吸中枢受各种反射刺激和大脑的调节。也就是说呼吸运动，除了呼吸系统外，还需要循环系统的密切配合，依靠神经系统的调节。如果上述哪个环节出了问题，呼吸运动就会有困难或无法进行。

呼吸系统除了气体交换的主要功能外，气管、支气管还能分泌抗体，参与免疫系统的防御机制。还有咳痰、打喷嚏等保护性功能，将痰和异物排出体外。

有人说人的呼吸系统同现在生活中的中央空调比较相似，的确这两者好像很相似。但对比起来，可绝不相同。中央空调用电相当于人的血液循环系统；空调的管道类似人的呼吸道；空调的电脑控制和人脑控制相似；空调的温度设置可以满足人对温度的要求；中央空调有换气功能，能完成房间与外界的气体交换，但那只是大体的外呼吸过程。中央空调无法进行内呼吸过程。呼吸运动由三个系统精妙配合，完成循环的过程。这是任何机器（如空调）永远替代不了的。抢救患者的呼吸机，看起来替代了呼吸运动，可那是机械的呼吸运动，而不是有生命的呼吸运动，那只是急救时用一时，可不能管一生管一世。

第四节　消化系统——后勤供给保障系统 +

从进食到排泄，都与消化系统有关。

消化系统包括消化道和消化腺两部分。消化道是指从口腔到肛门的管道，由口腔、咽、食管、胃、小肠、大肠及肛门共同组成。小肠分为十二指肠、空肠和回肠三部分。大肠由盲肠、结肠和直肠组成，直肠上连乙状结肠，下接肛门。通常把从口腔到十二指肠这段称为上消化道，十二指肠以下至肛门为下消化道。消化腺按体积大小分为大消化腺和小消化腺。大消化腺位于消化管外，有肝脏、胰腺等。小消化腺位于消化管内的黏膜层和黏膜下层，如口腔的唾液腺、胃腺和肠腺等。

机体在进行新陈代谢的过程中，除了需要和环境进行气体交换外，还必须从外界摄取营养物质，作为从事劳动及维持体温的能量来源，并为完成生长、生殖和修复不断破坏着的组织提供原料。营养物质主要来自食物，食物中的营养成分包括蛋白质、脂肪、糖类、维生素、水和无机盐。除维生素、水和无机盐可以直接被吸收外，蛋白质、糖和脂肪一般都是难溶解的大块物质，它们的分子构造也很复杂，不能直接为机体所用。因此，食物先经过消化道的机械性作用和消化酶的化学性加工过程，分解为精华和糟粕两部分。精华部分如氨基酸、甘油、脂肪酸和葡萄糖等，都是构造比较简单的化合物，可以经消化管壁的上皮细胞进入血液，由血液循环运到身体各部分，供给组织细胞利用。而糟粕部分即不能被吸收利用的食物残渣，则由消化管的末端排出体外。食物在消化管内进行分解的过程，通常称为消化。食物经过消化后，经消化管管壁，进入血液循环的过程称为吸收。消化与吸收是两个相辅相成、紧密联系的过程，那么消化吸收的过程，是如何完成的呢？

食物进入口腔后，经牙齿的撕扯、切咬、咀嚼，同时被唾液腺分泌的唾液湿润后变成食团，便于吞咽。食团经过咽部进入食管，而后进入胃中。胃是消化道中一个袋状的膨大部分。成年人的胃，一般容纳 1～2L 的食物，因而具有暂时储存食物的功能。正由于胃的这一功能，人们一日只需要进两或三餐，在一次饱餐后，食物可以慢慢地由胃进入小肠。胃排空时间一般为 4～6 个小时，因人而异，这也是人们一日三餐所间隔的时间。胃的另一功能是消化食物，食物从食管进入胃后，将受到胃壁肌肉的机械消化和胃液强烈的化学消化作用。食物的组成部分，主要指蛋白质的一部分，将在此处被初步分解。此后，胃内容物即以粥样的食糜状态，小量、逐次通过胃幽门向十二指肠推进。为了认识胃的消化功能，必须了解胃液。人的胃液是一种无色而呈酸性的液体，pH 值为 0.9～1.5，人每天分泌的胃液量为 1.5～2.5L。其成分包括无机物，如盐酸，钾、钠的氯化物，以及有机物，如黏蛋白、消化酶等。胃酸的主要成分为盐酸，其他酸性成分很少，主要由壁细胞分泌。胃酸能激活胃蛋白酶，提供胃蛋白酶所需要的酸性环境；它还能杀死随食物进入胃内的细菌；当胃酸进入小肠后，还可促进胰液、肠液和胆汁的分泌；此外，胃酸提供的酸性环境，还有助于小肠对铁和钙等物质的吸收。胃酸分泌过少或缺乏，常可引发腹胀、腹泻等消化不良的症状。胃酸分泌过多，对胃、十二指肠黏膜有腐蚀作用，是消化性溃疡的发病原因之一。

食糜进入十二指肠后，开始了小肠内消化，这一阶段是极为重要的。在这一阶段食物受到胰液、胆汁和小肠液的化学作用，以及小肠运动的机械作用，许多物质也都在这一过程中被吸收入机体。因此，食物通过小肠后，消化过程基本完成，只留有未经消化的食物残渣从小肠进入大肠。在食物的消化过程中，胰腺和肝脏的作用功不可没。胰腺是兼有消化管内分泌功能和消化管外分泌功能的一个腺体器官，它的内分泌功能主要与糖代谢的调节有关，将在后面章节中说明。胰腺内富含食物消化分解所需的所有酶类，胰腺通过其在十二指肠的管道开口，将消化食物所需的相关酶类分泌至肠道，以助消化。正由于胰腺的这种特性，一旦其正常组织结构破坏和活动紊乱，胰腺可能释放大量的酶类入血，分解破坏正常组织，导致严重后果。如胰腺炎等胰腺疾病之所以难治，就是如此。肝脏主要分泌胆汁，胆汁中的胆盐含有与消化有关的分泌物，同时也有与消化无关的排泄物。胆汁储存于胆囊内。消化时，若胆汁分泌过多，将存于胆囊中，需要时再分泌出来。胆汁的作用实际上是胆盐或胆酸的作用，主要是促进消化，提供利于消化的条件。一般认为胆汁不含消化酶，胆盐对于脂肪的消化吸收具有重要意义，对促进脂溶性维生素的吸收也有重要意义。另外，胆汁在十二指肠中可中和一部分胃肠液。上述着重谈的是消化道的消化，而消化道的吸收是各种食物的消化产物以及水分、盐类等物质，通过肠壁上皮细胞进入血液和淋巴的过程，主要在空肠和回肠中进行。前期的消化过程就是为吸收做好准备工作。

食物进入结肠后，结肠蠕动以排泄食物的残渣，同时吸收水分，燥化大便，直至将粪便排出体外，完成消化、吸收和排泄的完整过程。

消化系统在体内不是孤立的。首先，消化系统各器官之间具有密切的功能联系；其次，消化器官的活动与其他系统如循环系统、呼吸系统、代谢系统等，也有着密切的关联；最后，虽然消化器官各部分之间有不同的分工，但在神经体液因素的调节下，各部分的活动互相影响，互相制约，形成一个完整的消化、吸收和排泄的活动过程。消化系统不仅具有消化吸收的功能，还对全身水盐代谢及酸碱平衡的维持，起着不可替代的作用。

第五节 泌尿系统——下水道系统 +

身体中血液里的代谢产物，都由该系统负责清除净化，保持血液清洁健康。

泌尿系统由肾脏、输尿管、膀胱和尿道组成。女性尿道较男性短，且有固定的通道。男性尿道较女性长，与生殖系统共有通道。泌尿系统的主要功能是将机体新陈代谢中产生的废物和多余的液体排出体外。肾脏产生尿液，输尿管将尿液输送至膀胱，膀胱为储存尿液的器官，尿液经尿道排出体外。肾脏是这个系统中的核心器官。肾脏一方面产生尿液，将不需要的废物排出体外；另一方面，又将血液中漏出有用的物质重吸收、再利用。肾脏由肾单位组成，肾单位由肾小球和肾小管组成。肾小球是滤过系统，产生尿液。肾小管是集合系统，是尿液的收集系统，通过肾盂连接输尿管至膀胱和尿道。从肾盂以下，是尿液的排泄储存管道。正常成人肾脏的血流量为 $1000 \sim 1200 \text{mL/min}$，其中血浆流量为 600～700mL/min，全身的血液都要经过肾脏的过滤净化，及时清理代谢产物。由此计算，两侧肾脏每昼夜在肾小球滤过的血浆总量高达 180L，为全身体重的 3 倍。单位时间内，肾小球滤过的血浆量，称为肾小球滤过率，正常为 120～130mL/min，这是肾脏功能是否正常的主要指标。如果肾小球滤过率降低，说明肾脏功能受损。血液在肾脏滤过的过程中，有用的物质全被肾脏留下，而代谢的终末产物以及有害、有毒的物质均被尿液带走。若糖、蛋白质等身体所需的物质也被尿液带走，就会产生蛋白尿、糖尿。应该排出的代谢产物在体内增多，导致血液中尿酸、肌酐等超过正常指标，提示肾脏有病。尿液的排泄通道发生狭窄、堵塞或结石，会给人带来疼痛。肾脏也会因水、食物等原因形成结石引起疼痛。

泌尿系统不仅有净化血液、排出尿液的功能；肾脏本身还产生红细胞生成素，刺激红细胞生成，协助血液循环系统；还在神经内分泌系统的配合下，维持血压，调节全身水电解质的平衡和尿量。也就是说泌尿系统需要循环系统、神经系统、内分泌系统等的协同配合，才能发挥自身的功能，同时泌尿系统也支持着诸系统的正常运行。人体的尿液能反映机体的生理状况，也能提示你是否患病。泌尿系统既是一个下水道系统，同时也是一个污水处理系统。城市的下水道系统是要保持通畅的，一旦排泄受阻，甚至是堵塞，将造成污水倒灌，秽物横流，臭气熏天，严重影响市民的日常生活、城市清洁卫生以及公共卫生的管理，影响城市的市容、市貌。城市的污水处理已是城市环保的重要方面。污水处理不仅是水的净化处理，而且可从污水的成分中发现引起水污染的各种成分，以便更好地进行水的保护及治理。泌尿系统的功用以及得病后的严重后果，与污水处理系统相比，这两者何其相似。

第六节　内分泌系统——反馈调节系统 +

维持人体内环境的相对稳定，保持机体动态平衡，离不开这个体液调节系统，其核心是激素分泌的反馈机制。

内分泌系统是由内分泌腺和各种器官所分泌的激素组成的。人体的腺体可分为两大类，凡分泌物从腺体经导管流至皮肤表面或进入某些体腔中的，称为有管腺或外分泌腺，如口腔的腮腺、颌下腺和舌下腺等。凡没有导管的腺体，其分泌物系由腺细胞直接透入血液和淋巴，从而传播至全身的称为无管腺或内分泌腺。由内分泌腺分泌的生物活性物质称为激素。人体内的主要内分泌腺包括脑垂体、甲状腺、甲状旁腺、肾上腺和胰岛等。像肾脏、胃肠等器官能分泌激素，但不属于内分泌体器官。另外，体内有一些细胞和组织，能产生一些化学物质，容易在组织间隙中被破坏或失活，因此，只能在局部起作用，称为局部激素，如5-羟色胺、前列腺素等。不论激素的化学本质如何，当其发挥作用时有一个共同的特征，就是它不能发动一个新的代谢过程，也不直接参与物质或能量的转换，而是直接或间接加速或抑制体内原有的代谢过程，从而影响了组织的生长分化等形态变化和一系列生理功能及行为上的变化。内分泌系统作为一个体液调节系统，其主要的功能就是在神经支配和物质代谢反馈调节基础上释放激素，从而调节人体内的代谢过程、脏器功能、信息传递、生长发育等多项生理活动，维护机体内环境的相对稳定性，以适应复杂多变的体内外变化。我们来了解一下各个内分泌腺的作用。

一、脑垂体

脑垂体位于脑的下面，由于短柄同脑底相连，悬垂而下，因此得名。脑垂体分前叶、后叶两部分。脑垂体前叶是垂体所分泌的大部分激素所在，有生长激素、促甲状腺激素、促肾上腺皮质激素、促性腺激素、催乳素等。垂体前后叶间的中间部分分泌黑色细胞刺激素。垂体后叶分泌的激素有抗利尿激素和催产素两种。不同的激素有独到的功能和作用。

1. 生长激素

生长激素与人体生长发育息息相关，成年后身材高大的巨人、身材异常矮小的侏儒，就是生长激素分泌过多或缺乏所致。

2. 促甲状腺激素

促甲状腺激素对于维持甲状腺的正常活动至为重要。缺乏此激素，则甲状腺萎缩；而促甲状腺激素过多可表现为甲状腺功能亢进。生活中的甲状腺功能亢进或甲状腺功能减退的病症，有部分可能与促甲状腺激素分泌过多或过少有关。

3. 促肾上腺皮质激素

促肾上腺皮质激素是脑垂体分泌的最重要的激素之一，它具有刺激肾上腺皮质活动的作用。肾上腺皮质主要产生糖皮质激素、盐皮质激素和性激素。

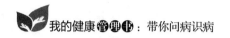

4. 促性腺激素

促性腺激素分为两种：①卵泡刺激素，刺激卵巢中卵泡的发育和睾丸中精子的生成；②黄体生成素，促进卵巢中黄体发育和刺激睾丸中间质细胞的发育等。

5. 催乳素

催乳素是促进体内发育完全且具备泌乳条件的乳腺开始分泌乳汁，并维持泌乳。

6. 黑色细胞刺激素

黑色细胞刺激素作用于黑色细胞。这种细胞分布在皮肤的表皮层与真皮层之间，胞浆内含有黑色素。黑色细胞刺激素分泌增加，可使皮肤增黑。

7. 抗利尿激素

抗利尿激素，又叫血管升压素，作用有二：①升高血压；②抗利尿。

8. 催产素

催产素作用有二：①子宫收缩作用。催产素具有强烈的刺激子宫收缩的作用，妊娠末期子宫对催产素极为敏感。②泌乳作用。催产素对泌乳有特别重要的作用，这也是它主要的生理作用。

二、甲状腺

甲状腺是人体内最大的内分泌腺，主要分泌甲状腺激素。它可以促进机体的氧消耗，增加产热，帮助调节糖类、脂肪和蛋白质代谢，促进人体的生长发育，提高神经系统的兴奋性，促进神经组织的正常生长和发育，维持神经系统的正常功能。甲状腺激素分泌不足，在成人可引起黏液性水肿，在幼儿可引起呆小症；甲状腺激素分泌过多，可引起甲状腺的功能亢进，简称"甲亢"。

三、甲状旁腺

甲状旁腺主要分泌甲状旁腺素和降钙素，在调节血钙浓度中起着重要作用。甲状旁腺素对血钙浓度的调节主要是通过以下途径来实现的。

1. 作用于骨

骨是甲状旁腺素作用的主要组织。甲状旁腺素既可以促进破骨细胞活动，使骨质吸收，释放出磷酸钙至细胞外液，使血钙升高；也可抑制骨中胶质的形成，使骨中有机物分解。

2. 作用于肾

可以促进肾小管对钙的重吸收，减少钙的排出。

3. 作用于消化道

能促进胃肠道对钙的吸收。

甲状旁腺素虽可同时作用于骨、肾和消化道，但其调节能力和速度却不相同。甲状旁腺素的分泌主要受血钙浓度的调节。低血钙不仅可促进甲状旁腺分泌甲状旁腺素，而且可刺激甲状旁腺的增生。血磷也可影响甲状旁腺素的分泌。血磷升高使血钙降低，间接地促进甲状旁腺素的释放。此外，降钙素也是促进甲状旁腺素分泌的一个有利因素。

降钙素是人们在发现甲状旁腺素后约90年，又发现的一种调节钙代谢的新激素。它可对抗甲状旁腺素的作用，使血钙迅速降低。而且该激素早在20世纪70年代就能人工合成。降钙素具有强烈的抑制骨质吸收的作用。它可以抑制破骨细胞的生成和活动，促进骨中钙盐的沉积，抑制骨钙的分解和释放，减少细胞膜对钙离子的通透性，对抗甲状旁腺素的作用，从而使血钙浓度降低。降钙素可缓解疼痛，促进骨折愈合，帮助骨质钙化。另外降钙素还可抑制肾小管对钙、磷、钠的重新吸收，从而促进它们在尿中的排出。降钙素还抑制胃泌素的释放，减少胃酸的分泌。

甲状旁腺功能减退时，血钙降低，可导致神经肌肉兴奋性增强而发生低钙性抽搐，严重时可出现喉痉挛、支气管痉挛、窒息和呼吸暂停等危象。而甲状旁腺功能亢进发生的较少，多见于甲状旁腺腺瘤，表现为高钙血症。

四、肾上腺

肾上腺为三角形的扁平体，位于肾脏的上端，左右各一个。肾上腺分泌的生物活性物质种类很多，多达50余种，都属于类固醇物质。主要有氢化可的松、醛固酮等。肾上腺皮质主要分泌3类激素。

1. 糖皮质激素

其作用如下：①调节糖、脂肪、蛋白质三大营养物质的代谢。②应激反应。人体内外环境中的一切有害刺激包括麻醉、胰岛素性低血糖感染、中毒出血、创伤休克、外科手术、烧伤、过冷、惊恐及疼痛等等，都能引起机体的应激反应。此时肾上腺皮质激素的大量分泌对机体适应这些有害刺激，起着极为重要的作用。

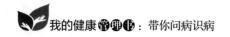

③对水盐代谢、抗炎、抗过敏，都有着积极的作用。

2. 盐皮质激素

盐皮质激素在肾上腺皮质分泌的主要是醛固酮，主要作用于盐代谢，起到维持水、电解质代谢及酸碱平衡的作用。

糖皮质激素和盐皮质激素的作用，并非截然分开，而是相互重叠的。醛固酮兼有糖皮质激素的作用，但作用较弱，只有氢化可的松的1/3。氢化可的松也兼有盐皮质激素醛固酮的作用，但只有醛固酮的1/500。人每天分泌醛固酮很少，仅150μg，而氢化可的松则有20mg，后者多于前者。按其作用来说，这样少的醛固酮对糖、蛋白质及脂肪代谢的作用十分有限。而每日分泌的氢化可的松对电解质代谢的作用，相当于40~50μg的醛固酮，即醛固酮每日分泌量的1/3，因此醛固酮的这种作用是不容忽视的。

3. 性激素

性激素主要来自人体的性腺。肾上腺皮质分泌的雄激素和雌激素量很小。肾上腺皮质分泌的雄激素具有促进人体男性化的作用，并能促进蛋白质的合成，但其作用很弱。肾上腺皮质分泌的雄激素在青春期迅速增加，可促进阴毛、腋毛的生长，并刺激皮脂腺生长。女性生长期生长加速可能与雄激素分泌增加有关。

五、胰岛

胰岛是散布于胰腺中的内分泌组织，介于分泌胰液的腺泡组织之间，聚合成小的细胞群，犹如海岛一样，因此得名。胰岛主要分泌胰岛素和胰高血糖素两种激素。它们在调节糖类、脂肪、蛋白质代谢，维持正常的血糖水平方面起着十分重要的作用。

1. 胰岛素

由胰岛 β 细胞分泌，主要作用是调节糖类、蛋白质和脂肪代谢，维持血糖正常水平。它可促进营养物质的合成和储存，调节机体能量的供应。胰岛素缺乏可引起明显而广泛的代谢障碍，称为糖尿病。

2. 胰高血糖素

由胰岛 α 细胞分泌，它的主要作用是调节糖代谢。①促进肝糖原的分解，这是胰高血糖素的最主要作用；②促进糖异生，将体内多种非糖物质转变为糖。对脂肪代谢，胰高血糖素通过腺苷酸环化酶，使非活性的脂肪酶转变为活性脂肪酶，促进脂肪的动用和分解，使脂肪酸释放入血并氧化。

胰岛素和胰高血糖素的主要作用都是调节血糖浓度，前者还受后者的调节，而且是负反馈调节。

人体的主要内分泌腺体器官以及它们分泌的激素，在人的生命活动中配合免疫系统、消化系统、呼吸系统等系统，发挥积极的作用。整个内分泌系统在大脑指挥部的正确指令、精细管理下，恰到好处地让各种激素在身体适当的部位，适时地发挥作用。有的激素可以根据身体的状况和激素的浓度，通过负反馈机制进行自我调节，维持激素在身体中所需要的浓度。内分泌系统协助大脑维持机体的正常生命活动，保持人体内环境的稳定，让各系统器官有效地发挥自己的功能，促进新陈代谢，保障健康生活。若某种激素浓度异常，如过高或过低，引起身体相应系统甚至全身的反应和变化，系统就要亮红灯了。

第七节　运动系统——活动健身系统 +

如果没有运动系统，人只是一部机器。有了运动系统，人才有活力，并释放活力。

运动系统由骨、关节和骨骼肌组成，约占成人体重的 60%。全身各处骨头借关节形成骨骼，起支撑体重、保护内脏和维持人体基本形态的作用。在神经系统的支配下，骨骼肌收缩和舒张。收缩时，以关节为支点，牵引骨骼，改变位置，产生运动。骨和关节是运动系统的被动部分，骨骼肌是运动系统的主动部分，在人体体表都有着明显的骨性标志和肌性标志。骨骼由颅骨、躯干骨和四肢骨组成，各骨端之间借软骨、韧带或关节连接起来。

颅骨：由 23 块大小和形状不同的骨组成，分为脑颅和面颅两部分。脑颅位于后上方形成颅腔，保护脑髓。面颅位于前下方，形成面部轮廓，并构成眼眶、鼻腔和口腔的骨性基础。

躯干骨：包括组成脊柱的 26 块椎骨（其中 7 块颈椎、12 块胸椎、5 块腰椎、1 块骶骨、1 块尾骨）及形成胸廓的 12 对肋和 1 块胸骨。各椎骨之间借椎间盘韧带和椎间关节等连接形成脊柱。椎管贯穿脊柱全长，内容脊髓。脊柱共形成 S 状的 3 个生理弯曲。

上肢骨：包括肩胛骨、锁骨、肱骨、尺骨、桡骨、腕骨（共有 8 块，手舟骨、月骨、三角骨、豌豆骨、大多角骨、小多角骨、头状骨、钩骨）、掌骨（5块）和指骨（拇指 2 节，其余指骨 3 节）。它们分别组成肩关节、肘关节、腕关节、掌关节和指关节。

下肢骨：包括髋骨（由髂骨、坐骨、耻骨组成）、股骨、髌骨、胫骨、腓骨、跗骨（有 7 块，距骨、跟骨、外侧楔骨、中间楔骨、内侧楔骨、足舟骨、骰骨）、跖骨（5块）和趾骨（蹬趾 2 节，其余各趾 3 节）。它们分别组成髋关节、膝关节、踝关节、跗跖关节、跖趾关节和趾间关节。

人体共有 206 块骨头，上述有 200 块骨头，还有 6 块位于耳朵中耳鼓室里，左右各 3 块：锤骨、砧骨和镫骨。3 个听小骨，相互连接成一个骨链，听声传导用。这样一共是 206 块骨头。

骨骼有生长和衰老的过程，一直不断地进行着新陈代谢。骨质分为骨密质和骨松质两种。骨的表面附有一层结缔组织叫骨膜。血管和神经经骨膜进入骨内，骨膜对骨有保护、营养和形成新骨的能力。骨的长径和横径不断生长，长骨骨骺干和骨骺之间在成年以前有一层软骨叫骺软骨。骺软骨不断生长，不断骨化，使骨日益变长，直到 20 ～ 25 岁，骺软骨才完全骨化，表面呈粗线状，称之为骺线。这时，骨的长度不再增长，但是骨内部的结构始终变化着。

肌肉，是使骨骼运动的动力器官。全身骨骼肌约 600 块，占人体体重约40%。肌肉的形态是多种多样的。长梭状的多见于四肢，分肌腹和肌腱两部分，跨过一个或两个以上关节，起止于骨上，牵引骨进行运动。扁平的阔肌多见于胸腹壁，对内脏有支持和保护的作用，其肌腱呈扁平状，称为腱膜。还有环形的肌肉位于孔裂的周围，收缩时关闭孔裂。每块肌肉由很多肌束集合而成，每个肌束又由无数的肌纤维组成。肌肉表面包裹的结缔组织称为肌外膜；结缔组织深入肌肉包裹肌束，叫肌束膜；最后深入肌束内包裹每根肌纤维，称为肌内膜。血管神经沿肌外膜进入肌肉又沿肌束膜分布到肌纤维，以调节肌肉紧张，使肌肉收缩，并调节肌肉的营养与发育。

骨骼构成了人的框架。肌肉对骨骼不仅是运动的动力来源，对骨架起着连接、支撑和保护的作用，还对内脏起着保护的作用，是人体完整架构的基础保障，维系着人体基本活动和高级活动（运动竞赛、精细活动），是生命在于运动的集中体现。运动系统依赖骨骼、肌肉进行着人体的各种活动。在循环系统提供充足血液营养的前提下，在内分泌系统的参与和调节下，通过人体各系统的协助，最终在神经系统的统一指挥下，运动系统才能顺利完成运动的全部过程。且不说各系统间的配合出问题，会影响人的运动，运动系统本身无论哪个环节有问题，都会使运动过程不顺畅或出现障碍。就拿关节障碍来说，有可能是骨头本身的问题，也可能是关节自身的原因，还可能是肌肉、肌腱、韧带、筋膜、腱膜等原因，它们都会使运动受限或不正常。人的一生中少不了运动，不可能不运动，若不能正常运动或运动障碍，这个系统就要检修了。人们朝气蓬勃、生龙活虎的运动和锻炼，不仅反映了人的一个良好的身体状况，还反映了人的精神面貌和心理状态。在日常生活中，我们要维护好我们的运动系统，保护好我们的骨骼、肌肉少受损伤，不受伤害。

第八节　造血系统——生命能源系统＋

人的生命能源之所以不会枯竭，是因为我们有能源生产基地。

造血系统由骨髓、胸腺、肝脏、脾脏及其淋巴组织组成。有人将骨髓、胸腺、淋巴结及脾脏称为淋巴器官。人体处于不同的时期，造血器官有所不同。

1～2个月的胎儿，其造血细胞来源于卵黄囊，故卵黄囊为其造血器官。

2～5个月的胎儿，肝脏、脾脏、淋巴结开始造血，产生红细胞、白细胞、血小板，取代了卵黄囊的造血作用。

胎儿从第5个月开始出现骨髓造血，后期出现胸腺造血。

婴儿出生后主要是骨髓造血。骨髓能产生红细胞、白细胞、血小板等各种血细胞。脾脏、淋巴结及淋巴组织也造血，但只产生少量的单核细胞和淋巴细胞。

成人的造血器官就是骨髓。骨髓是一种封闭于坚硬骨髓腔内的海绵样网状的脂肪性组织。骨髓分红骨髓（造血细胞）和黄骨髓（脂肪细胞）两部分。开始时全身骨骼均可造血，以后逐渐局限于颅骨、肋骨、胸骨、脊柱、髂骨以及肱骨和股骨的一部分。其他部位逐渐由黄骨髓所替代，黄骨髓不能造血。但在异常情况下，红骨髓可再扩展，已无造血功能的黄骨髓部分可恢复造血活动。患某些特殊疾病时，出生后造血功能已经静止的肝脏、淋巴结以及其他组织可恢复造血功能，称为髓外造血。现代医学已证实血细胞来源于骨髓的造血多功能干细胞。自我更新和多项分化是造血干细胞的两大特征。此多功能干细胞先分化为骨髓干细胞与淋巴细胞，骨髓干细胞再分化为各单能干细胞，然后逐渐分化成红细胞、白细胞、单核细胞及血小板。而淋巴细胞迁移至胸腺和骨髓后，分别在其中分化成 T 细胞和 B 细胞。

血液是存在于心脏和血管内的一种流体组织，包括细胞和液体两部分。血细胞的形态不同，数量多。液体部分称为血浆，其中除了水外还含有很多化学物质。在机体内血细胞分散悬浮于血浆之中，并和血浆一起，在心血管系统内不停地循环流动，从而起着运输物质和联系肌体各部分功能的作用。造血系统是人体生命的源泉。血液就是人体生命的泉水，维持生命的活动，保证生命的活力。血液中的血细胞及各种成分是生命活力的基础。血液的不足、血细胞等成分的减少及异常，使得生命逐渐衰竭，失去活力。

血液中的细胞可分为 3 类：红细胞、白细胞和血小板。

红细胞是各种血细胞中数量最多的一种。正常情况下，我国成人男性红细胞有（4.0～5.5）×10^{12}/L，女性有（3.5～5.0）×10^{12}/L。红细胞内含有红色的蛋白质叫血红蛋白，以致血液的外观呈红色。红细胞的功能主要有二：①运输氧和二氧化碳；②对机体所产生的酸碱物质起缓冲作用。这两项功能也就是血红蛋白的功能。在体内血红蛋白只有存在于红细胞中才能发挥作用。若红细胞破裂或溶解，血红蛋白被释放到血浆中就丧失其作用。动脉血因充满了氧，故为鲜红色。而静脉血因交换了氧气，二氧化碳含量较多，变成暗红色。红细胞的寿命为 100～120 天，因此体内每天约有 1/120 的红细胞被破坏，6.25g 的血红蛋白被分解。同时又有相应量的红细胞及血红蛋白生成，以保持动态平衡。红细胞的生理性破坏主要是衰老所致。衰老的红细胞，渗透脆性增加，可变缩小，变成球形。10% 的衰老的红细胞在血管内被破坏，绝大部分在血管外被破坏，其中脾脏起重要作用。衰老和变性的红细胞，在脾脏的循环中被阻流，并被单核巨噬细胞吞噬。脾脏是破坏衰老红细胞的重要场所之一，其他器官中的单核巨噬细胞也有清除异常红细胞的能力，但作用较小。

健康成人白细胞总数为（4.0～10.0）×10^{9}/L。白细胞无色，按形态分为 3 类：粒细胞、单核细胞和淋巴细胞。其中粒细胞包括中性粒细胞、嗜酸性粒细胞和嗜碱性粒细胞。在 3 种粒细胞中，中性粒细胞的数目最多，功能也较为明确。中性粒细胞的功能主要是吞噬外来微生物，故对机体具有防御作用。此外也吞噬机体本身的坏死细胞，包括衰老和受损的红细胞。单核细胞不是终末期细胞，进入循环中，不久即移入组织成为游走的单核巨噬细胞，寿命可达数月之久。至于淋巴细胞的寿命，B 细胞较短，仅数天至数周就死亡；T 细胞较长，可历数月、数年甚至更长的时间。白细胞在骨髓中成熟后，即进入血中，在循环中停留时间短，一般存留期为 6～7 个小时，进入组织后再重返血管内。成熟中性粒细胞存活期为 9 天，主要被单核巨噬细胞破坏，亦可随各器官的分泌物排出体外。

血小板，无色。其功能是促进止血和加速凝血，还能保持血管壁内皮的完整性。健康成人血液中的血小板记数为（100～300）×10^9/L。血小板进入循环中存活 8～11 天，衰老的血小板被单核吞噬细胞系统破坏并消除。血小板有 4 种功能。①收缩血管及血小板的止血作用，都是通过其释放的血管收缩物质来实现的，使受损的血管在不同情况下紧闭，防止血液流失。②形成血栓。血小板容易黏附和沉积在受损血管中，聚集成团，形成止血栓。血栓直接堵塞在血管裂口处，起到栓堵的作用，还能保持血管壁内皮的完整性。③释放促进血液凝固的物质，在血管破裂处加速形成冻胶状的凝血块，堵住出血的伤口。④释放抗纤溶因子，抑制纤溶系统的活动。血小板含有抗纤溶因子，抑制了纤溶系统的活动，使形成的血凝块不至于崩解。

血细胞生成除需要造血干细胞外，尚需要造血微环境及造血调控因子的存在。造血调控因子包括促红细胞生成素、集落刺激因子等造血组织中非造血的细胞成分。造血微环境包括微血管系统、神经成分、网状系统基质及其他结缔组织。造血微环境可直接与造血细胞接触或释放某些因子，影响或诱导血细胞的生成。

骨髓造血的代偿能力是正常造血的 6～8 倍。当红细胞的生存时间短至 10 天，也就是正常的 1/12 时，每天约有 75g 的血红蛋白破坏，此时红细胞破坏超过了骨髓的代偿程度而出现贫血。由于脾脏是识别异常红细胞的主要器官，因此在临床上采用脾脏切除来治疗某些溶血性贫血。

正常情况下，血细胞的生成和破坏保持着动态平衡，具有一定的稳定性。此稳定性是依靠人体内部复杂的神经体液机制来调节的，其中众多激素参与其中。如甲状腺激素、肾上腺素等，还有雄激素、雌激素以及调节血细胞生成的体液因子，都发挥着积极作用。造血系统如同人的生命能源生产基地，各种能源产品如石油、天然气、煤炭等，如同人血中血液成分一样。一个人从婴幼儿到少年，从青壮年到古稀之年，身体保持健康离不开造血系统提供的生命能源。各种原因引起的油田产量降低，资源耗尽。比拟到人体的造血系统，也就是多种原因使造血物质及血液成分不足或缺乏，导致贫血，造成人体一系列生命力低下的表现，后

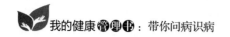

果非常严重。警惕贫血，预防贫血是我们应该高度重视的问题。

第九节　感官系统——信息收集系统+

对于刺激的反应、印象的感知、信息的收集，无论是有心还是无意，全凭人体的五官和皮肤。

人的五官——口腔、眼、耳、鼻、咽喉加上皮肤，构成了人体对外的感受器官系统。还有一些感受体内刺激的，如身体的位置、运动感觉和内脏感受器使我们的感官系统能全面立体地感受来自体内、外的刺激。感觉器官和感受器这两个词有时互相通用，但不能把两者等同起来。感受器多数指接受某种刺激而发生兴奋的特殊结构，如视网膜中的光感受细胞、内耳耳蜗中的毛细胞等等。还有一些感受器并不具备特殊的结构，只是游离的感觉神经末梢，但也能起感受器的作用，可感受痛觉和内脏牵扯、膨胀的感觉。感觉器官的含义较广，除主要感受器外，还包括一些附属结构，如眼的折光系统和耳的传音系统。

一、眼：视觉器官

眼睛是视觉器官。它的功能在于感知物体的形象、运动和颜色。视觉在人的感觉中，占有重要地位。有人认为一个正常人从外界所接收的信息，绝大部分来自视觉。因此，眼睛是人们认识客观世界的重要感觉器官之一。光刺激引起视觉的过程，首先是光线通过眼的折光系统到达视网膜，并在视网膜上形成物像，然后光刺激兴奋视网膜的感受神经单位，产生神经冲动，经视神经传导到大脑视觉中枢而形成视觉。这个过程和摄影成像极为相似。

1. 眼球的结构

成年人的眼球近似球形，前后径约 24mm。眼球壁由眼内膜、眼中膜和眼外膜三层组成。最外层眼外膜，前端较突出的为角膜（即黑眼珠部分），其余为乳白色不透明的巩膜。巩膜由致密结缔组织组成，对眼有保护作用。紧贴外膜的是眼中膜，也叫血管膜，为富含血管和黑色素的结缔组织膜。眼球后 2/3 的部分叫作脉络膜，为一层深褐色的结缔组织薄膜。脉络膜中的色素能吸收眼内光线，防止光散射，避免光从折光系统以外进入眼内。在巩膜和角膜交界处的后方，脉络膜的色素上皮和视网膜联合形成睫状体。睫状体的功能正常与否决定着视力正常与否，即视力正常或近视或远视。眼内膜即视网膜，是感受光刺激的神经组织。在眼球后极偏外侧的视网膜表面上有直径约 1.5mm 的黄色色素沉着区，叫作黄斑。此区域对人的视力很重要，是视觉的敏锐处。

2. 眼球的内容物

在眼球内充满着的透明内容物，使眼球具有一定的张力，维持眼球的正常形态，同时保证了光线的通过和屈折。这些内容物包括房水、晶状体和玻璃体，它们和角膜共同组成眼球透明的屈光间质。

1）房水是透明的液体，由睫状突产生，充满眼的前房和后房，有营养角膜、晶状体和玻璃体的功能。同时也是维持和影响眼内压的主要因素。大多数的青光眼就是房水堵塞，循环不畅，导致眼内压高所致。

2）晶状体位于虹膜瞳孔之后，借晶状体悬韧带与睫状体联系以固定位置。晶状体具有屈折光线的功能，是屈光间质的重要组成部分，并和睫状体共同完成调节功能。随着年龄的增长，晶状体逐渐硬化，失去弹性，调节功能减退，从而出现老视即老花眼。晶状体无血管，其营养主要来自房水，通过晶状体囊的扩散和渗透作用，吸收营养，排出代谢产物。谷胱甘肽、维生素 C、核黄素等对晶状体代谢有重要作用。若缺乏可导致晶状体代谢障碍，晶状体混浊，形成白内障。

3）玻璃体为透明的胶质体，位于晶状体后面的眼球腔内。其前面有一凹面称蝶状凹，以容纳晶状体。玻璃体 99% 为水，其余成分为胶原及透明质酸，另有微量盐类。玻璃体，无血管，营养来自脉络膜、睫状体和房水。本身代谢作用极低，无再生能力。损失后，留下的空间由房水填充。玻璃体除了有屈光功能外，还能支撑视网膜的内面，使之与色素上皮层紧贴。玻璃体脱失或液化时，此种支撑作用大为减弱，易导致视网膜脱落。

眼球的结构与眼的功能息息相关。从眼的功能角度看，眼球可划分为折光系统和感光系统两部分。透明的角膜、房水、晶状体和玻璃体，构成折光系统；视网膜为感光系统。眼球的附属器有眼睑、泪器、结膜。正常时，眼睑睁开、闭合完全，在局部神经麻痹时可出现睑裂闭合不全。泪器包括泪腺和排泄泪液的通道。后者包括泪点、泪小管、泪囊和鼻泪管。如果泪道堵塞，可发生溢泪、流泪。结膜是一层薄而透明的黏膜，覆盖在眼睑后面和眼球前面，按不同的部位，分为睑结膜、球结膜和穹隆结膜。一般人患的红眼病，就是因为结膜发炎。

3. 房水循环

眼内循环由淋巴及血液循环共同组成。眼内液体指房水和玻璃体液。它们实际上是眼的淋巴液，但在组成上与身体其他部位的淋巴液有许多不同之处。房水是由睫状体或睫状突的上皮细胞产生的。房水充盈于人眼的前后房中，不断产生又不断被回吸收，循环不断，构成房水循环。房水的特点：①透明；②折射率小于晶状体；③具有非压缩性；④在化学组成上，蛋白质的含量明显低于血浆，而碳酸氢钠量则多于血浆；⑤黏滞性低，原因是睫状体中含有透明质酸酶，因而房水中大量透明质酸不在聚合状态。

4. 眼球运动

通常把眼球运动分为随意性和非随意性。随意性眼球运动主要与双眼视觉有关。这类运动一般可以意识到，并能随意控制。非随意性运动与双眼的协同动作无关，即意识不到，也完全不能控制。一般说的眼球运动，是指前者。眼球的非随意性运动初看起来似乎对视觉不利，会使物像变得模糊。但实际上明视觉时，视网膜具有快速适应的能力而不会感受到。因此，对于这种感受过程，眼球运动就变得完全必要了。此外，视敏度，实际上也有赖于眼球的非随意性运动。如果没有这样的运动，眼球对物像边缘阴影的感受，也要由于快速适应而大为降低。眼球的运动正常与否很重要，通过检查眼球运动的功能，可以了解中枢神经系统病变的部位。如当动眼神经麻痹时，神经支配的眼外肌麻痹而发生外斜视、复视及眼下垂；外展神经由于在脑干中行走路程较长，因而较易受损，引起内斜视等。

二、耳：听觉器官

俗话说，眼观六路，耳听八方，可见耳收集信息的能力是多么的重要。耳由外耳、中耳和内耳三部分组成。外耳包括耳郭和外耳道。中耳包括鼓膜、听小骨（锤骨、砧骨、镫骨）及相连的肌肉（鼓膜张肌、镫骨肌），还有一条咽鼓管通向咽部。内耳包括耳蜗、前庭和半规管三部分，也叫作迷路。内耳之中和听觉有关的耳蜗、前庭和半规管同机体的平衡感觉有关。为什么失聪的人要安人工耳蜗？道理就在于此。听觉传感的过程是：适宜的刺激及声波入耳先要经过外耳和中耳这个传音系统，再传到感音系统——内耳的螺旋器，其中的毛细胞受刺激而兴奋，产生冲动，经听神经到达脑的听觉中枢，引起听觉。

耳的传音系统和感音系统如下。

1. 传音系统

传音系统由外耳和中耳组成。声音经外耳、鼓膜和听小骨至内耳，这个途径是声音传导的主要途径。另外鼓膜的震动也可以引起鼓室内空气的震动，再把震动传入内耳。这两种传导途径叫空气传导。而外界空气振动经颅骨、耳蜗骨壁传入内耳的途径叫骨传导。人们在体检检查听力时，医生一是拿秒表让你听（空气传导），二是拿音叉放在你额头处（骨传导），你都可以听到声音，证明你的空气传导和骨传导都没有问题。当然骨传导的功效远低于空气传导，正常人对声音的感受主要由空气传导来实现。而传音系统主要和耳的以下 3 个结构有重要关系。

1）耳郭。耳郭有集音的作用，有利于机体接收外来的声波。一般哺乳类动物的耳郭很大，并且可以运动，这对于辨别声音的来源方向有一定的作用。人的耳郭在种系发生过程中，有一定的退化，因而对声音的定向能力较弱。外耳道为略呈 S 状的管道，约 25mm，通向鼓膜，是声波传入的通道。外耳道壁上的毛和皮脂腺具有保护作用。鼓膜是厚约 0.1mm、宽约 8mm、高约 9mm 的，椭圆形似漏斗状的半透明薄膜。由于鼓膜的特殊结构，它没有固定震动，因而能将声音如实传导至内耳；又没有残余震动，因而它在震动时，能将声音刺激传导始终。

2）中耳。中耳是一个容积为 1～2mm^3 的小空腔，里面的 3 块听小骨从外到内依次是锤骨、砧骨、镫骨。3 块听小骨由关节连成一串，称为听骨链。鼓膜同听小骨的锤骨柄相衔接，当鼓膜震动时，听小骨也随之震动，镫骨底板推动内耳的外淋巴，后者也随之震动起来，从而将声音传导到内耳。听小骨不仅仅将声音传导到内耳，还能在传音过程中减小震动的幅度，同时增强震动的力量。

3）咽鼓管。咽鼓管是耳同咽腔相通的管道。中耳借此同口腔及外界相通。它平时闭锁着，当吞咽和打哈欠时，腭张肌反射收缩，使它被动开放并和外界相通，使鼓室内气压和外界相平衡。如人们坐飞机特别是头次坐飞机时，高空气压低，以致鼓室内压相对增高，可出现耳闷、耳鸣等症状，甚至耳痛。此时做吞咽或张口闭口等动作，则咽鼓管开放，平衡鼓膜内的压力，可缓解这些症状。咽鼓管的主要功能有二：①维持中耳与外界大气压之间的气压平衡；②排液功能，中耳内的液体随时排出至鼻咽部。

2. 感音系统

内耳就是感音系统。因内耳外形似蜗牛壳，又叫耳蜗。耳蜗内的螺旋器受到

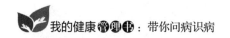

刺激而兴奋，通过耳蜗神经将冲动传到中枢，产生听觉。在耳蜗内有对声音初步分析、辨别声调的过程。于是人们在听不同的乐曲时，能分辨出它的高低变调。

耳朵除了具有听觉功能外，还有一个重要的功能，就是人体的平衡功能。人体平衡之所以得以维持，主要依靠触觉深感觉及内耳的前庭功能互相协调来完成。其中前庭器和前庭蜗神经最重要。听神经的前庭支，到达前庭神经核后，与眼球的运动神经及身体各部位的肌肉有广泛的神经联系，故前庭神经之所以能维持平衡，实为一种较广泛的反射作用。

三、鼻：嗅觉器官

鼻位于人面部的中庭，是最重要的面部器官。特别是男人，鼻中庭饱满，挺拔笔直，彰显男人气概。鼻子包括外鼻、鼻腔、鼻窦三个部分。外鼻位于面部中央下端，游离突出，易受外伤。鼻腔位于两侧，是面颊部之间的腔隙。在鼻腔的上方、上后方和两旁，有左右成对的鼻窦环绕。鼻腔和鼻窦之间，仅有一层薄骨板将其隔开。所以，严重的鼻外伤可伴发其周围结构的外伤，鼻部疾病也可向邻近的器官扩散。

鼻的组成及功能如下。

1. 外鼻

外鼻形如一个基底在下方的三边锥体，上端位于两眼之间，连于额部，称鼻根，下端向前凸起，称鼻尖。二者之间为鼻梁，鼻梁两侧为鼻背。鼻尖两旁的半圆形膨隆部分，称鼻翼，椎体的底部称鼻底，其中有被鼻小梁分开的前鼻孔。鼻翼和面颊交界处，有鼻唇沟。鼻骨左右成对，中线相接，上接额骨鼻部，外缘接左右两侧上颌骨额突，下缘以软组织与鼻外侧软骨相接。上部窄厚，下部宽薄，易受外伤而骨折。外鼻外覆皮肤，骨部皮肤薄而松弛，软骨部皮肤较厚且与皮下组织及软骨膜粘着，富含皮脂腺和汗腺，为痤疮、酒糟鼻的好发部位。面部静脉无瓣膜，鼻和上唇之间俗称危险三角区。患有疖肿时，若误加压挤捏，则有引起海绵窦血栓性静脉炎的可能。

2. 鼻腔

鼻腔为一狭长的腔隙，顶窄底宽，前后径大于左右径，前起前鼻孔，后止后鼻孔，通鼻咽部。鼻腔被鼻中隔分为左右两侧，每侧鼻腔包括鼻前庭及鼻腔本部两部分。

1）鼻前庭。鼻前庭位于鼻腔最前端，由皮肤覆盖，富含皮脂腺、汗腺，并长有鼻毛。在鼻前庭皮肤与鼻腔本部黏膜交界处的外侧部分，有一弧形隆起称鼻阈。两侧鼻前庭之间，为鼻中隔的最前部分，称鼻小柱。

2）鼻腔。鼻腔前起鼻前庭后界，后止于后鼻孔，有内、外、顶、底四壁。

3）鼻腔黏膜。鼻腔黏膜与鼻泪管、鼻窦及鼻咽的黏膜相连续，分为嗅区黏膜和呼吸区黏膜两部分。

3. 鼻窦

鼻窦系鼻腔周围的骨内含气空腔，一般左右成对，共4对，以其所在的颅骨命名。各窦均有窦口与鼻腔相通。按其解剖部位及窦口所在部位，可将鼻窦分为前后两组。前组鼻窦包括上颌窦、前组筛窦、额窦，均开口于中鼻道。后组鼻窦包括后组筛窦、蝶窦。前者开口于上鼻道，后者开口于蝶隐窝。

4. 鼻腔的功能

主要有呼吸、嗅觉及共鸣的功能。

1）呼吸功能。①过滤清洁功能；②温度调节功能；③湿润功能。

2）嗅觉功能。各气体微粒随吸入气流进入鼻腔后，溶解于嗅腺的分泌物中，刺激嗅细胞，产生神经冲动，经嗅神经嗅球传至嗅觉中枢而产生嗅觉。嗅觉可增进食欲，辅助消化，且对机体有一定的保护作用。例如，当闻到某些有毒气体及腐败食物的气味时，可立即引起警惕。

3）共鸣功能。通过鼻腔的共鸣，声音变得洪亮、悦耳。鼻塞时，出现闭塞性鼻音；软腭麻痹时，出现开放性鼻音，皆共鸣功能受到影响所致。

另外鼻窦可能对鼻腔的加温、加湿和共鸣功能起作用，还可减轻颅骨重量，有利于维持头部平衡。

四、咽：公共通行器官

咽，位于颈椎前方，为一长约12cm的肌膜管，上宽下窄，略呈漏斗形，是呼吸和消化的共同通道。咽，上起颅底，下达第六颈椎平面，在环状软骨下缘高度与食管相接，前面通鼻腔、口腔、喉，后壁借疏松的结缔组织与椎前筋膜相邻，两侧有颈部的大血管和神经通过。咽可分为鼻咽、口咽和喉咽三部分。

咽的组成如下。

1. 鼻咽

从口腔硬腭向后作一条延长线，此线平面以上咽的部分称为鼻咽，也称为上咽。在咽鼓管咽口的后上方有一隆起，名叫咽鼓管圆枕。圆枕的后上方有一凹陷，称咽隐窝，是鼻咽癌的好发部位。因其接近颅底破裂孔，鼻咽恶性肿瘤常可循此侵入颅内。咽鼓管周围有丰富的淋巴组织，称为咽鼓管扁桃体。

2. 口咽

位于鼻咽以下、会厌上缘以上，也称中咽，前方经咽峡与口腔相通。咽峡，指由悬雍垂、软腭的游离缘、下方舌背及两侧腭舌弓构成的环状狭窄部分。腭舌弓和腭咽弓之间的深窝叫扁桃体窝，扁桃体位于其中。

3. 喉咽

为会厌上缘以下的部分，也称下咽。前方通喉腔，下端在环状软骨下缘平面连接食管。

咽为呼吸系统和消化系统的通道，具有下列生理功能。

1）呼吸功能。由于咽部黏膜面大，且含有丰富的腺体，因而当吸入的空气经过咽部时可得到温暖的湿润。

2）吞咽功能。吞咽为一种反射动作。当舌根和咽喉部被触及时，发生反射性吞咽动作。在食物被送到咽腔时，软腭上举，关闭鼻腔，咽部肌肉收缩，压迫食团向下运动，由于相关肌肉收缩及舌根后缩等，使会厌覆盖喉入口，在呼吸发生暂停的同时，相关肌肉使声门紧闭，喉上提，梨状窝开放，食团越过会厌进入食管。

3）共鸣功能。发声时咽腔可改变形状，产生共鸣，使声音清晰且和谐悦耳。

4）防御和保护功能。可借咽的反射作用，吐出鼻、鼻窦和咽鼓管的分泌物。对机体的保护作用体现在吞咽、呕吐时，咽肌收缩，可暂时封闭鼻咽和喉头，不致反流入鼻腔、气道。若有异物进入咽部，咽肌收缩，阻其下行引起呕吐反射，以利将其吐出。

5）调节中耳气压作用。咽部不断进行吞咽动作，使咽鼓管经常获得开放机会，中耳内气压与大气压得以平衡。这是保证正常听力的重要因素之一。

6）扁桃体的抗感染免疫能力。扁桃体内的 B 细胞产生抗体，有体液免疫作用；T 细胞有细胞免疫作用。扁桃体有双重抗感染的免疫作用。

五、喉：发声器官

喉，位于颈前正中、舌骨之下，上通喉咽，下接气管，喉上端为会厌上缘，下端为环状软骨下缘。喉是由软骨、肌肉、韧带、纤维组织及黏膜等构成的一个锥形管腔状器官。前面有皮肤、筋膜及肌肉覆盖。喉的支架是由软骨构成的。有会厌软骨、甲状软骨、环状软骨、杓状软骨、小角软骨和楔状软骨，前三个为单一软骨，后三个成对。

喉腔是喉的重要组成部分。喉腔内部由于室带和声带的分隔，可分为声门上区、声门区和声门下区三个部分。

1）声门上区。位于室带以上，其上口通咽部，呈三角形，称喉入口。

2）声门区。位于室带与声带之间。室带，也称假声带，左右各一，位于声带上方，与声带平行，由黏膜、室韧带及甲杓肌组成，外观呈淡红色。喉室位于室带与声带间，是一开口呈椭圆形的腔隙。其前端向上，向外延展成一个小憩，名喉室小囊或喉室附部。此处有黏液腺分泌黏液以润滑声带。声带位于室带下方，左右各一，由声韧带、黏膜、肌肉组成。在间接喉镜下，声带呈白色带状，边缘整齐，由于其后端附着于杓状软骨的声带突，故可随声带突的运动而张开闭合。声带张开时，出现一个等腰三角形的裂隙，称为声门裂，简称"声门"。空气由此进出，亦为喉部最窄处。

3）声门下区。为声带以下至环状软骨下缘以上的喉腔。该腔上小下大。幼儿期此区黏膜下组织结构疏松，炎症时容易发生水肿，常引起喉阻塞。

喉是发声器官又是呼吸道的门户，功能如下。

1）呼吸功能。正常情况下，喉的声门是空气出入肺部的必经之路。声门的大小可根据呼吸的需要，由呼吸中枢反射调节。声门在平静呼气时较小，甚至微闭；吸气时张大，用力吸气或体力劳动时因需氧量增加，声门扩张最大，以便肺部气体交换，调节血中二氧化碳的浓度。

2）发声功能。喉是发声的重要器官。发声时声带向中线移动，声门闭合，当气流自肺部呼出冲击声带时，就发出声音，称为基声。再经过喉腔、咽腔及胸腔的共鸣作用和唇、牙、舌、软腭及颊部在神经系统协调下的运动，才发出不同声音。发声与呼吸相反，属随意动作。哭笑、惊叫等，虽有时可由反射而发出，但亦可属随意动作。喉部发声时音调的高低取决于声带的长度、紧张度，及呼出气流的力量。若声带张力增强，并变短变薄，则其变动的频率较高而发出高音，

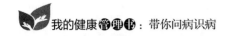

反之则形成低音。

3）保护功能。喉对下呼吸道有保护作用。吞咽时喉体上提，会厌向后下倾倒，将喉口盖住，同时声带、室带向中线移动，关闭喉腔，以便食物沿两侧梨状窝下行进入食管，而不致误吸入下呼吸道。遇误入异物的刺激时，可产生防御性反射——剧咳，将异物排出。另外，喉对吸入的冷空气有加温和湿润的作用。

4）屏气功能。屏气时声门紧闭，呼吸暂停，控制膈肌活动，固定胸腔内压，增加负压，以利挑担、跳跃、排便、分娩和举重等用力的动作。

六、口腔：多功能器官

口腔是人体对外的重要门户，是消化道的起始，对人们的生活、交往等有着重要作用。作为消化道的始端，口腔中的唇、舌用于吮吸进食；牙齿用于咀嚼食物，并通过其中的淀粉酶将食物进行初步的糖化；进食时舌和双颊的活动，可将唾液与食物拌匀，送入上下牙齿间进行咀嚼，以利吞咽。还可借舌的味觉器，辨别味觉。口腔中唇、舌、齿、腭的动作，对完成发音和语言的清晰，起到很大作用。当鼻腔堵塞时，口腔还能辅助呼吸。

口腔由唇、舌、齿、腭、颌骨、颊、口底及涎腺共同组成。当闭口时，上下列牙弓、牙槽突和牙龈将口腔分为口腔前庭及固有口腔。

1. 口腔前庭

口腔前庭位于口腔前部，是介于上下列牙弓、牙槽突与唇颊之间的潜在腔隙。其上下界为唇颊黏膜移行至牙龈转折处，前面称为唇沟，两侧为颊沟或统称为前庭沟。

1）唇。有上唇、下唇，游离之间为口裂，两侧联合处形成口角。上层上面与鼻底相连，两侧以鼻唇沟为界。口唇分为皮肤、肌肉、黏膜三层，因此，外伤时要分层缝合，才不影响外貌和功能。

2）颊。位于面部两侧，形成口腔前庭外侧壁，主要由皮肤、颜面浅层表情肌、颊脂体、颊肌和黏膜构成。

2. 固有口腔

固有空腔是口腔的主要部分。其上为硬腭和软腭，下为舌和口底，前界和两侧界为上下列牙弓，后界为咽门。

1）腭。硬腭和软腭形成口腔的上部，将口腔和鼻腔、鼻咽部分开。腭的前

2/3骨质部分，由两侧上颌骨的腭突和腭骨的水平板构成，表面覆盖以黏膜，称为硬腭。后1/3含有结缔组织和肌肉的部分，称为软腭。

2）舌。由横纹肌构成的肌性器官。肌纤维呈纵、横、垂直等方向排列，因此，舌能在多种方向活动，非常灵活。舌，具有味觉功能，还能协助完成说话、咀嚼、吞咽等重要生理功能。舌前2/3为舌体部，活动度大。其前端为舌尖，上面为舌背，下面为舌腹，两侧为舌缘。舌后1/3为舌根部，活动度小。舌腹面黏膜，平滑而薄，折返于口底相连，在中线形成一条黏膜皱襞，称为舌系带。舌背有许多乳突状突起。当维生素B族缺乏，或严重贫血时，可见舌乳头萎缩，舌面光滑。舌乳头分以下4种。

（1）丝状乳头。为刺状细小凸起，上皮角化，故呈白色，数量较多，分布于整个舌体背面。

（2）菌状乳头。呈簟状，色红，大而圆，散布于丝状乳头间，数量较丝状乳头少，含有味觉神经末梢。

（3）轮廓乳头。有8～12个，较大，呈轮廓状，沿人字沟排列，乳头周围有深沟环绕，含有味蕾，司味觉。

（4）叶状乳头。为一种不发达的乳头，位于舌根部两侧缘，为数条平行皱襞。正常时不明显，一旦有炎症时，即充血发红、突起疼痛。有时易误诊为肿瘤。

正常情况下可见舌质淡红，舌背面有白色薄苔。当机体发生病变时，舌质和舌苔均会发生变化，中医通常根据舌苔、舌象，来辨证施治。

3）口底。位于舌体和口底黏膜之下、下颌舌骨肌和舌骨舌肌之上。下颌骨体内侧面与舌根之间的部分又称舌下部。由于口底组织比较疏松，因此，在口底外伤或感染时，可形成较大血肿、水肿或脓肿，将舌向上后推挤，容易造成呼吸困难或窒息。

3. 牙齿及牙齿组织

人的一生中有两副牙齿，根据萌出的时间和形态，分为乳牙和恒牙。乳牙共20颗，上下左右各5个，其名称从中线向两旁为：乳中切牙、乳侧切牙、乳尖牙、第一乳磨牙、第二乳磨牙。乳牙出牙的时间和次序，如表1所示。

表1　乳牙名称和出牙时间

乳牙名称	萌出时间
乳中切牙	6～8个月

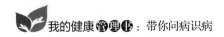

续表

乳牙名称	萌出时间
乳侧切牙	8~10个月
乳尖牙	12~16个月
第一乳磨牙	16~20个月
第二乳磨牙	24~30个月

恒牙共 32 颗，上下左右共 8 颗，其名称从中线起向两旁分别为：中切牙、侧切牙、尖牙、第一前磨牙、第二前磨牙、第一磨牙、第二磨牙、第三磨牙。恒牙萌出的时间和次序，如表 2 所示。

表 2　恒牙名称和萌出时间

恒牙名称	萌出时间	
	上颌	下颌
中切牙	7~8 岁	6~7 岁
侧切牙	8~10 岁	7~8 岁
尖牙	11~13 岁	10~12 岁
第一前磨牙	10~12 岁	10~12 岁
第二前磨牙	10~12 岁	11~13 岁
第一磨牙	5~7 岁	5~7 岁
第二磨牙	12~14 岁	11~14 岁
第三磨牙	17~26 岁	17~26 岁

牙齿本身，又称牙体，由牙冠、牙根和牙颈三部分组成，有牙釉质覆盖。显露于口腔的部分为牙冠，埋于牙槽骨的部分为牙根，牙冠与牙根交界处为牙颈。将牙体剖开可见中心有一空腔，与牙外形大致相似。内有牙髓称为牙髓腔，在冠部的称为髓室，在根部的称为根管，根管末端的开口称为根尖孔。

牙齿形态根据功能不同而异。可将牙齿分为 5 个面：唇面、舌面、近中面、远中面、咬合面。前牙的咬合面主要用于切割食物。后牙的咬合面主要用于研磨食物。尖牙有尖锐的牙尖，用于撕裂食物。牙根数目和形态对临床拔牙和手术有很大的临床意义。

牙体由牙釉质、牙本质、牙骨质三种钙化的硬组织和牙髓软组织构成。牙釉质位于牙齿表面，呈乳白色，有光泽，当牙釉质有磨耗时，则显露淡黄色的牙本质。牙本质是一种半透明的钙化组织。其中无机盐占96%，主要为磷酸钙和碳酸钙，水分、有机物占4%，为人体最硬的一种物质。

牙周组织包括牙槽骨、牙周膜及牙龈，是牙齿的支持组织。①牙槽骨：是颌骨包围牙根的凸起部分，又称为牙槽突。此处骨质较疏松，且富有弹性，是支持牙齿的重要组织。②牙周膜：是介于牙龈与牙槽骨之间的结缔组织，有支持牙齿、营养牙体组织、感受各种刺激的作用。③牙龈：是口腔黏膜覆盖于牙颈部及牙槽骨的部分。

4. 牙齿的咬合关系

在咀嚼时，下颌骨做不同方向的运动，此时上、下颌牙齿发生各种不同方向的接触，这种互相接触的关系称为咬合关系。

5. 口腔颌面的血液供应

主要来自颈外动脉的分支，如舌动脉、上颌动脉、颞浅动脉等。口腔颌面的静脉较复杂，且多变异，常分为深浅两个静脉网。面部静脉的特点（头部也是如此），是缺少静脉瓣。当肌肉收缩或挤压时，易使血液反流。颌、面部感染时，特别是鼻根至两侧口角三角区的感染，若处理不当，则感染将逆行传入颅内，导致严重后果。

6. 口腔颌面的淋巴

由分布极为丰富的淋巴管组成的网状结构，可收纳淋巴液，汇入淋巴管，为口腔颌面重要防御系统。正常情况下，淋巴结小而柔软，不易扪及。当炎症或肿瘤转移时，相应的淋巴结肿大，有较重要的临床意义。

7. 口腔颌面的神经管理

感觉神经主要有三叉神经。运动神经主要是面神经。尤其三叉神经痛是口腔颌面部常见的难治病症。

8. 涎腺

口腔颌面有三大涎腺：腮腺、颌下腺和舌下腺，各有导管开口于口腔。此外，还有遍布唇、舌、颊、腭等处黏膜的小黏液腺。涎腺分泌无色而黏稠的液体，进入口腔形成唾液，有软化食物、湿润口腔的作用。唾液中还含有淀粉酶和分泌性免疫球蛋白，具有消化食物和抑制致病菌活动的作用。

七、皮肤：人体最大的感受器官

皮肤是人体面积最大的器官，是使机体与外界环境隔绝，以维持机体内环境稳定的重要器官之一。它可使机体免受紫外线的损害，保持和调节体温，抵抗微生物的入侵，防止水分蒸发和体液丢失。皮肤覆盖人体体表总面积为 $1.5 \sim 2m^2$。皮肤厚度因人、因部位而异，通常为 $0.5 \sim 0.6mm$（不包括皮下组织），儿童皮肤比成人薄很多。同一个体，各部位皮肤厚薄也不同。皮肤分为表皮和真皮两层。真皮深层含有的皮肤附件是皮脂腺和汗腺。汗腺多位于真皮深层及皮下组织，有独立的汗腺管开口于皮肤表层。皮脂腺与毛囊相通，无腺腔，分泌物从毛囊排出，润滑皮肤和毛发。毛发由角化的表皮细胞构成。毛囊的内外根鞘与表皮层相似。头皮、腋窝、阴囊的毛囊可深达皮下组织。

1. 皮肤的感觉功能

作为人体最大的感觉器官，当皮肤受到刺激后，会产生多种感觉，按其性质可分为触觉、压觉、震动觉、温度觉、冷热觉、痛觉、痒觉等。因为人体有像听觉、视觉这样接受远距离刺激的感受器，所以皮肤感觉功能的一部分常被掩盖着。而对于丧失听觉的聋人或失去视觉的盲人，他们的皮肤感觉特别是触觉，能发挥代偿作用。借助于皮肤感觉，聋人、盲人可感受物体的形状、位置，甚至声音、震动等刺激，在他们认识客观事物中起着重要作用。

1）触觉和压觉。轻微的、不引起皮肤变形的刺激引起的感觉，叫触觉。皮肤有毛的部位，触觉很敏感。皮肤承受外界压力时，人产生的感觉叫压觉。在刺激持续作用时间内，触觉和压觉的适应过程是不一样的。触觉的特点是适应快，一般在刺激作用的数十毫秒内，即能适应。即刺激虽然继续存在，但感受器已不再发放冲动。压觉则适应差，在刺激持续作用时间内仍有冲动发放。皮肤的压痛、过敏以及电学性质的改变，还能反映内脏的状态。

2）震动感觉。当音叉或其他振动物体与身体接触时，就会产生一种震动感觉，这种感觉局部定位很差。

3）温度感觉。皮肤表面有些点对冷的刺激敏感，而一些点对热的刺激敏感。人体皮肤表面的冷点要比温点多，例如在前臂每平方厘米皮肤有冷点 $13 \sim 15$ 个，但温点不超过 10 个。

4）痛觉。除了皮肤能感受痛觉外，肌肉、肌腱、关节、筋膜等深部组织，以及内脏均有痛觉感受器。引起过冷过热以及各种过强的物理因素和化学因素作用于机体时，都能引起痛觉。在刺激持续作用的时间内，痛觉感受一直存在，直到刺激停止。

皮肤除了具有感觉功能外，还具有机体的体温调节等其他功能。

2. 皮肤的体温调节功能

人和高等动物保持一定的体温，是进行新陈代谢和正常生命活动的重要条件。随着动物的进化，高等动物的体温调节功能越来越完善。低等动物的体温是随着环境温度的变化而变化的，不能保持体温的相对恒定，所以叫作变温动物或冷血动物。高等动物和人类则能在环境温度不同的情况下，通过对机体内产热过程和散热过程的调节，保持机体内环境温度的相对稳定，因而提高了对环境温度变化的适应能力，人和高等动物又叫作恒温动物。

1）正常体温及其变动。体温一般是指人体深部的温度。体表温度较低，越靠近身体深部温度越高，而且变动也较大。躯干和内脏器官的温度较高而且稳定。内脏器官的温度同它的代谢活动、血流量，以及周围组织的温度有关。肝脏的温度38℃在全身中最高，肾脏、胰腺及十二指肠等处则较低。在临床检查和实验研究中，为了方便，通常测定腋窝温度、口腔温度或直肠温度，用来代表体温。正常人腋窝温度（36.5±0.5）℃，口腔（37±0.3）℃，肛温37.5℃。正常的体温在昼夜之间有周期性波动。一日之中，清晨2：00—6：00体温最低，下午2：00—8：00最高，波动幅度不超过1℃。人体体温的昼夜周期性变化，可能与机体昼夜间活动与休息的节律性、代谢循环及呼吸功能的相应周期变化有关。长期上夜班的人体温可能和正常上白班的人变化正相反。女性体温平均比男性高0.3℃，女性体温还随性周期（月经周期）而变动。

2）产热和散热。正常体温的维持是产热和散热两个过程动态平衡的结果。

（1）产热过程。机体安静时主要的产热部位是机体深部，像躯干、肌肉、内脏器官及脑等。影响产热过程的因素较多，基础代谢是维持机体产热的基础。对于正常成年人，每平方米体表面积每小时约产热40 kcal。肌肉活动是影响机体产热的重要因素。

（2）散热过程。机体的主要散热部位是皮肤。在我国大部分地区，除酷暑季节外，通常外界温度低于机体体表温度。在这种条件下，大部分体热可以通过皮肤的辐射、对流、传导等方式，散于外界。一小部分随呼吸道、大小便等排泄物而发散。当外界温度等于或超过皮肤的温度时，辐射、传导和对流停止。此时，蒸发成为唯一的散热方式。在人的正常体温条件下，1g 水蒸发成水蒸气，要吸收 0.6 kcal 的热量（汽化热）。所以汗液从皮肤表面大量蒸发，可带走大量体热，是气温高于皮肤温度时，机体很有效的散热方式。还有一种是不显性蒸发，或称不显汗。人体即使处于低温条件下没有汗液分泌时，皮肤及呼吸道也都有水分不断渗出，而且蒸发掉。室温为 30℃ 以下时，人体每小时每平方米体表上有 12 ~ 15g 水分蒸发掉。其中一半是呼吸中的水分，另一半的水分自干燥皮肤的组织间隙直接渗出而蒸发。这种皮肤上蒸发的水分与汗腺活动无关。24 小时不显汗量有 400 ~ 600mL。当然，不显汗发散的热量并不大。但是在人体增加活动以及发热时，不显汗发散的热量可以增加。

3）体温调节。人体有两种控制体温的系统，一个是行为调节，另一个是自身调节，或称反馈调节。两者相互配合，调节机体深部温度的稳定。

（1）人的行为调节是有意识的活动。在不同温度的环境中增减衣物，创设人工气候环境以祛暑或御寒等。

（2）体温的自身调节是通过体内神经及体液的联合作用来实现的。分布在机体表层的温度感受器、冷觉感受器以及机体深部的温度感受器，在接受机体内环境温度变化的刺激后，发出信息作用于大脑体温调节中枢，经过体温调节中枢的整合活动，引起相应的肌肉、内分泌、皮肤、血管及汗腺等器官活动的变化，改变了机体的产热和散热能力，使机体体温维持于相对稳定的水平。

4）过高与过低温度对人体的影响。人体调节体温的能力是有限的，长期在高温或严寒的情况下，在户外进行着强体力劳动，超出了人体体温调节能力时，会导致高温中暑或冻伤，甚至热死、冻死。

感官系统是人们在正常生活劳动中与人交往的基础保证。如果没有感官系统的正常运作，我们就不能眼观六路，耳听八方。嗅不出香臭气味，尝不到舌尖上的美味，享受不了咀嚼食物的快感，唱不了美妙动听的歌曲。它们的平衡和稳定，是我们生命的支撑，也是健康的表现。

第十节 生殖系统——种族延续系统 +

人类要繁衍，种族要延续，生殖系统至关重要。

生殖系统由主性器官及附性器官组成。男性的主性器官是睾丸，附性器官有附睾、输精管、前列腺、精囊、阴茎等。女性的主性器官是卵巢，附性器官有输卵管、子宫、阴道等。自青春期开始，出现一系列与性有关的特征，称为附性征，也叫第二性征。在男性表现为胡须、突出的喉头、粗大的骨骼和低沉的声音等，在女性表现为丰满的乳房、宽大的骨盆、皮下丰富的脂肪和高调的声音等。附性器官和第二性征的发育，有赖于性腺分泌激素，没有性腺分泌激素，则附性器官将永远保持在幼稚型。生殖系统的功能是繁殖后代，形成并保持第二性征。

一、男性生殖器官及生理作用

1. 睾丸

睾丸是男性的主要生殖器官，具有产生精子和分泌雄激素的双重功能。人的睾丸为卵圆形，有2个，位于阴囊内。成年人每个睾丸重10~20g，由生精小管组成，是生成精子的地方，也是合成并分泌雄激素的主要部位。成人睾丸的生精能力是强大的，每天可产生精子几亿个。一般到40岁后，生精能力逐渐减弱。睾丸每天分泌约40mL液体，可供给精子某些营养成分。睾丸是产生雄激素的主要器官。除睾丸外，肾上腺皮质、卵巢也能分泌少量的雄激素。

2. 雄激素的作用

①刺激附性器官的发育，并维持它们的成熟状态；②刺激第二性征的出现，并维持它们的正常状态；③维持正常的性欲；④促进正氮平衡。雄激素可刺激食欲，促进骨骼肌中蛋白质的合成，减少尿氮的排出。对于久病卧床或创伤后的负氮平衡，可用雄激素治疗。

3. 影响睾丸活动的因素

1）温度对生精过程有很大影响。睾丸正常位于阴囊内，人类阴囊内的温度比腹腔温度低1.5~2℃。如果在发育过程中睾丸没有下降到阴囊而留在腹腔，或用各种方法人工地使动物睾丸温度升高都会引起生精上皮变性，使生精过程停止。

2）结扎输精管，对睾丸分泌睾酮没有明显的影响，结扎后对性功能也无不良影响，主要是阻碍精子的运动。

4. 睾丸活动的调节

在人类，睾丸的活动是经常性的，不呈现明显的周期性变化。睾丸的活动是受到神经体液因素调节的。环境的刺激，通过中枢神经系统作用于垂体前叶，使其释放某些激素，进而影响睾丸活动。

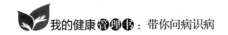
二、男性附性器官

男性附性器官包括附睾、输精管、射精管、精囊、前列腺、尿道球腺、阴茎等，它们是精子储存及成熟的地方，也是精子运送的通道。附睾是一个由很多曲折的小管构成的器官。一端连着睾丸的精曲小管，一端连着输精管。精子在附睾成熟，并具有活泼的运动能力。精子主要储存于附睾中。在性交时，阴茎必须勃起。勃起是一种条件反射，来自许多感受器的刺激都可引起。在人类，大脑皮质控制的作用明显，性抑制勃起的能力大大超过其他动物。

精液由阴茎射出的过程称为射精。射精是通过生殖管各部分的一系列动作完成的。射精是一个反射动作，传入冲动来源于阴茎头。精液是精子和前列腺、精囊、尿道球腺所分泌液体的混合物。精液中除精子以外的液体部分称为精浆。在精液中，精囊液占 60%，前列腺分泌物占 20%，精子的体积还不到精液体积的 10%。精囊液是略碱性的黏液，含有较多的果糖和前列腺素。前列腺液是一种 pH 值为 6.5 的液体，含有较多的碱性磷酸酶和纤维蛋白溶解酶。精囊和前列腺的分泌物对精子使卵子受精的能力，没有决定性的影响。一次射精的精液量为 2～6mL，每毫升约含 1 亿个精子。每毫升精液中精子小于 2000 万个时，受精机会明显减少。

三、女性生殖器官及生理作用

1. 卵巢

卵巢是女性的主要生殖器官，位于输卵管的下方，为一对扁椭圆形的性腺。它既能产生卵子，又能分泌性激素。青春期前卵巢表面光滑；青春期开始排卵后，表面逐渐凹凸不平，呈灰白色；绝经期后卵巢萎缩，变小、变硬。

1）卵泡。卵子的发育成熟、排卵及黄体的形成，是生殖过程的重要环节。这些过程都是在卵巢完成的。成年妇女的卵巢有几万个原始卵泡。在一个月经周期中，卵巢内常有几个甚至十几个卵泡同时发育，往往只有一个卵泡发育成熟，其他的卵泡在发育的不同阶段先后退化，这一现象发生的原因还不清楚。

2）排卵。随着卵泡的成熟，卵泡腔逐渐增大，卵泡逐渐靠近卵巢的表面。在排卵前，卵巢壁的一部分变得非常薄，并显得特别突出。排卵时卵泡就在这里破裂，卵子和它周围的一些细胞一起被排出卵泡，这个过程称为排卵。

3）黄体的形成。排卵后，残存的细胞壁内陷，卵泡膜的血管出血，卵泡壁内积有血液，卵泡转变为血体。随后卵泡内残留下来的颗粒细胞变大，泡浆内出现黄色颗粒，血体就变成黄体。黄体在排卵后 7~8 天发展到顶峰，直径 1~3cm，外观发黄。若排出的卵子没有受精，黄体在排卵后 10 天开始退化、变性、被吸收、被纤维化，黄体变成白体。若排出的卵子受精，黄体在胎盘分泌的促性腺激素的作用下，继续发育成妊娠黄体。

2. 卵巢的分泌功能

卵巢能分泌雌激素、孕激素和少量的雄激素。

1）雌激素的作用：①促进女性附性器官的发育和第二性征的出现；②增强输卵管和子宫平滑肌的收缩；③增加宫颈黏液的分泌量；④促进阴道上皮增生角化，使上皮中细胞的糖原含量增加；⑤大量的雌激素可抑制脑垂体分泌的卵泡刺激素；⑥雌激素还有促进水钠潴留的作用。

2）孕激素的作用：①维持妊娠；②使增殖期的子宫内膜继续增殖并呈现分泌期的变化，为受精卵的着床提供良好的条件，并在胎儿能够通过胎盘自母体获得营养前，为他提供营养；③减弱子宫和输卵管平滑肌的活动；④减少宫颈黏液的分泌量，使黏液变得更黏稠，不利于精子的穿透；⑤刺激乳腺腺泡的发育；⑥大量孕激素有抑制黄体生成素分泌的作用。

3. 卵巢活动的调节

卵巢活动受下丘脑、垂体的调节，并可通过反馈性调节机制，对自己的活动实行自我调节，从而保证卵巢活动的稳定。下丘脑、垂体、卵巢之间存在着复杂的、密切的关系，这种关系并不是孤立的，它和内外环境有着密切的联系。来自内外环境的刺激，可通过中枢神经系统影响下丘脑分泌释放激素，从而影响卵巢活动。精神过度紧张、生活过度变动等都可造成月经的紊乱。这些都表明神经系统对卵巢活动具有调节作用。

4. 月经周期

是女性特有的生理现象，周期性的阴道流血叫月经，这种生殖周期称为月经周期。儿童时期生殖器官相对不活动。12~14 岁出现第 1 次月经称为初潮。初潮后一段时间月经周期可能不规律，有的甚至一两年后才逐渐变得规律。成年妇女月经周期的长短因人而异，平均为 28 天，在 20~40 天范围内均属正常。每次月经持续 3~5 天。为了方便叙述，一般把月经开始的第 1 天算作月经周期的第

1 天。每次月经失血量为 30～100mL，流出的月经血一般是不凝固的。到 45 岁左右，卵泡发育停止，卵巢的雌激素、孕激素分泌减少，子宫内膜不再有周期性变化，从此不再来月经，称为绝经。在月经周期中，子宫内膜出现了一系列的变化，这是卵巢、垂体、下丘脑分泌的多种激素相互作用的结果。从某种意义上来说，月经周期就像是生殖内分泌系统的一个窗口，通过它可以判断卵巢、垂体、下丘脑的功能状态。

5. 受精、妊娠、分娩和授乳

1）卵子的运行。在接近排卵时，输卵管收缩，使输卵管的伞端和卵巢很接近，做好捕捉卵子的准备。当卵子自卵泡内排出时，输卵管伞端的纤毛晃动使卵子很快地进入输卵管腹腔口，一般在卵泡破裂后几分钟，卵子就可以进入输卵管。通过输卵管的蠕动或分节活动及上皮纤毛的摆动，卵子很快被输送到输卵管壶腹部。卵子由输卵管运行到子宫，一般需 3～4 天。

2）精子在女性生殖道的运行。精子依靠其尾部的旋转和摆动获得运动能力，运动速度为每分钟 2～3mm。有证据表明，性交后 30 分钟即可在输卵管找到精子。说明精子的运行不完全靠自身的运动，生殖道肌肉强烈的节律性舒缩，可促进精子的运行。

3）影响精子和卵子运行的因素。精子和卵子都在输卵管中运行，在同一个时期内，精子和卵子相对运动，最后相遇。影响精子和卵子运行的因素有：①性激素。小剂量的雌激素增强输卵管的输送能力，而大剂量的雌激素作用则相反。②宫颈黏液。能增加阴道 pH 值，并为精子提供能量，因而使精子长时间保持运动能力。宫颈黏液在性激素的作用下，发生周期性的变化，增殖期有利于精子穿过，黄体期不利于精子穿过。宫颈黏液性质发生改变可造成不育。③前列腺素。增强精子穿过宫颈黏液的能力。④子宫和输卵管由交感神经支配。在性交时，女性生殖道的神经感受器受到刺激，通过反射加强子宫和输卵管的运动，从而促进卵子和精子的运行。

4）受精过程。在卵子周围的颗粒细胞上，常常可以看到许多个精子，但一般受精时仅有一个精子进入卵子。受精后精子头形成雄性原核，卵细胞核形成雌性原核，两个原核相互接近，核膜消失，两性基因物质联合，染色体重新排列，准备进行第 1 次分裂，受精过程完成。

5）着床。卵子受精后细胞不断分裂，在排卵后第 4 天进入子宫腔时已形成一个胚泡。胚泡在人的宫腔内游离存在几天后，在排卵后 8~13 天，种植于子宫内膜，这个过程称为着床或植入。

6）胎盘。胎盘是由胚胎组织和母体组织共同组成的。它的功能是实现母体与胎儿的物质交换和提供维持妊娠所必需的一些激素。

7）分娩。分娩是成熟的胎儿自子宫娩出母体的过程。在人类，妊娠持续280 天（由最末一次月经的第 1 天算起）。分娩时主要通过子宫肌的收缩，胎儿才能自开大的子宫颈娩出。分娩的时间长短受很多因素影响。初产妇平均需10~12 个小时；经产妇较短，平均需 6~8 个小时。

8）乳腺与授乳。乳腺是哺乳动物生殖系统的一个重要组成部分。乳汁是婴幼儿最好的天然食物，直接由乳腺供给婴儿乳汁的过程称为授乳。

人乳腺的发育可分为三期。①在幼年时，乳腺仅含有短的分支导管，它随着全身的生长而生成。②在青春期，卵巢分泌大量雌激素，加速了乳腺的发育，特别是导管系统增长和脂肪沉着于乳腺，后者是青春期乳房增大的主要原因。③在妊娠时，导管进一步增长，末端形成一些腺泡，成为复杂的管泡腺。妊娠末期腺泡逐渐膨大，终于发育完全，准备授乳。

四、女性附性器官

女性附性器官包括子宫、输卵管、阴道、外阴等，分为外生殖器和内生殖器。

1. 外生殖器

指生殖器官的外露部分，又称外阴，包括阴阜、大阴唇、小阴唇、阴蒂及阴道前庭。

1）阴阜。即耻骨联合前面隆起的脂肪垫。青春期开始后，皮肤上开始生长阴毛，分布成尖端向下的三角形。阴毛为第二性征之一，其疏密、粗细、色泽可因人或种族而异。

2）大阴唇。为靠近两股内侧的一对隆起的皮肤皱襞，起自阴阜，止于会阴。无性生活女性的两侧大阴唇自然合拢，遮盖阴道口及尿道口。

3）小阴唇。为位于大阴唇内侧的一对薄皱襞，表面湿润，褐色，无毛，富含神经末梢，故极敏感。

4）阴蒂。位于两侧小阴唇之间的顶端，是与男性阴茎海绵体相似的组织。分为阴蒂头、体、脚三部分。阴蒂头富含神经末梢，极为敏感，有勃起性。

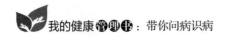

5）阴道前庭。为两侧小阴唇之间的菱形区。在此区域内，前方有尿道，后方有阴道开口。

2. 内生殖器

指生殖器官的内脏部分，包括阴道、子宫、输卵管。

1）阴道。位于骨盆下部的中央，为性交器官及月经血排出与胎儿娩出的通道。

2）子宫。为一空腔器官，腔内覆以黏膜，称子宫内膜。从青春期到更年期，子宫内膜受性激素的影响，有周期性的改变并产生月经。受孕后，子宫为胚胎发育成长的所在；分娩时，子宫收缩使胎儿及其附属物娩出。

3）输卵管。为一对细长而弯曲的管，内端与子宫角相通，外端游离，与卵巢接近，全长 8 ~ 14cm。输卵管为卵子与精子相遇的场所，受精后的孕卵由输卵管向子宫腔运行。

随着受精卵着床、在母体子宫内发育至分娩，女性生殖系统的功能得以发挥。宝宝出生后，妈妈哺乳，使女性从女人到母亲的过程更加完整。

第十一节 代谢系统——环境平衡系统 +

要使人的内环境保持代谢正常、动态平衡、长期稳定，全凭代谢系统调和。不然，身体紊乱在所难免。

一、能量代谢

所有的生物体与他们生存的环境之间，不断地进行着物质能量的交换，人类自然不例外，这是一切生命得以存在的根本基础。人体的新陈代谢表现为不断从自然界摄取物质，同时也不断地把体内的代谢产物向外界排出。因此，机体内部物质的新陈代谢变化包括 2 个相反的变化过程。一是利用外界摄取的物质形成机体的组织，并储备供给能量的材料，这一过程叫作合成代谢。二是组织成分的分解和能量储备物质的分解利用，叫作分解代谢。合成代谢和分解代谢这两个过程并不是绝对平衡的，而是处于相对的平衡状态，即动态平衡状态。物质和能量总是紧密联系着的，所有的物质都蕴藏着一定量的化学能，物质的新陈代谢也必然伴随着能量的转移。合成代谢过程中吸收能量，而分解代谢的进行则伴随着能量的释放。**通常把生物体内物质代谢过程中所伴随的能量释放、转移和利用称为能量代谢。**因此，新陈代谢的规律又可以从物质代谢和能量代谢两个不同的角度加以揭示。必须注意，物质代谢和能量代谢是新陈代谢两个方面，两者永远是相互联系、相互制约的。通过这两个方面密切联系的活动，机体不断地实现着自我更新。

二、物质代谢

人和动物等生物体所需要的物质是以食物的形式摄入体内的。食物的成分包括有机物和无机物两大类，前者为糖、蛋白质和脂肪，后者为无机盐和水。糖和脂肪是碳氢化合物，蛋白质是碳氢氮化合物，这些化合物在分解过程中释放出能量。正是它们为机体提供着源源不断的能量，维持着新陈代谢的正常进行。糖、脂肪、蛋白质的物质代谢是机体产生能量的主要来源，而且它们三者之间是可以互相转化的。

1. 糖

糖是机体重要的能源物质，一般来说，人体所需能量的 70% 左右是由糖提供的。在机体内，根据供氧条件不同，糖的氧化分解是不同的。若有氧代谢，糖分解为水和二氧化碳；若无氧酵解，则生成乳酸。上述是糖氧化分解的两种方式，在机体内各有其生理意义。在人体内，氧的供应比较充分时，有氧代谢可以使糖彻底氧化分解，释放的能量较多，因此，它是机体在正常情况下，糖氧化分解的主要方式。无氧酵解过程虽然释放的能量较少，但是它的进行不需要氧的存在，所以它是机体在缺氧状态下供给能量的重要方式。当人剧烈运动时，或长期不运动，突然大量运动后，会感到肌肉酸痛，这是无氧酵解产生过多乳酸所致。

2. 脂肪

脂肪是机体内储存能量和供给能量的重要能源物质。人体所需能量的 20%~30% 是由脂肪提供的。脂肪在细胞内由甘油和脂肪酸形成，以甘油三酯的形式存在，它又可以分解为脂肪酸和甘油，穿出细胞。酯类一般不溶于水，因此血浆中的酯类都是通过和蛋白质载体结合而运输的。脂肪只有进入三羧酸循环途径才能彻底氧化成二氧化碳和水，同时释放出大量能量。所以脂肪的充分利用有赖于糖的正常代谢。

3. 蛋白质

蛋白质也可成为能源，可提供人体所需能量的 10% 左右。但它主要是构成机体组织成分的重要物质，作为能源来利用，实在划不来，意义并不大。作为能源被消耗了，人体将会逐渐消瘦，可见于一些慢性的消耗性疾病。一旦蛋白质作为能源被消耗，不是生存条件太恶劣，就是身体患大病了。

三、能量的储存和利用

在生物氧化过程中释放出的能量，一部分直接以热能的形式维持体温并散失于体外，一部分则转移至腺苷三磷酸（ATP）的高能磷酸键中，供机体利用。储存在营养物质中的能量主要是通过氧化磷酸化过程转给 ATP 的，即在营养物质脱氢生成水，并释放能量的同时，腺苷二磷酸（ADP）与无机磷酸相结合，并吸收能量生成 ATP。在此过程中，营养物质所释放的能量形成高能磷酸键，它与 ADP 结合生成 ATP。在临床上对于那些遭受重大创伤、患长期慢性病的患者，医生常用 ATP 以补充营养，帮助身体尽快恢复。机体内多数生理活动所需的能量，都直接来源于 ATP。如各种细胞成分的合成、肌肉的收缩、神经兴奋传导过程中离子的被动转运、消化道和肾小管细胞对各种物质的主动转运和腺体的分泌等，都是直接从 ATP 分解中获得能量的。ATP 生成后，除直接为各种生理活动提供能量外，还可以把它的高能磷酸键转移给肌酸，生成磷酸肌酸。虽然磷酸肌酸不能像 ATP 那样，直接为生理活动提供能量，但机体内磷酸肌酸的储存量远比 ATP 多，在肌肉中含量更为丰富。由此可见，ATP 在能量代谢过程中起着营养物质与生理活动之间能量传递者的作用。而磷酸肌酸则由于暂时储存高能磷酸键，因而在能量的释放和利用之间起着缓冲作用，使 ATP 浓度相对稳定。经常劳动和体育锻炼的人肌肉中的 ATP 和磷酸肌酸的含量，较一般人多，与代谢有关的活性较高。而肌肉萎缩、肌无力使肌肉中这些物质的含量较低。ATP 是机体内能量的转换和利用中重要的储能、供能物质。就能量代谢的整个过程来看，ATP 仅仅是能量代谢中的一个重要组成部分。糖、脂肪和蛋白质在代谢过程中释放出来的总能量转储于 ATP 的最多只占 45%，其余 55% 的能量都变为体内的热能以维持体温，并不断通过体表散失于体外，这在体温调节上是有意义的。在冬天，触摸某人皮肤感觉是暖的；在夏天，触摸其皮肤感觉是凉的。说明这个人在体温调节这方面的功能是正常的。这是能量代谢在发挥应有的作用。

四、水、电解质平衡

什么是水、电解质平衡？它既是一个医学上的概念，更是人生命活动中的一个状态，一个动态平衡的状态，是使人体内环境稳定的一种保证。人体进行新陈代谢的过程，实际上是一系列复杂的、相互关联的生化反应的过程，而且主要是在细胞内进行的。这些生化反应都离不开水。体内水的含量、分布以及溶解于水的电解质浓度，都由人体的神经体液因素加以调控，使细胞内液和细胞外液的含量、电解质浓度、渗透压等能够维持在一定的范围内。这就是水、电解质平衡。

这种平衡是细胞正常代谢、人体正常活动所必需的条件，是维持人体生命、各脏器生理功能所必需的条件。一旦这种平衡由于疾病、创伤、感染等或不适宜的治疗措施被破坏，如果机体无能力进行调节或超过了机体代偿的程度，便会发生水、电解质紊乱。当然，**水、电解质紊乱，不等于疾病本身，它是疾病引起的后果。不过，当疾病发展到一定阶段时，水、电解质平衡紊乱，甚至可以成为威胁生命的主要因素。**

人体的组织由内部含有体液的细胞组成，而细胞又浸浴在体液之中，于是构成了两大体液间隙——细胞内液间隙和细胞外液间隙。细胞外液被称为细胞的体内环境或内环境。这两种体液固然有着明显的差异，各种电解质的浓度截然不同，但两者之间却维持着相应的平衡。人体内水、电解质的组成和平衡，在生理上有重要意义。值得说明的是，细胞内液占总体液的一半以上，在维持细胞生理功能上占有重要地位。但无论是细胞内液的量还是细胞内液中所含的各种物质的交换，都需要通过细胞外液才能进行。细胞外液可分为血浆和组织间液，在正常情况下，二者维持一定的动态平衡。细胞外液对于维持内环境的稳定至关重要。

1. 水的正常代谢

水是机体内含量最多的物质，人的体内 50% ~ 70% 都是水。脂肪少的人，总水量约占 70%。肥胖者中占 50% ~ 60%。各种生命现象几乎全在水中进行，包括运输、排泄、交换、调节体温等各种生化反应过程。因此，水是人体每天不可缺少的物质。水的供应一旦停止，人的生命仅能维持数天。要了解水的正常代谢，必须知道水的需要量、水在体内的分布、机体对水的调节机制。

（1）水的需要量。对水分的需要量，因不同的季节、天气、工种、劳动强度等，有很大差异。人体需要的水分绝大部分来自饮水和食物中所含的水，经胃肠道吸收进入体内，仅少量水为内生水（每天约 300mL）。水从肾脏、皮肤、呼吸道及肠道排出。正常人在无明显出汗的情况下，每日排出的水分应在 2500mL 左右，最低不会少于 1500mL。每日进入体内的水分应与排出量大致相当，以维持水的平衡。

（2）水在体内的分布。体内各组织的含水量并不相同，含水量最多的组织为脑脊液、血液，含水量最少的组织为骨骼及牙齿的釉质。一般脂肪含水量为25%～30%，而肌肉含水量为70%，因此肥胖者的含水量较体瘦者或肌肉发达者少。

（3）机体对水的调节机制。机体对水出入的调节主要是通过神经、内分泌及肾脏来进行的。当然，汗腺和呼吸也起一部分作用，但不是主要的。

2. 无机盐的正常代谢

存在于人体的各种元素，除碳、氢、氧、氮主要以有机化合物的形式出现外，其余各种元素无论其存在形式如何、含量多少，通称为无机盐。其中含量较多的钾、钠、钙、镁、硫、氯、磷七种元素，占人体成分的60%～80%。其他元素如铁、碘、锌和硒等，由于存在数量极少，有的甚至只有痕量，被称为微量元素或痕量元素。无机盐有以下6个方面的作用。

（1）构成机体组织的重要材料，如钙、镁、磷是骨骼、牙齿的重要成分。

（2）是细胞内、外液的重要成分，钠、钾、氯与蛋白质一起维持着细胞内、外液的渗透压，从而在体液潴留和转移过程中起着重要作用。

（3）酸、碱性无机离子的适当配合加上重碳酸盐和蛋白质的缓冲作用，是维持机体酸碱平衡的重要机制。

（4）在组织液中的各种无机离子，特别是保持一定比例的钾、钠、钙、镁是维持神经肌肉兴奋性、细胞膜通透性以及所有细胞正常功能的必要条件。

（5）无机元素是某些具有特殊生理功能的物质的成分，如血红蛋白和细胞色素系统中的铁、甲状腺激素中的碘和谷胱甘肽过氧化物酶中的硒。

（6）无机离子是很多酶系统的活化剂、辅因子或组织成分。

电解质是可以解离成带电荷离子的物质。大部分无机盐属于电解质。由于新陈代谢，每天都有一定数量的无机盐通过各种途径排出体外，因而有必要通过膳食补充。**无机盐在食物中分布很少，体内储存的一般都能满足机体需要。而常常较容易缺乏的无机盐，只有钙和铁。**在特殊的地域或其他特殊条件下，也有可能缺碘、缺锌或缺硒。在人体的细胞外液中阳离子以钠离子为主，阴离子以氯离子和碳酸氢根为主。在细胞内液中阳离子以钾离子为主，钠离子只有少量；阴离子以磷酸根为主。故我们了解电解质，主要以钠离子和钾离子为主。

1）钠离子的正常代谢。钠离子是细胞外液内的主要阳离子，是保持细胞外液容量、调节酸碱平衡以及维持正常渗透压的重要因素，也是维持细胞正常生理功能的重要因素。对于钠离子在体内的动态平衡从两个方面来说明。

（1）细胞内、外液的动态平衡。人体维持日常生理功能主要依赖细胞内、外液中所含的钠离子浓度。钠离子在细胞内、外液中，除所含总量不一致外，浓度也有很大差别。其细胞内、外液浓度在一定范围内波动，维持动态平衡。细胞外液中的钠离子大部分可交换。

（2）人体摄入量与排出量之间的平衡。一般代谢上所指的平衡，主要是指摄入与排出之间的平衡。人体每日摄入的钠离子主要来自饮食中的食盐，即氯化钠。摄入的氯化钠全部被胃肠道吸收。在机体钠离子含量正常的情况下，排出量应当与摄入量相等，维持平衡状态。若机体摄入钠离子不足或过多，机体能够根据摄入情况进行调节。

（3）机体对钠离子的调节。肾脏是机体保钠及排钠的主要器官。所谓调节就是指肾脏中肾小管重吸收钠离子。

2）钾离子的正常代谢。

（1）钾离子的分布。在正常情况下，约占体内总量98%的钾离子存于细胞内，这与钠离子为细胞外液中主要阳离子的情况恰好相反。由于钾离子是细胞内的主要阳离子，因而它在体内的分布与器官所含的细胞数量有直接关系。因此，体内储存于肌肉内的占70%，在皮肤或皮下组织中的占10%，其余大部分在脑髓和大型内脏中。

（2）钾离子的生理作用。①维持细胞的新陈代谢；②维持细胞内外液的渗透压和酸碱平衡；③保持神经肌肉应急性能的作用；④维持正常心肌收缩运动的协调。钾离子浓度高，心肌会舒张。钾离子浓度降低，心肌收缩。血钾过高、过低均可引起心电图的变化。超过极限的低钾、高钾，都可以致人死亡。

（3）钾离子的吸收排泄。①吸收。人体内的钾离子全从食物中获得。所有天然食物均含丰富的钾盐，一般膳食每日可供给2～4g，足够生理需要。从食物中摄入的钾盐大部分在短时间内就在肠道被吸收。②排泄。正常人于粪便中排出的量大于入量的10%，在病理情况下可增加至正常的10～20倍。排泄的途径有三，即尿、汗、粪便。

3. 人体对水与电解质的调节

人体对水与电解质的调节，基于内环境恒定的概念。即人体的细胞要进行正常的代谢，必须有一个恒定的内环境。所谓内环境，是指人体细胞浸浴和生活的环境，就是细胞外液。内环境的稳定需要三个基本条件：①保持体液的容量；②保持体液的渗透压；③保持氢离子的浓度。这三个条件实际上就是要保持身体应有的、能够满足生命活动需要的水的总量，保持电解质的正常浓度，保持酸碱平衡不被破坏。而这三者都有赖于肾脏的调节。由此可见，肾脏在维持水、电解质平衡和内环境稳定方面起着非常重要的作用。同时在下丘脑口渴中枢、抗利尿激素和醛固酮等的共同协调作用下，一起完成对人体水与电解质的调节。水、电解质的平衡是人体内环境稳定的重要保证，它的动态平衡给机体一定的调节范围。超过这个范围将影响机体的调节能力或代偿能力，就会使内环境紊乱。

对于能量代谢和水盐代谢系统而言，全身各系统、器官、组织、细胞都与之密切相关。各系统的正常运行、诸器官的功能发挥、组织细胞的新陈代谢，都有赖于代谢系统的管理及调节。代谢系统给机体创造了一个良好的生存内环境，满足了机体生命活动的各种基本条件和生理要求，并使内环境稳定，给机体保持动态平衡提供了保证，在体外环境条件发生改变时，机体也能灵活应对。实际上，水盐代谢系统既是稳定内环境的一个动态平衡系统，还是一个环境保护系统，体现了身体内环境的生态性，给人体内环境提供了一个度，一个动态平衡的度，具有一定时间和空间代偿能力的度。就像环保中大气、水源的指标一样，超标了，空气、水就被污染了。要保证水盐代谢的正常功能和它的平衡作用，就不能超过它代偿的限度。就我们日常生活而言，吃喝玩乐不能过度，平常生活中吃得不能太少，吃得太多也不好。吃得太咸、太油，不太好，吃得太淡、少油，也未见好。刺激性的东西少吃，吃多了肯定不好。能吃的就吃，不能吃的一定不吃。不能碰的坚决不碰。经常喝水是个好习惯，身体长期缺水不得了。经常喝酒不提倡。赌酒、斗酒、酗酒，肝脏有烦恼。生活中运动、娱乐不可少，过劳、过累、过嗨真不好。其实就是凡事都有个度，过度了，水盐代谢系统也受不了。水盐代谢系统失衡不环保，身体的烦恼、麻烦不会少。

第十二节　免疫系统——保卫警戒系统＋

免疫系统既是我们人体的边防军、武装警察，又是我们人体的民警、交警、刑警、特警。

什么是免疫？在我国"免疫"这一名词的含义是预防疾病。免疫学是研究免疫性及免疫反应的科学。人类在实践中早就认识到机体的免疫作用。人的免疫系统是一个由免疫器官和免疫细胞组成的、保卫警戒人体的、完整有效的系统。它同水盐代谢系统一样，在全身发挥综合作用，涉及所有的系统和组织、细胞，将分布于全身的淋巴组织和淋巴细胞全部组织起来形成保卫网络，针对性地进行保卫。既在局部发挥作用，也在全身起保护作用；既独立存在，又听从免疫系统的调配；既灵活多变，又忠于职守，保卫着机体免遭外来病原微生物的侵犯和袭扰。实际上免疫就是整个机体对异种异体和与自身不相容物质产生的种种反应。概括起来说，免疫的含义就是识别自我与非己，排斥异己。

一、免疫系统的组成

免疫器官包括骨髓、胸腺、淋巴结、扁桃体、小肠集合淋巴结、阑尾等。免疫细胞有淋巴细胞、单核巨噬细胞、中性粒细胞、嗜碱性粒细胞、嗜酸性粒细胞、肥大细胞、血小板等。免疫分子有抗体、免疫球蛋白、干扰素、白细胞介素等。免疫系统是人体抵御病原微生物侵犯的最主要保卫系统。

二、免疫系统的功能

主要有3个：防御能力、自稳机制和免疫监督。

（1）防御能力。抗外源性微生物的感染。

（2）自稳机制。清除衰老细胞，排斥移植物。

（3）免疫监督。消灭突变细胞，防止肿瘤发生。

三、机体免疫的种类

机体的免疫功能，根据其获得方式或有无特异性，可有先天性或后天性、天然性或获得性之分，或分为特异性和非特异性两大类。先天性免疫是由遗传控制的，与动物种属有关，是先天性的、非特异性的。后天性免疫是机体在生命过程中由于接触异物而产生的，是后天获得的、特异性的。

1. 非特异性免疫

是机体的一般生理防卫功能，它的作用无特异性，对所有病原微生物都有一定程度的抵抗力。在第1次接触时能起反应，再次接触同种抗原时同样地起反应，而且反应程度并不改变。因为它受遗传控制，取决于机体的遗传与生理功能，是生来就有的，故又称为先天性免疫或自然免疫。

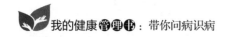

影响非特异性免疫的因素如下。

（1）种族差异。不同的动物种族之间相差极大。同一种族的个体之间也有差别。例如鼠类不宜感染白喉，而人则高度易感，诸如此类，不胜枚举。当然，易感并不意味缺少抵抗力。像狂犬病毒，不易通过健康人完整的皮肤，如果皮肤完整性被破坏，就会引起致命的感染。

（2）个体差异与年龄。新生儿容易得传染病，可能与机体的免疫功能尚不成熟有关。同时，老年人可能由于免疫功能低下易感染生病。一般来说，男性对传染病易感性较高，且症状也重。但患病毒性肝炎和百日咳时，女性的死亡率比男性高。

（3）体温。发热是感染和炎症反应的症状之一。细菌内毒素是热原。而且炎症、内出血或溶血以及肿瘤细胞或组织的崩解产物，均可引起发热。许多细菌的易感性受温度影响。如对炭疽有抵抗力的鸡，当体温降低时，对此菌易感；淋球菌在40℃可被杀灭，所以在抗生素问世之前发热疗法是治疗淋病唯一有效的办法。因此微生物直接或间接引起机体的发热反应，是机体对抗微生物感染的一种手段。

（4）机体的生理防卫功能。包括：①皮肤等机械屏障与表面分泌物；②吞噬作用与炎症反应；③一系列抗感染物质，如过氧化氢、过氧化物酶、碱性多肽、干扰素、备解素、调理素、补体等。

每当外来病原微生物入侵体内时，会受到非特异性免疫系统的抵抗和反击，从而保护机体免受侵犯。

2. 特异性免疫

又称后天获得性免疫或适应性免疫。是由于机体接触抗原、微生物感染、预防接种、同种异体之间移植等，或被动转输免疫球蛋白、致敏淋巴细胞而获得的免疫。这种免疫有严格的特异性，只针对相应的抗原有作用，而对其他抗原无作用。特异性免疫又因产生抗体和淋巴因子的不同分为体液免疫和细胞免疫。这两种反应通常同时存在，相互调节，相辅相成。

（1）体液免疫。是指机体在抗原刺激下，B淋巴细胞增生分化成浆细胞，从而产生抗体（免疫球蛋白）。这些存在于体液中的抗体能特异性地和抗原结合，使抗原更容易被吞噬、消化和溶解或使它们的毒素被中和等。

（2）细胞免疫。是指机体在初次接触抗原物质以后，T淋巴细胞受到刺激而致敏，当再次接触抗原时，就可引起细胞毒效应杀死靶细胞（如被微生物感染的细胞、肿瘤细胞或移植细胞等），同时致敏淋巴细胞释放一系列淋巴因子以动员更多的免疫细胞参与免疫反应，并且有直接的淋巴细胞毒作用，这就是细胞免疫的全过程。

四、免疫器官

免疫反应是在进化过程中逐渐发生和完善的。高等动物的免疫反应就更加完备和有效，具备完整的免疫系统，由免疫器官和免疫细胞及其效应因子组成。免疫器官可分为中枢性的免疫器官和外周淋巴组织。

中枢性的免疫器官包括骨髓、胸腺。外周淋巴组织有脾脏、淋巴结、扁桃体、阑尾等。

1. 骨髓和胸腺

骨髓是血细胞及免疫细胞的发源地，其多功能的干细胞能分化发育为红细胞、白细胞及T淋巴细胞、B淋巴细胞等。胸腺的作用是使骨髓的原始细胞发育成免疫活性细胞。胸腺的主要功能有：①胸腺皮质产生淋巴细胞；②网状上皮细胞产生体液因子，引起骨髓的原始T细胞发育成具有活性的T细胞。

2. 脾脏

是体内最大的免疫器官。在胚胎时期，脾是造血器官，可以产生各类血细胞。出生后，脾脏主要产生淋巴细胞和浆细胞。此外，脾脏具有滤过血液的作用。脾脏内的巨噬细胞能清除血液里的异物和细菌，也能吞噬衰老的红细胞、白细胞和血小板等，并将被破坏红细胞所含血红蛋白中的含铁部分暂时储存于巨噬细胞中，当需要时再释放出来，供机体再利用。成年人切除脾脏不会影响生命，但影响产生抗体的能力。

3. 淋巴结

人体有500~600个淋巴结分布于全身。它们多聚集成群，常位于凹陷隐蔽处。浅表淋巴结分布于身体浅表部位，内脏淋巴结都位于器官的附近，沿着血管排列。原来主张感染发炎就切除，现在建议能保守治疗就不要切掉，因为它们能发挥免疫作用。

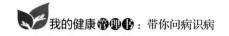

五、免疫反应的调节

关于机体免疫反应的调节和控制，除遗传因素外，抗体的反馈机制、T细胞的调节作用等，也起着极其重要的作用。

1. 反馈机制

抗原进入机体后被体内酶分解（包括吞噬细胞的内消化），同时，被产生的抗体中和封闭。这样抗原的浓度不断下降，其引起免疫应答的能力随之降低。从本质上来讲，抗体的作用就是清除外来抗原。被动输入的抗体能抑制机体对相应抗原的免疫反应。除了这种作用外，反馈机制很重要。另一个作用就是封闭抗原决定簇，进一步防止其对淋巴细胞的刺激。

2. T细胞的帮助与抑制作用

免疫球蛋白的合成障碍是由过度活化的抑制性T细胞引起的。

六、免疫耐受

免疫耐受也是一种免疫应答反应，表现为淋巴细胞对抗原的刺激无免疫应答反应。而该抗原在其他情况下能引起免疫应答反应，包括细胞免疫和体液免疫。在胎儿或初生期接触抗原后，或在成年给予大量或很小量的某种抗原后均可发生。该抗原所引起的免疫耐受，并不影响其他抗原的免疫反应，也就是说免疫耐受有严格的特异性。免疫耐受的临床意义非常大，尤其是对器官移植的患者。器官移植术后的患者若能形成免疫耐受，既可以做到长期存活，又可以减少免疫抑制剂用量，大大减少并发症及药物中毒的发生率，前景光明，但目前难以做到。

七、变态反应

抗原与抗体的相互作用产生了有利于人体的抗感染免疫，但在一定条件下又可转为对人体不利的一面即变态反应。变态反应又称过敏反应、超敏反应，是一种异常的免疫反应，出现于少数反应性特殊的人中，与人体的免疫遗传有关，能引起一系列生理功能障碍或组织损伤。（变态反应将在第二章相关章节中讨论）

免疫系统是我们人体的一个机制健全、防护全面、内外设防、有机统一的保护性系统，可以防御外来病原微生物侵犯，清除体内衰老细胞、异物等，时刻警示，及时消灭一切对机体有害的物质。人体体表有皮肤这一天然屏障，体内有由全身淋巴组织和脾脏、淋巴结等组成的保护防线。就如同皮肤是身体的边防军，分布全身的淋巴组织是各地的驻防部队。非特性免疫就是我们的民警和交警，负责日常秩序及治安。而特异性免疫就是办大案重案的刑警队重案组，特警就是消灭外来入侵者的抗体部队，维护着身体的安全。免疫系统是唯一不直接受神经系统调节、指挥的独立系统。当然，由免疫反应引起的一系列身体表现，仍需要神经系统调动其他系统来协调处理，解决善后。因为，免疫系统不光有保护身体的有利一面，它的有害一面即变态反应能使机体受损，甚至危及生命。所以，在这个时候不仅需要机体自身的代偿调整，还需要医生的支持和干预，这样才能使免疫系统正常发挥作用。

上文对人体12个系统的组成和功能做了简单介绍，给大家留下一个初步印象。对医学有所了解的朋友可能会提出疑问，按医学常规，人体应该分为9大系统，你为何将人体分为12个系统？是的，按医学常规，人体应该分为9大系统，之所以增加造血系统、感官系统和代谢系统，主要是为了使不熟悉医学的人们可以全面完整地了解人体的整体组织结构与功能，逐渐掌握与人体相关的基础知识，理解、消化与之相关的专业知识，为问病、防病打下一定的基础。增加的3个系统中，前两者在临床上归属专科，如血液科、耳鼻喉科、眼科、口腔科等。分门别类介绍，条理清晰，便于人们了解专科知识。若不在介绍中提及，大家将对人体了解欠完整、不全面。后者为人体的生态系统，也是临床各科必须掌握的、重要的基础知识，是维持人体内环境稳定的重要保证，同时它又和人们的生活息息相关，故将它们单独介绍。基于上述考虑，故擅将人体分成12个系统，敬请理解。

我们在对人体各系统的组成和功能了解后，可以看出人体是一个组织严谨、分工明确、功能精细、反应灵敏、网络密布、调配得当、精确运转、工作效率极高的、多系统的有机统一体。在神经系统的总体指挥和管理下，人体一切生命活动正常进行，始终维持着动态平衡状态。各个系统既独立发挥着自己的特色作用，同时又和其他系统保持关联和协调，相互支持，互利共享，共同维持着人体内环境的稳定。如循环系统负责全身组织所需物质的供应，但若没有造血系统提供的血细胞，物质的运输便没有载体。若没有呼吸系统提供的氧气及气体交换，生命活动就会停止，也就谈不上其他了。泌尿系统发挥了血液净化的作用，将血中代谢产物以尿的形式排出体外，同时还有促进红细胞生成和成熟的功效。消化系统提供人体每日必需的水、营养及能量，使人生机勃勃，并负责将食物残渣及废物清理干净，不影响肠道功效。呼吸系统、泌尿系统和消化系统，共同组成人体的一个综合性的排泄系统，负责人体废气、废水、废物的排出，使人体的内环境清洁。内分泌系统积极维系各系统的平衡和系统之间的平衡，及时将体内的离子浓度、激素浓度等调节到人体必需的水平。感官系统及时收集人体所需的各种信息，让人与人的交往更加顺畅方便，使大家快且好地适应不同的环境。生殖系统担负着人类种族繁衍的重任，为传宗接代尽职尽责。水盐代谢系统，就是人体的生态环境，始终给人体生命活动一个适宜的氛围和条件，保证人体内环境的稳定，不被破坏。免疫系统更是重任在肩，负责保护人体免受外来病原微生物的侵害，并时刻准备消灭各种来犯之害，使一切生命活动在有安全保障下有序进行。正是各系统的共同努力，使我们人体处于相对稳定的动态平衡之中。只要人体的状态是平衡的，身体就是健康的；稍有失衡或短时间内不能调整过来，则有可能步入亚健康；如明显失衡，人体就会生病，严重失衡则病情严重。这说明人的健康，与人体内部动态平衡关系密切。

对于 12 个系统，有 4 点需要说明：①除免疫系统和代谢系统外，其余系统都有各自的属性，主要在本系统内发挥功用，同时还有 "+" 作用，支持其他系统；②免疫系统和水盐代谢系统，为了行使保卫、稳定机体生态作用，二者都对机体全身发挥作用，而不局限于某个局部或某个系统；③神经系统虽有系统属性，但主要对全身发挥作用；④免疫系统是机体中唯一不直接受神经系统指挥和支配的系统。

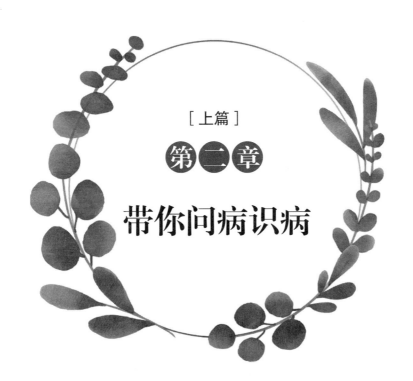

[上篇]

第二章

带你问病识病

系统、全面、初步地了解人体的组成和功能，为我们问病打下了一定的医学专业基础及相关知识基础。我们问病，不是询问疾病的治疗和药物的使用，而是问发病之前身体会出现哪些迹象；发病之初可能会有哪些征兆；如何及时地发现这些蛛丝马迹；若不能及时发现，并任其发展下去，会产生哪些不良后果；通过哪些方法和措施，在不吃药或少吃药的情况下，使身体恢复正常等。问病还可以提高人们对疾病的敏感性和警觉性，当有急症发生或出现凶险征兆时，人们可以立即就医，为挽救生命赢得时间。问病让我们对"不治已病，治未病"的思想，不再仅停留于知识的了解和思想的理解上，而是要付诸行动，体现在我们的日常生活中。在还未发生疾病前，"治未病"做好预防；或在发病早期，疾病还没有进展时，将相关的苗头倾向尽早抑制住，消灭在萌芽中，即"已病治未乱"，并努力做到"已乱治未变"，让亚健康状态不再持续，使我们的身体保持健康状态，不受疾病的困扰。问病可以成为我们关心健康、自我保健的一种主动积极的行为。为便于进行问病，按上章顺序，依次讨论。由于人类的疾病繁多，成百上千，难以一一厘清，因而仅对各系统常见的疾病，有共性、有代表性的情况，做些介绍，以为示范。问病可分为两大类，①以预防为主，可尽早自我干预，自行调理恢复；②需要尽早就医，在医生指导下祛病恢复。

第一节　神经系统疾病

由于神经系统独有的特性，因而无论是中枢神经还是外周神经，一旦出现异常，早期多与感觉或运动异常或障碍有关。发病初期多半都有感觉的异常，若出现运动的异常，提示病情已进展加重。神经组织细胞再生能力差，恢复缓慢。故因炎症或外伤受损后，神经组织细胞的修复较其他组织细胞的修复时间要长，有的甚至难以恢复。若能早期注意观察，及时发现，就能为早期治疗赢得时间，恢复快，预后良好，不留后遗症。**神经系统疾病一般很难自行调理，最好早期就医，明确诊断，在医生的指导下积极治疗、调理，恢复健康。**

一、脑神经疾病

脑神经共有 12 对，管理着相应的器官、组织，像嗅神经管嗅觉；视神经管视力；动眼神经、滑车神经及外展神经负责眼球及其周围组织的肌肉活动；三叉神经负责面神经以外的面部皮肤感觉及鼻腔、腭、牙龈等处的感觉和咀嚼肌的运动；前庭蜗神经负责听觉和平衡功能；面神经负责表情肌的运动、舌前 2/3 的味觉以及泪腺、口腔内腺体的分泌，还负责耳郭、外耳道、鼓膜等处皮肤和泪腺、口腔部分黏膜的一般感觉；舌下神经支配舌内肌、舌外肌的运动；舌咽神经支配咽部肌肉，管理腭、舌后 1/3 的味觉等；迷走神经管理腭、咽喉部肌肉运动，负责内脏感觉、内脏血管运动和腺体分泌；副神经主要负责颈部肌肉（胸锁乳突肌、斜方肌）的运动。一旦有某对脑神经发生病变，相应的器官、组织就会出现异常现象。如声音嘶哑，在控制了咽喉部炎症以后仍然嘶哑，考虑舌咽神经的问题；嗅觉不灵敏或缺失，排除了鼻炎的因素之后，多半和嗅神经有关。这些要引起我们的重视。在这里着重介绍常见的 3 对脑神经的异常变化。

1. 前庭蜗神经

当该神经受到损伤时，一般常会发生耳鸣、眩晕及听力减退，严重时可耳聋，甚至永久性失聪。

（1）耳鸣。是人们在日常生活中有时会出现的现象。耳鸣可表现为高调的蝉鸣或笛鸣、低调的机器隆隆声。引起耳鸣的原因很多，大多为内耳或传导纤维病理损伤，常见有前庭蜗神经损伤、药物中毒、各种慢性病，如中耳炎、高血压、动脉硬化、贫血，还可以见于神经症。有相当一部分人的耳鸣非病理性原因引起的。如耵聍（耳屎）太多，堵塞外耳道，不光引起耳鸣，还会引起听力减弱，只要将耵聍清除干净即可。但有些油性耵聍粘住外耳道且干燥后，难以清除。为安全起见可以请医生帮忙清除耵聍。还有一部分人的耳鸣是由于劳累没休息好，经常晚睡，或其他原因造成抵抗力下降。这一部分人只要休息好、调整好生活规律及节奏，解开心结，耳鸣一般都可消除。至于慢性耳鸣，尤其是中耳炎引起的，主要以预防为主，养成良好的护耳习惯，如游泳时，注意不要让水进入耳朵里，或进水了及时弄干。有上述提到过的其他疾病时，要注意 2 点：①积极治疗原发病；②要有预防意识。长期耳鸣影响睡眠及休息，要寻求医生帮助。

（2）眩晕。常见于梅尼埃病。人只能平躺在床上，连翻身都天旋地转，不仅眩晕还伴有耳鸣和耳聋，以及恶心、呕吐，多由病毒及其他原因引起的炎症所致，也可因长期神经衰弱、睡眠质量不高、长期休息不好而引起。治疗主要以卧床休息为主，辅以药物对症治疗，保证睡眠时间，并提高睡眠质量，一般数日内都能逐渐好转恢复。

（3）耳聋。前庭蜗神经的蜗神经有损害时，常见听力减退、耳鸣、耳聋。

耳聋有传导性耳聋与神经性耳聋之分。前者可由耵聍堵塞、慢性中耳炎致骨膜和听骨病变导致。后者系蜗神经、内耳螺旋器损害所致，多见于外伤、噪音损伤和药物中毒。20世纪60年代初，广泛使用氨基糖苷类抗生素（如链霉素等）致药物性耳聋较多，现在已少有。一定要注意此类抗生素的用量。另外，像歌厅、工厂等处的噪音，对人尤其是老人、孩子的听力有较大损害，应尽量避免。

2. 面神经

在日常生活中，不明原因出现的表情肌瘫痪，俗称面瘫，表现为面部一侧不能皱额、皱眉、露齿、闭嘴不全、不能吹口哨、口角下垂并向健侧偏斜、不能闭眼等，说明面神经有损害。原因可以是大脑的病变，也可能是多种因素引起的面神经损伤，也可因受凉或寒风吹拂引起，尤其在冬季天气骤变时，面瘫患者增多。一旦出现上述情况应立即就医，早点诊断治疗。面神经受损引起的面瘫及各种情况很常见，需引起重视。除了上述情况外，面神经受损还可引起味觉缺失。我同学的妻子在50岁左右时，突然感觉自己吃什么都一个味儿，分不出甜、咸及各种味道，其他无异常。就医后才知道是营养面神经的一个静脉血管堵住了，并不是什么严重情况。经过十几天的输液用药，味觉逐步恢复并痊愈。此事就说明，神经方面的疾病一定要及时就医。

3. 三叉神经

三叉神经受损引起的疼痛，常反复发作，且剧痛难忍，转为慢性将十分难治。三叉神经痛常突然发作，表现为一侧面部剧痛，一般无其他症状。有感觉障碍时，说明有器质性病变。多半是三叉神经分布区的某些病变所致。最常见的是牙齿的病变引起的三叉神经痛，有时表现为牙痛，有时表现为牙痛和三叉神经痛，有时是三叉神经痛，及时治疗，不要拖成慢性的。

二、感觉功能障碍

1）当神经系统有病变时，最先出现的症状和体征就是感觉障碍，可分为以下3类。

（1）浅感觉障碍：皮肤、黏膜的痛觉、触觉与温度觉的减退、消失、过敏等。

（2）深感觉障碍：肌腱与关节的位置觉和平衡觉、振动觉出现异常。

（3）大脑皮层感觉障碍：如实体觉、两点辨别觉异常等。

2）一旦这些感觉发生异常或缺失，说明相应的神经系统部分发生问题。感觉障碍的性质、程度及范围较为恒定，可表现为疼痛感觉减退或消失、感觉过敏、感觉分离。感觉分离是指痛觉、温度觉缺失而触觉尚在。常见的感觉障碍可分为如下 5 种类型。

（1）末梢型。特点为感觉障碍，主要在四肢的远端，呈对称性，常伴有肌肉压痛。这是脊神经的最远端末梢部分（离细胞体最远处）病变所致，损害呈多发性、对称性，见于多发性神经炎。

（2）神经根型。神经根在皮肤上分布为阶段型，在躯干呈横轴走向，在四肢呈纵轴走向。该型特点是在相应的皮肤分布区出现放射痛、麻木感和感觉缺失。

（3）脊髓横贯型。损害累及脊髓两侧各神经束，无选择性，导致该节段下皮肤的各种感觉消失，感觉正常区与消失区之间界线很分明，常与截瘫并存，多见于急性脊髓炎或脊椎骨折。

（4）内囊型。内囊的后肢是感觉纤维的集中通过区，神经纤维多来自对侧头、面、躯干和肢体。该处损伤时，有对侧半身感觉障碍。常见于脑血管病变。

（5）脑干型。延脑与脑桥下部的一侧病变，可导致同侧的面部感觉消失，对侧的躯干及肢体感觉消失，称交叉性偏身感觉障碍，可见于炎症、肿瘤及血管病变。

三、运动功能障碍

人的运动功能分为随意运动和不随意运动，运动功能障碍的表现各有不同。

1. 随意运动功能丧失

又叫瘫痪，有中枢性和周围性两种。①中枢性：特点为肌张力增强，腱反射增强或亢进，病理反射出现。瘫痪肢体的肌肉仅有失用性萎缩，而无肌肉萎缩。②周围性：肌张力降低，腱反射减弱或消失，无病理性反射，肌肉萎缩。

2. 不随意运动功能丧失

表现为痉挛或抽搐、震颤舞蹈症、肌纤维震颤、共济失调等。

神经系统疾病的病因主要分四大类，①血管性；②神经性；③炎症；④肿瘤。血管的因素是最常见的，中老年患者居多，治疗后的效果比较好。

四、神经系统疾病的预防

日常预防神经系统疾病应注意以下事宜。

（1）保证心血管系统的健康，就是保证神经系统的供血和营养，尤其是椎

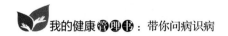

动脉等血管对脑供血极其重要。对颈椎骨质增生造成椎管狭窄的情况，不能掉以轻心。颈椎病造成的头晕、头昏，多是供血不足造成的。

（2）控制好血压。血压维持正常，可以保证组织器官供血正常。血压是监测血管变化的一项指标。

（3）稳定身体基础性情况，使其没有太大波动。

（4）积极治疗原有的慢性疾病。如心、肺等脏器的慢性疾病，颈肩腰等处关节的慢性疾病。

（5）注意天气、气候的变化，及时采取保护措施。这样可使神经系统的疾病发病率大为减少。

重要的是，一旦发现异常表现，应积极寻求医生的帮助，切勿拖延，耽误病情。神经系统的疾病靠自身调理是没效果的。而且神经纤维组织在人体各组织细胞中再生能力是最差的，修复慢而且时间长。故神经系统的疾病需要早发现，早诊断，早治疗，早恢复。

第二节　心血管系统疾病

心血管疾病是大众比较熟悉的疾病。由于大家深知心脏及血管的重要性，因而人们对心血管疾病，尤其是心脏病比较重视。特别是像心血管意外、心脏猝死，在一些名人身上发生后，引起人们的格外重视。其实，平素身体健康，无心血管疾病及发病前兆而发生心脏猝死的这种情况，在人群中是极少见的，主要见于有先天性心血管畸形等异常情况，且生前没被发现的。实际上心血管疾病的后果虽然严重，但是同其他系统疾病一样都有着发生发展的过程，一旦对它们有所了解，认真对待，也就没有那么可怕了，可也不能掉以轻心。

一、心脏功能的基础表现

心脏在人体器官中非常重要。心脏的功能状况直接影响机体的健康状况。心脏的代偿能力是比较强的，在发病初期或代偿期会有一些体征信息显现，我们不要忽略这些信息的提示。

1. 心率

正常人的心率在安静状态下为60～100次/min；活动及运动时大于100次/min

不算异常；在静息状态时，50 ~ 60 次 /min 也没问题。当人的心率小于 50 次 /min，或非运动时大于 100 次 /min 时，需要重点关注。

2. 心律失常

心脏自律性或激动传导障碍引起的心动过速、心动过缓或心律不齐，统称为心律失常。

1）心动过速。成人窦性心律的频率超过 100 次 /min 称为窦性心动过速。一过性窦性心动过速可见于正常人体力活动、情绪激动、抽烟、饮酒、喝浓茶、喝咖啡或使用某些药物，如麻黄素、阿托品。持续性心动过速则常见于发热、感染、血容量不足、休克、缺氧、甲亢、心肌炎及心脏神经症等。窦性心动过速的特点是：①开始与终止呈逐渐变化；②频率受自主神经活动的影响，如运动、激动、进食可使频率增快而平卧休息后可减慢；③心率一般不超过 150 次 /min，若心率持续超过 120 ~ 130 次 /min，提示病情严重。

2）心动过缓。心率小于 60 次 /min 且呈窦性，称为窦性心动过缓。见于年轻运动员的多为生理性，当其体力活动增强时，可随机体需要相应增快。使用某些药物，如普萘洛尔、吗啡等后，心率减慢。心动过缓的致病因素有 2 类：①心外原因。如颅内压增高、阻塞性黄疸、甲减、体温过低、营养不良、尿毒症、伤寒、发热疾病的恢复期、呕吐频繁等等。这些情况通过神经体液机制，刺激迷走神经或直接作用于窦房结，引起窦性的心动过缓。②心脏自身原因。冠状动脉供血不足、心肌梗死、心肌炎或心肌病等造成窦房结损害，使其自身的节律性降低。窦性心动过缓时，如心室率不甚慢，多无自觉症状；如心室率明显缓慢，由于心排血量减少，可有心悸、胸闷、乏力，甚至发生晕厥。可见这些情况的出现多提示心脏有病，需要救治。

3）期前收缩。是心律失常中最常见的一种，是窦房结以外的异位起搏点提前发出激动所致。期前收缩根据异位激动起源，分为房性、室性和结性三类。其中以室性最为常见，房性次之，结性最少见。有期前收缩的人感到自己的心跳不规则或心悸，有时伴有梗死感，或有时自觉心跳突然停顿了一下。这种感觉让人情绪紧张，担心心脏会突然停止跳动。室性期前收缩的人易有心前区不适感。通常功能性期前收缩常伴有较多的症状，而器质性者反倒不常为人所察觉。期前收缩是否引起注意取决于出现的频率、患者的敏感性等，一般不与期前收缩数目完全成比例。心律失常还包括房颤、室颤，这两者情况较重，需要住院治疗。

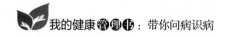
二、血压

正常成年人的收缩压为 90 ~ 120mmHg，舒张压 60 ~ 80mmHg。收缩压 ≥ 140mmHg 和（或）舒张压 ≥ 90mmHg，就是高血压。高血压分为原发性和继发性两种。原发性高血压，一般称为高血压病，多数和遗传家族史有关，是病因尚未十分明确、以血压升高为主要表现的一种独立的疾病。继发性高血压，又称为症状性高血压，其血压升高是某些疾病的一种表现，约占高血压的 10%。血压主要反映了机体的血管状况，收缩压的高低提示体内血管容量多少的变化，尤其是水钠潴留的情况；舒张压反映的是全身动脉血管舒缩能力的情况。另外，随着年龄的增大，血管的弹性减弱，有不同程度的硬化，这可以在血压上反映出来。老年人收缩压在一定范围内增高是正常现象。继发性高血压虽然是原发病所致的，但高血压的结果同原发性高血压是一样的，对动脉血管造成的伤害也是一样的。高血压分期的主要标准之一就是眼底小动脉的硬化程度。就血压增高而言，舒张压增高的意义较收缩压增高的意义大，因为舒张压反映了动脉壁的弹性。引起血压增高的疾病，常有肾性疾病、嗜铬细胞瘤、妊娠高血压等等。高血压病若没能得到很好的控制，可发展成高血压心脏病、高血压肾病、高血压脑病、高血压眼病等。最危险的是高血压危象，是全身细小动脉短期剧烈痉挛导致的血压急剧升高。高血压患者于发病早期多有头痛、头晕，进而还有头胀、耳鸣、眼花、健忘等症状。尤其是头痛，不明原因，时有发生，可视为高血压早期发生的迹象。高血压是一种慢性病，在发展过程中还会出现累及相关脏器的症状，特别是在发生危象时有剧烈头痛、口干、多汗、头昏、气促、心动过速等症状，甚至出现心绞痛、肺水肿及脑病等的症状，对病情危重。高血压应早期测控，明确诊断，适时防治。

三、冠心病

心脏病是循环系统最常见的疾病。冠心病又是心脏病中对人的生命威胁最大的疾病。

冠状动脉粥样硬化性心脏病，是冠状动脉发生动脉粥样硬化性病变而引起血管腔狭窄或阻塞，造成心肌缺血、缺氧或坏死而导致的心脏病，常常简称为"冠心病"。世界卫生组织将冠心病分为 5 大类：①隐匿型冠心病；②心绞痛；③心肌梗死；④缺血性心力衰竭；⑤猝死。

冠心病的病因就是动脉粥样硬化，产生动脉粥样硬化的原因是多方面的，其中脂类代谢失常、血流动力学的改变和动脉壁本身的变化是主要的因素。本病多见于中老年人，年龄都在 40 岁以上，女性则多在绝经期以后发生。但冠心病并非老年人必患的疾病，青壮年也可患病，性别上男性较女性多且病情较重。近 10 年来，冠心病的发病呈现年轻化的趋势，既应引起相关部门的重视，也应使中青年人意识到该病对他们的潜在危害。饮食中动物性脂肪与胆固醇含量高，且不经常进行活动锻炼者、肥胖、嗜烟、从事紧张的脑力劳动者，以及有高血压病、糖尿病及脂质代谢失常者较多患本病。这些与本病相关的因素常被称为冠心病的易患因素。若没有先天性心脏病的因素，则冠心病发作绝非一日之寒。冠心病由于病因特点，发生相对隐匿，病情发生发展时日较长，早期症状也不甚明显。但有以下 5 种表现时人们必须注意：①经常或长期胸闷。②无其他原因可解释的胸痛，尤其是心前区疼痛。③胸部的放射痛，往往放射至左肩、左上肢前内侧，可达无名指与小指。疼痛时间多 1~5 分钟。④心电图检查有心肌缺血或心律失常的表现。这也往往是早期能够发现冠心病的有效方法。⑤胸痛常在劳累、情绪激动如发怒、焦虑、过度兴奋，以及受寒、饱食、吸烟后发生。一旦出现上述表现，应高度重视，尽早就医，明确诊断，及时治疗。冠心病的患者可出现心绞痛、心肌梗死、猝死等表现，如不及时治疗，发病起来凶险危急，后果严重。

四、心脏神经症

这是一种由高级神经功能失调引起的，以心脏血管临床表现为主的功能性疾病。从病理解剖上来看此病患者的心脏血管大多无器质性改变，也有少数患者在患器质性心脏病时伴有心脏神经症，大约占 10%。冠心病早期，易伴发本病。本病可发生于任何年龄，大多数见于青壮年，男女均可患病，女性患者以 35 岁以下及更年期多见。

心脏神经症是神经症的一种类型，以循环系统的临床表现为主。心血管系统的活动受神经内分泌系统的调节，其中神经系统的调节起主导作用。中枢神经通过交感神经和副交感神经组成的自主神经系统调节心血管系统的正常活动。各种因素如情绪激动（忧虑、持续兴奋等），使中枢神经的正常活动失调，受自主神经调节的心血管系统的功能也发生紊乱而引起本病。

心脏神经症既有神经症共有的症状，又有以循环系统特别是心脏病为主的症状。有易激动、忧虑、多汗、头晕、失眠、多梦等症状，又有心悸、心律失常、心前区疼痛、胸闷等症状。病情时好时坏，变化较多，常与睡眠是否充足有关，

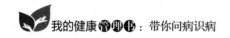

同时与患者的性格特质、心理状态、思想上是否受过刺激或打击有关。

五、周围血管疾病

周围血管疾病的范围比较广泛，这里主要介绍动脉阻塞性疾病、静脉阻塞性疾病及雷诺病。

1. 动脉阻塞性疾病

主要包括血栓闭塞性脉管炎、闭塞性动脉硬化症和动脉栓塞。它们常见的临床表现如下。

（1）冷感。肢端畏寒和发凉是此类疾病的突出症状，早期即出现。尤其是在气温低的环境中，对寒冷更为敏感，严重时可伴有局部疼痛和麻木。

（2）间歇性跛行。当患者步行一定距离后，患足或小腿就有疲劳、沉重、酸胀、疼痛的感觉，休息后症状消失，再走一定距离时又出现，称为间歇性跛行。

（3）营养障碍。局部皮肤变薄、皮下组织萎缩、皮肤弹性减低，甚至干裂和出现出血性溃疡。肌肉由于缺血而废用，可有不同程度的萎缩。

（4）剧烈疼痛，是局部组织严重缺血所引起的。轻者仅在气温低时或步行后发生剧烈疼痛。剧烈疼痛常是组织坏疽的前兆，常伴有灶状坏死、皮肤溃疡或甲周感染。一旦出现上述改变，疼痛犹如针刺火烧，难以忍受，迫使患者抱足而坐，痛苦异常，称静止性疼痛。

2. 静脉阻塞性疾病

凡能引起静脉损伤、血流缓慢和血液黏滞性增高的因素都可诱发此类疾病。常见的静脉阻塞性疾病如下。

（1）血栓性浅静脉炎。很多原因都可引起，如接触某些致敏性物、静脉插管或输入高渗性、化学刺激性强的、高浓度的血管收缩药均可引起静脉炎、静脉曲张，还可引起瘀滞性静脉炎等。

（2）静脉血栓形成。髂骨静脉血栓最常见，多与盆腔充血、炎症和手术后长期卧床有关。胸腹腔内压增大和心力衰竭也可导致此病。小腿深静脉炎比较常见，多与感染、损伤有关，有一些深静脉炎是浅静脉炎向上发展的结果。

静脉阻塞性疾病，发病较慢，发生静脉炎时，沿静脉有炎症反应，表现为红肿痛，且压痛明显，可触及条索样静脉，一般全身反应较少。炎症消退后，静脉不再充盈，静脉走行处皮肤可有色素沉着。静脉血栓形成，常急性发病。如髂静脉血栓形成时局部有压痛和疼痛，整个下肢呈弥漫性、凹陷性水肿，有明显胀感，运动失灵。2~3周后，侧支循环逐渐形成，肿胀有减轻趋势。下腔静脉阻塞时双下肢先高度水肿，常有腹痛，后期水肿较轻，腹壁有许多侧支循环形成，血液流动方向朝上。

（3）下肢静脉曲张。是一种常见病，在长时间负重或站立工作者中较多见。主要表现为下肢表浅静脉扩张、伸长、迂曲，晚期可并发慢性溃疡，严重影响健康。下肢静脉曲张发生的主要原因是静脉壁软弱和静脉压增高。若患者有家族史，要仔细检查有无疝、痔和扁平足的存在，这类情况应视为患者全身结缔组织软弱的表现。静脉壁的软弱，加上浅静脉在皮下缺乏有力支持，在静脉压持久作用下，管腔逐渐扩大以及静脉瓣膜关闭不全，血液倒流，使静脉压更加增高，于是静脉管腔开始扩张，继而管壁伸长、迂曲。此外，长时间站立的体位是一个重要的发病因素。静脉曲张在下肢尤其在小腿常见。静脉曲张患者常有酸胀乏力之感，久站后出现足部水肿等症状，晚期轻微损伤可致经久不愈的慢性溃疡，患肢水肿更为突出。

3. 雷诺病

雷诺病是一种末梢血管痉挛性疾病。它的特点是，当患者受到寒冷刺激、情绪激动或精神紧张时，指（趾）皮肤发生苍白—发绀—潮红这种顺序性的改变。这个现象是一个叫雷诺的外国人发现的，故叫雷诺征。如果不是继发于其他疾病而出现时，就称为雷诺病或末梢动脉性痉挛。该病目前病因尚未明确。它是以小动脉痉挛为主的功能性疾病。在发病初期动脉没有器质性的改变。晚期由于血管频繁和长期的痉挛，因而动脉内膜增长，管腔狭窄，最后导致血栓形成、闭塞管腔，可使手指末端发生营养障碍，严重时可发生皮肤浅表性溃疡或坏死。本病起病缓慢，受冷或情绪波动时，尤其是受寒或与冷水接触后，立即发作，故冬季多发。受累手指常为两小指与无名指，拇指多不受累，下肢受累者少见。不发作时除手足有寒冷感外，无其他症状。雷诺病，于年轻女性中多见。

尽管心血管系统疾病的种类不少，复杂多变，若不及时治疗后果很严重，但是，目前现代医学对绝大多数的心血管系统疾病，都是能治疗和治愈的。其中相当一部分疾病是功能性的，如一些心律失常、心脏神经症等，通过休息消除紧张因素，正确处理好工作、学习和生活的关系，找出引起这些功能性疾病的因素，正确处理身体和疾病的关系，采取因人而异、因时而异的方法，比如心理咨询，完全可以不用药物治疗，自行逐步恢复正常。而对因其他疾病引起的，应及早就医，针对原发疾病进行治疗，治愈后这些症状就消失了。心脏疾病的预防在于平时要对心率、血压经常进行自查，如果正常，心脏定是健康的；如果异常，我们要注意防范，采取对策。胸痛，尤其是心前区疼痛，往往是心脏病前兆或正在发病。疼痛的性质、部位、持续的时间都是很重要的判定证据。要同腰痛、胃痛、胆囊痛等胸腹疼痛一一区分。一旦出现房颤、室颤及心前区剧烈疼痛等时，立即拨打 120 电话，要使患者平卧，旁人不要随意搬动。如果不能上床可在地下平卧，等待急救医生的到来。若已丧失意识、昏迷或呼吸心跳停止，必须立即进行人工心肺复苏，争分夺秒，为抢救生命赢得时间。而周围血管性疾病多为慢性病，且中老年人居多，因此，预防为主应该成为人们的共识。慢性动脉阻塞性疾病中男性占大多数。闭塞性动脉硬化，本身就是动脉退行性病变，大多在 45 岁以上发病。这些患者，首先应绝对禁烟，防寒保暖，避免局部外伤和感染，适度锻炼，治疗并发症，降血压、降血脂等。静脉阻塞性疾病的患者也多为中老年人，特别是长期从事站立工作的人，且以下肢患病较多。这类患者要休息运动相结合，多做下蹲、站起的动作，长期坚持做，10 ~ 20 个为一组，一次做 2 ~ 3 组，早晚各一次，对防治下肢静脉曲张有效。对这类疾病采取的防治措施就是加速静脉回流，降低血液黏滞度，防止血栓形成及静脉炎发生。如果能做到上述几点，静脉阻塞性疾病是完全可以预防的。

加强心血管疾病的预防，在于了解相关疾病的基本知识，熟悉疾病起病、发病时的征兆，以便采取相应措施。在没有生病前，尤其是中老年人群，注意饮食结构，避免高脂、高蛋白饮食；积极参加户外活动、体育锻炼，如游泳、跑步、走路等适合大多数人的运动，但不要过度，避免因疲劳而诱发疾病；还要保持心情愉快，情绪稳定，防止大喜过忧，有助于有效预防心血管疾病，有利于病后身体恢复。上述建议每个人都是可以做到的。

第三节　呼吸系统疾病

呼吸系统疾病是人体最常见的疾病。一生中没有得过呼吸系统疾病的人，几乎没有。如感冒、咳嗽，应该人人都患过。呼吸系统疾病常见的症状有鼻塞、流涕、打喷嚏、咽痒、咽痛、干咳、咳嗽、咳痰。这些症状可以单独或部分出现，也可以全部出现；可以仅有局部的症状，也可以有发热、全身不适等全身症状。症状可能见于初始阶段，也可能伴随整个病程。在不同的阶段，只是症状的轻重程度不同而已。直至病愈，症状才会消失。这是呼吸系统疾病的症状特点。我们就从上呼吸道感染谈起吧。

一、急性上呼吸道感染

急性上呼吸道感染是鼻、鼻咽和咽喉部急性炎症的总称，大多数为病毒感染，少数为细菌感染所致。全年皆可发病，以冬春季为多，成人及儿童皆可患病，但以儿童多见。病毒引起的上呼吸道感染传染性强，可通过含有病毒的飞沫和被污染过的用具传播。上呼吸道感染多为散发性，但可在气候突变时流行。由于引起本病的病毒较多，得病后产生的免疫力较弱且较短暂，机体对各种病毒之间又缺乏交叉免疫，故一个人一年内可多次感染。上呼吸道感染的诱发因素常见，如受凉淋雨、过度疲劳。若老幼体弱或有呼吸道慢性炎症，像鼻窦炎、扁桃体炎等，则呼吸道及全身防御功能低下。原已存在于上呼吸道的或从外侵入的病毒和细菌就可迅速繁殖，引起本病。

1. 急性上呼吸道感染的不同类型

（1）普通感冒。以鼻咽部炎症为主要表现，常见于秋、冬、春季。在成人，大多数为鼻病毒引起，起病较急。早期症状有咽部干痒或灼热感、鼻塞、流涕、打喷嚏。开始为流清水样鼻涕，两三天变稠。一般无发热等全身症状，7天左右痊愈。

（2）急性咽喉气管炎。在成人也称为急性呼吸道疾病，常发生在冬、春季，主要症状有咽痛、声嘶、轻度干咳并有发热，可高达39℃，全身酸痛不适，病程7天左右。

（3）疱疹性咽峡炎。常由柯萨奇病毒引起，多发于夏季，表现为明显咽痛、发热，病程约7天，可见咽充血并于软腭、悬雍垂、咽部及扁桃体表面有白色疱疹，多见于儿童，偶见于成人。

（4）咽结膜热。由流感病毒等病毒引起，发热性咽炎伴急性滤泡性结膜炎，常发生于夏季，多见于儿童，病程7天左右。

（5）细菌性咽扁桃体炎。主要由溶血性链球菌、肺炎双球菌、葡萄球菌等细菌引起，起病急，咽痛明显，有呕吐、腹痛、头痛、畏寒、发热，可达39℃以上，

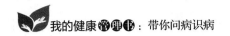

还有全身不适，病程 5~7 天。见扁桃体肿大、充血，表面有黄白色点状渗出物。颌下淋巴结肿大有压痛。

上述 5 种类型的上呼吸道感染，有着共性和各自的一些特性。①病因。除了（5）外均由病毒引起。②症状上，除（1）外有上呼吸道感染的症状和发热，咽部体征明显。③除了（2）（5），其余类型均无全身症状反应。④病程。大都在 7 天左右自愈。

也就是说，上呼吸道感染的症状主要以上呼吸道局部症状加发热为主，这是本病的主要特点。

2. 急性上呼吸道感染的并发症

（1）炎症可自鼻咽部蔓延，引起眼结膜炎、鼻窦炎、喉炎、中耳炎、支气管炎、肺炎等。

（2）还能引起咽喉脓肿、扁桃体周围脓肿等。

（3）部分患者可发生风湿病、肾炎、心肌炎、肝炎、结缔组织病等。

3. 普通感冒的防治要点

（1）人们对待普通感冒的态度往往不同。有人的想法是有病就治；也有人认为感冒是小病，扛一下，过几天就好了，既不休息也不吃药。虽然后来是好了，可病程超过一周甚至十天半个月。虽然感冒是一个小病，一般都是病毒感染引起的，有自愈性，但它引起的并发症真不可小觑。特别是小儿感冒很容易引发病毒性心肌炎，患儿长大后也一直受到困扰，难以治愈。因此，得了感冒还是要治疗，防止继发性细菌感染加重症状，虽不能马上治愈，至少能控制、减轻症状，让人感觉舒服一些。

（2）要不要吃药？什么时候吃药？吃什么药？对于缓解病情、减轻症状，吃药是有效、有益的。至于何时吃，原则上出现鼻塞、流涕等症状就可以吃。例如一个人因受凉而感冒，在他及时采取保暖措施、添加衣物后，也未服药，症状好转。若他在早期没有采取保暖措施，而是在两三天后才加衣、服药，症状虽较前明显，但也很快得到控制。如果在感冒的一周内，既不采取保暖措施又不服药，后虽采取保暖措施，但症状没有得到控制，即使后来服了药，感冒症状也难以一下得到控制，症状只能逐步减轻，直到十天半个月，才将感冒治愈。想来大多数人是有这个经历和体会的。关于吃什么药，根据笔者几十年的临床经验和生活阅历，建议普通感冒早期服用中药、中成药如板蓝根等，比较安全有效，早服用症状基本都能控制住。用中药、中成药需要注意的是，分清风热感冒和风寒感冒。确诊有细菌感染之前一定不要吃抗生素。有些人认为感冒了就要抗感染，抗感染就要吃抗生素，因而治疗感冒就要吃抗生素，这是存在误区的。一般只要出现感冒的症状，如鼻塞、流涕、咽痒、咽痛或全身酸痛等，马上吃中药、中成药，效果好，都能在常规时间内治愈。

（3）综合治疗。普通感冒后，光靠吃药是不够的，注意多喝白开水，好好休息，保证睡眠，多吃蔬菜水果，防止受凉，身体保暖。感冒后要少活动，更不要做剧烈运动，以免抵抗力下降加重感冒，引起继发感染和并发症。

二、急性气管支气管炎

急性气管支气管炎是一种常见的呼吸系统疾病，多由感染、物理或化学因素、过敏因素引起，是气管、支气管黏膜的急性炎症，常见于气候突变之时，或由某些传染病，像麻疹、百日咳、白喉、伤寒等早期引起。临床主要表现为咳嗽、咳痰，可发展为细支气管炎、支气管肺炎或加重原有的呼吸系统疾病。

1. 病因

感染是常见因素，可由病毒或细菌引起。物理、化学因素，如过冷空气、粉尘、刺激性气体或烟雾（如硫酸、二氧化硫、二氧化氮、氨气、氯气）等的吸入，急性刺激气管、支气管，也可引起。常见过敏原如花粉、有机粉尘、霉菌孢子等的吸入或对细菌、蛋白质过敏，引起气管、支气管过敏性炎症反应，导致本病。

2. 常见症状

起病急，一般先有上呼吸道感染的症状。当炎症累及气管后，便会出现咳嗽、咳痰，常为刺激性干咳，咳少量黏液性痰。由于持续咳嗽，可伴有胸骨后不适或疼痛。若不能及时控制，可有全身症状发生，发热38℃左右。从发病到症状消失，一般2～3周时间。

3. 治疗重点

治疗重点在于止咳祛痰。咳嗽不止，痰咳不出，会影响日常生活，甚至睡眠，长此以往患者的身体和生活受到很大的困扰。急性气管支气管炎往往因感冒引起或继发于感冒。治疗时，一方面对症治疗咳嗽、咳痰，同时还要多喝水，水分不足，痰更黏稠，难以咳出。另一方面要针对原发病及炎症进行治疗。另外，要注意休息，保证充足的休息时间。急性气管支气管炎越早治疗，效果越好。预防的关键在于经常锻炼身体，增强体质，改善劳动卫生条件，防止空气污染，积极防治上呼吸道感染，注意季节气候变化，避免接触引起发作的因素，如粉尘、过敏原等。

三、支气管哮喘

支气管哮喘是一种变态反应性疾病，因气管及支气管对各种刺激物的易感性增高，从而在接触刺激物后，支气管平滑肌痉挛，黏膜肿胀，分泌增加，导致支气管管腔狭窄而发病，是一种常见病、多发病。据相关部门数据统计，目前世界上支气管哮喘的患者约有3亿人，国内约有3000万人。此病可发生于任何年龄段，以少年、青年多见，半数以上于12岁以下发病，男性患者多于女性，约（2~3）:1；成人男女发病率大致相等。约1/5的患者有本病的家族史。支气管哮喘发作有明显的季节性，春秋两季发病率较高。尽管支气管哮喘的病因及发病原理目前尚未完全明了，但对它是与体液性免疫有关的变态反应性疾病，人们已达成共识。其发病因素是多方面的，过敏原是主要诱因。

支气管哮喘分为3种类型，除了过敏性支气管哮喘外，还有感染性支气管哮喘和两者兼而有之的混合性支气管哮喘。过敏性者可有明显的过敏原接触史，或发作与季节有关。发病前有咽痒、眼痒、打喷嚏、流涕等过敏表现。发作时出现胸部紧迫感，呼吸困难以呼气时为主，伴有哮鸣音。严重时出现发绀等缺氧表现，患者被迫采取坐位，两手前撑，两肩耸起，额部冒汗，表情痛苦。感染性者多先患有上呼吸道感染、气管炎、支气管炎，咳嗽、咳痰持续加重，不见好转，逐渐出现哮喘。而混合性者是由于过敏性哮喘长期反复发作致呼吸道受损，抵抗力下降，从而在合并呼吸道感染后发作。哮喘发作严重且持续24小时以上，称"哮喘持续状态"，是一种很严重的情况。

对于支气管哮喘，寻找过敏原、减少发作次数，以及发作时迅速有效地缓解病情，使患者尽快恢复如常，是需要重视并做到的关键几点。合理治疗，坚持缓解期处理，可减轻发作，甚至治愈。半数左右的哮喘儿童到成年期可完全缓解。

四、肺炎

主要指的是肺实质的炎症。肺炎的治疗与病因密切相关。肺炎的病因众多，绝大多数为微生物感染，包括病毒、细菌、支原体、立克次体、真菌等感染。物理或化学因素、过敏反应等也可引起肺部的炎症反应。肺炎的发病往往急骤，超过半数的病例早期都有先兆，类似上呼吸道感染的早期症状。当然，也可发生在健康的青壮年，他们一般中无上呼吸道感染，但有受寒、淋雨史。肺炎患者的全身症状明显，如寒战、高热、胸痛、咳铁锈色痰，几乎涵盖了呼吸系统所有的症状。如果治疗不当致病情延误，还可以发生呼吸衰竭。总之，后果是严重的，早期及时治疗，十天半个月可治愈，愈后需休养一段时间方可完全康复。肺炎虽不可怕，但要重视，关键在于预防。

五、肺结核

肺结核是由结核杆菌引起的一种肺部的传染性疾病，在中华人民共和国成立前是一种非常难治的病，患病率和死亡率极高。中华人民共和国成立后国家下大力气防治结核病，广泛建立相关组织，常规接种卡介苗，实行中西医结合，开展普查普治，使结核病的患病率和死亡率显著下降，几乎绝迹。近年来由于各种原因时有散发，按国家规定肺结核是免费治疗的。尽管结核杆菌始终存在，但改善生活质量，加强预防意识，是完全可以预防结核病的。

六、呼吸系统疾病的预防

呼吸系统要进行气体交换，自然要吸入新鲜空气。空间比较封闭、环境比较污浊的场所易引发呼吸系统疾病，特别是在传染病好发季节，应尽量少到或不到此类场所。如果是职业所需，应做好防尘、防污染的保护措施，如戴口罩、面具等，特别是在突发火灾或烟雾弥漫的场所，需做好自我防护，迅速逃离现场。

（1）每天应到户外呼吸新鲜空气，室内应经常打开窗户，保持通风透气。保证工作及生活环境的干净卫生，养成良好的卫生习惯。尤其是在呼吸道疾病的流行期间，避免接触、使用他人用过的物品，特别是患者用过的物品，佩戴口罩，防止传染。注意保暖，尤其是在冬季，避免受寒受凉。

（2）过敏体质的人应尽早查清过敏原，避免与过敏原接触，防止过敏性哮喘等急症的发生，常备解痉等防过敏药物。

（3）患急性上呼吸道感染后，争取一次性治愈，避免反复发作导致慢性病，留下难治病根。

（4）呼吸道急症如误吸、呼吸道阻塞、过敏、麻醉意外等，需急救解除。呼吸衰竭多发生于原发病加重或者终末期。绝大多数的呼吸系统疾病都是可以预防和治愈的。

（5）游泳是对肺部最有益的运动。增加肺活量可加大体内气体交换的面积

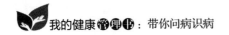

及容积，利于身体健康。

纵观呼吸系统的疾病，若上呼吸道感染和气管支气管炎没有及时治疗，拖延治疗，在急性期没有彻底治愈，将转为慢性呼吸道疾病，如肺炎或其他呼吸系统疾病，甚至并发其他系统的疾病。由此说明，上呼吸道感染和气管支气管炎虽然看起来是一个常见小病，却不能不重视，更不能因为上呼吸道感染等疾病是病毒性的且有自愈性，而忽视对它们的预防和治疗。这些小病是呼吸系统的基础性疾病，人人都会得，想必大家也都得过。只要大家充分认识这些基础性疾病的性质和重要性，做好预防工作，就可以少得甚至不得，也可少患呼吸系统的其他疾病。呼吸系统疾病中除了过敏性疾病和肿瘤难以预防和治疗外，绝大多数的疾病都是可以预防的，当然也是可治愈的。还有一些职业病，如尘肺、硅肺等因工作环境、空气条件较差而引起，通过改善工作条件，加强防护措施，以及国家职业病防治的一系列保证，这些疾病也会逐步得到控制。呼吸系统疾病的预防重点在于改善和保证工作、生活等场所的空气洁净新鲜；在冬春流感的好发季节，做好个人防护，避免接触不良有害的物理或化学因素，尤其是对人体有害的气体；在季节变换转冷时防止受寒受凉，注意保暖，积极锻炼身体，增加营养，提高机体免疫力，增强对疾病的自我防护能力，这就一定能让呼吸系统疾病远离我们。

第四节　消化系统疾病

人的消化系统是唯一的从外界摄取食物营养为体内提供能量和养分的能量供应系统。消化功能的好坏直接影响到人体的生长发育。好的消化功能是生命活动的基本需要和能量来源的关键所在。能不能吃？吃多少？吃得好不好？吃得香不香？合不合胃口？都是消化功能的直接反映，关系到人体健康。哪些情况能提示我们消化系统可能有问题？问题不小呢？

一、口臭

口臭是一种常见的现象，指口中的异（气）味。臭味因人因情况各异，有的似臭腌菜味，有的像粪臭味等，不相同。但它提示了一种情况，就是你身体出状况了。因为口臭的人自己一般闻不到，故身边的人应该提醒一下。别人说了后，你可以用手捂住嘴后吹口气，再闻闻手就知道了。除了食物的味道可残留短暂的时间外，口腔一般是无特殊气味的。发生口臭一般有以下 4 种情况。

（1）食物残渣嵌留在牙齿之间，经细菌发酵后产生气味；或由口腔炎症导致等。

（2）胃部有疾患。功能性和器质性的疾病均可产生口臭。

（3）肾脏疾病发展到中后期，尤其是尿毒症期，口中有烂苹果样水果发酵的气味，或像喝了酒的味道（是体内酸性代谢产物不能排出体外所致的）。

（4）肝脏疾病后期或肝衰竭时体内积聚大量氨气，甚至发生氨中毒，呼出的是氨气的味道。

以上4种情况，前2种在去除原因并治疗原发病后，口臭消除；后2种属危重疾病，若原发病没有根本的好转或向好的方向恢复，口臭将难以消除，早期也可以有气味呼出，可能不是持续性的，间断出现，难以引起注意。只要口腔有异味，就应重视，及时就医。

至于口腔原因所致的口臭，首先要养成良好的口腔卫生习惯，饭后漱口，早晚刷牙，这样口臭完全可以杜绝。同时还可以借此区分口臭来自哪里。若是胃部疾病导致的口臭，应先去医院，寻求诊断，早日治好原发疾病，不让小病酿成大病。

二、打嗝

打嗝是一个人人都知道、人人都有过的生活中的常见现象。吃饭时吃快了、吃急了，就会打嗝，一般打一会儿就好了。持续性打嗝会影响正常生活，有效的方法是在打嗝时，转移、分散他的注意力，聊他最喜欢的话题、最关注的事物，甚至可以突然吓他一下，可以收到奇效。切记不要强化暗示打嗝，如不要想它、它会好的等，结果是他更加关注。有时打嗝也可能是一些疾病的征象，如膈肌问题及有关的神经精神因素所致，还可能是某些肿瘤生长转移影响膈肌功能等。若无进食等正常相关因素，突然打嗝，又持续时间长，需警惕并就医检查。

三、腹部胀气

人的腹部正常情况下不会胀气，即使吃多了，只会有上腹部胀满感，经过一段时间的消化，胀满感逐渐消失。常见的胀气，是由于淀粉类食物进食太多；长时间运动时张口呼吸，吸进较多空气；或肠道内菌群失调，产气菌产生过多气体等。只要胃肠道功能正常，通过调整进食的量及结构，都能逐步恢复。至于菌群失调的，只要不是胃肠疾病或长时间使用抗生素所致的，用生物治疗方法如口服益生菌等，便可恢复正常。突然发生胀气且持续，胀气不消或消了一些后又胀气，要考虑肠梗阻、胃肠穿孔、急性胃溃疡等。肠梗阻时会出现整个胃肠道不通的症状，如不解便、不放屁、积食、积便等。胃肠穿孔患者多半已有炎症或慢性胃肠疾病，如有胃幽门梗阻，短时间内进食太多导致胃肠穿孔。这些疾病都算急重症，要急救，不然后果严重。

四、放屁

正常人都是要放屁的。不管放屁声音大小，只要放就说明胃肠道是通畅的，若不放屁就不正常了。正常人一天放屁一般不超过 10 个，如果放屁次数太多，超过正常情况就有可能出现了消化不良、胃炎、胃肠功能紊乱等。放屁过多的原因有摄取了过多的淀粉类、蛋白质类以及刺激性食物，如豆类、土豆、蛋类、大量牛奶、大蒜、洋葱、韭菜等；进食过快；习惯性吞咽动作过多致摄入过多空气等。这些不属于病态，也无须治疗，只要调整饮食习惯，就可恢复如常。如果没有吃这些食物，而出现放屁过多的现象，则可能是消化系统出了问题，如胃炎、肠炎等。一般屁不臭或不特别臭。而屁之所以会臭，硫化氢是罪魁祸首。若没有大量进食大蒜、洋葱、韭菜等刺激性食物，而放出奇臭无比的屁，就要引起足够的重视，可能是肠炎或胃肠功能障碍引起的。此外，屁太臭也是肠癌的一大症状。若总放屁说明肠代谢缓慢，肠道功能有所减退。

五、嗳气、反酸

嗳气表示进入胃内的空气过多，通常是一种生理现象。频繁嗳气，多由神经精神因素、饮食习惯不良、吞咽动作过多等引起，也可能是消化道（胃、十二指肠、胆道）疾病所致。反酸，是胃贲门功能不全和胃的反蠕动致使酸性胃液反流到口腔的现象，也可以由上述疾病引起。出现嗳气、反酸提示消化道有问题，必须及时就医，治疗疾病。

六、灼热感

是一种胸骨或剑突后的烧灼感，俗称烧心。这是炎性或化学刺激物作用于食管黏膜而引起的。这种灼热感在患反流性食管炎、食管溃疡、幽门或十二指肠溃疡等时，常常会出现。

七、腹痛

是经常出现的症状之一，主要见于消化系统的功能失调和病理性疾病。询问腹痛的部位、疼痛点是否固定、是间歇痛还是持续痛、是否有转移性疼痛，是鉴别消化系统某些疾病，以及辨别的有效方法。

首先，腹痛点是否固定？若感觉腹痛没有固定的疼痛点，一般情况下，是内科性疼痛，不需要马上开刀手术来解除疼痛，不是急重症。若有固定的疼痛点，如上腹部位偏左疼痛可能是胃溃疡，居中疼痛可能是十二指肠溃疡，偏右疼痛可能是肝病；右肋弓下疼痛并有压痛，可能是胆囊炎或胆结石；若先上腹痛，后转移至右下腹，阑尾炎的可能性很大等。

其次，若有压痛，除了上述所说情况外还可能为胃肠穿孔，要立即上医院医治。

最后，早期腹痛可能较轻，还能忍受，且可能有间歇期，随着时间的推移，疼痛持续且加重，说明病情发生变化，有加重的趋势。疼痛还有一定的周期性，如胃溃疡多为餐后痛；而十二指肠溃疡为餐前痛，进食后可减轻或完全缓解，又称节律性空腹痛，一般出现在午餐或晚餐前。胃溃疡近幽门时疼痛的节律与十二指肠溃疡相同。疼痛也可以于晚间睡前或半夜出现，称夜间痛。疼痛可因饮食失调、情绪波动、精神紧张、气候突然变冷等原因而加重。

八、腹泻

腹泻俗称拉肚子，是消化系统肠道疾病中最常见的一个症状。有些腹泻是功能性的，经过调理就可恢复正常。有些腹泻是肠道炎症或其他器质性病变引起的，需经治疗方可痊愈。还有些腹泻是肠道以外的全身性疾病及一些危重症疾病在肠道的表现，如肝炎、痢疾、霍乱、伤寒等，不治好原发病难以恢复。

若有明显诱因，如吃了不洁食物，不易消化的食物摄入过多，吃太多高蛋白质、高油脂的食物，肠道感冒，身体受寒受凉等都会造成腹泻。特征是拉稀便，一天数次，不超过10次，无明显腹痛，可能解便前腹痛、便后不痛，主要是腹部不适感。一般处理方法是去除诱因，短暂禁食（也可服止泻药或喝稍浓的红茶），减少肠蠕动，待腹泻停止后，逐步恢复流质饮食或半流质饮食（不食纤维素含量多的食物），补充水分，可在2天左右调理过来，肠道恢复正常。若患肠炎、肠道感冒等肠道疾病，不能进食，拉水样便，一日10次以上，应及时就医，防止脱水和病情加重。那些急重症导致的腹泻，非住院治疗不行，在医生的监护和综合治疗下，控制病情发展。这一类型预后较差。

九、恶心、呕吐

也是胃肠道经常发生的情况。二者可分别发生，或同时出现。大多数情况下相继出现，一般先恶心后呕吐，甚至出现上吐下泻。除了妇女妊娠期的孕吐外，绝大多数的呕吐见于消化系统疾病。胃炎、幽门痉挛及梗阻，最易引起恶心与呕吐。其他的消化器官和组织包括肝、胆囊、胆管、胰腺、腹膜的急性炎症均可引起恶心与呕吐。炎症合并梗阻如胆囊炎合并肠梗阻、胆总管炎合并肠梗阻几乎均引发呕吐。应该学会区别几种呕吐。脑水肿、脑外伤、脑肿瘤等引起的中枢神经性呕吐呈喷射状，与消化系统疾病引起的呕吐明显不同。还有尿毒症患者的呕吐，看似胃肠症状的呕吐，实际上是代谢产物积聚中毒引起的呕吐，查肾功能便可区分。另外酮症酸中毒、心力衰竭引起的呕吐通过临床诊查可一一区别。一旦发生恶心、呕吐，要高度重视，多半是消化系统出问题了。

十、食欲不振、厌食

食欲不振、厌食常见于消化系统疾病像慢性胃炎、肝炎、胃癌等；也见于感冒、全身性感染；还见于其他系统疾病，像尿毒症、维生素 B_1 缺乏症、精神神经障碍等。厌食与惧食必须分辨清楚，尤其是有神经精神因素存在时。

十一、便血

大便带血说明身体一定出了问题，因为正常大便是没有血的。但也要区分下列情况：有些蔬菜含有色素，如苋菜，会造成大便呈红色；某些药物如硫酸亚铁服后大便呈黑色。不吃这些蔬菜、停药后假黑红便消失。真正的黑便提示上消化道出血，包括胃食管出血、十二指肠出血和胆道系统出血。若伴有呕吐，确定无疑。人体肠道每日出血超过 60mL 才会产生黑便。若来源于下消化道，包括小肠、结肠等，大便往往是暗红色。出血部位愈近肛门，便血愈新鲜。遇见类似情况，立即找医生确定出血部位，治疗疾病。

十二、肛门不适及疼痛

肛门作为消化道的出口对人体很重要。若不注意清洁卫生、饮食结构不合理、水分摄入不够或缺乏、天气季节变换时着衣不到位、遇寒受凉、负重及长时间站立工作都可能诱发或加重肛门疾病。最常见的诱因是便秘，长期便秘可导致痔疮、肛裂等疾患，使人痛苦，影响工作、学习、休息及生活。当然不同的体质，肛门疾病的易感性也是不同的。譬如有些人不能吃辣的，可他们又喜欢吃，一吃就上火，上火就便秘。特别是已患痔疮的，更要注意防范才是。如果大便时有鲜血，多半是痔疮。内痔患者解便时不疼，便后擦拭时有血。外痔则是便中疼痛，便中带鲜血。混合痔同时出现或交替出现。已患痔疮的患者，可采用以下4种方法：①早期外用痔疮栓一般可以缓解疼痛、止血甚至治愈。②一定要改变以前不良的、不适宜的生活饮食习惯。③若病情进一步发展，需要卧床休息，调整饮食，口服或外用药物，消炎止痛。④在疼痛、出血症状消除后，每天坚持做提肛运动，进行康复训练，一般10天左右可恢复正常生活，根本不需要手术。即使是痔疮很重的患者，靠上述4种方法也是可以慢慢恢复的。这种恢复的过程体现了机体的代偿能力、人为合理的干预和治疗的准确选择。防止复发的关键在于较高的自律性、良好且规律的生活习惯及饮食结构。至于肛门的其他疾病，如脱肛、肛裂、息肉等，除较大息肉确实需要割除外，其余均离不开上述4种方法的综合治疗。除非特别严重，否则不必非手术不可。

对于消化系统的疾病，关键在于防患于未然。人们都有自己的生活习惯，对饮食的不同喜好决定了不同的饮食结构，还有长期形成的饮食规律，这些都对消化系统及其功能有着明显的影响。病从口入是消化系统疾病的一个特点。若能做到不让病从口入，便可使大多数消化系统疾病不发生、少发生，大大降低消化系统疾病的发病率。由此看来，管好嘴，合理地、科学地吃，是预防消化系统疾病的基础。我们将会在下篇的第四章中着重讨论合理的饮食结构及平衡膳食相关的问题。上述提及的消化系统疾病，均是很常见的基础性疾病，若不及时治疗可转为慢性疾病，危害很大。如慢性胃炎，特别是萎缩性慢性胃炎，癌变的可能性较大；再如胃十二指肠溃疡可致消化道大出血，甚至发生休克等。若发展为重病，将难治且难根治。若能及时发现，早期防治，完全可以少患、不患消化系统疾病，保证消化系统正常运转，为我们机体的健康提供能量营养保证。

第五节　泌尿系统疾病

我的小便好黄啊！我的小便好少！小便的时候有点痛，腰有些痛……这是人们常听到的话。尿是最能反映泌尿系统和身体状况的物质。在尿中出现了不该有的物质，发现了不应有的成分，说明小便不正常，肾脏有毛病，泌尿系统

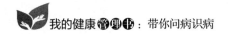

出问题了。

一、尿的量与质的异常

1. 尿量的变化

人在正常进食、饮水的情况下，平均 24 小时尿量约 1500mL。若大量出汗、呕吐，则尿量波动较大。每昼夜尿量＞ 2500mL，称为多尿；＜ 400mL，称为少尿；＜ 100mL，称为无尿。一般情况下，经过人体自身的调节，尿量都会在正常范围内波动。若尿量持续多或少就有问题了，应引起重视。像有脑部疾患、糖尿病，会有多尿；如患肾炎、尿毒症、肾功能衰竭，会有少尿或无尿。

2. 尿质的变化

是指尿液里面的成分有改变。主要是出现了尿液里一般没有的物质，像蛋白质、糖，以及红细胞、白细胞增多等，还有尿的比重的改变，都提示有炎症或有出血情况，说明肾脏有病了。尿液常规检查简称"尿常规"，是早期、及时发现肾炎及肾病等泌尿系疾病的简便、价廉方法。取清晨小便（结果相对较准确），也可随时取尿样化验检查。花钱少，医院都能在一个小时左右的时间就出结果报告，很快直接告诉我们泌尿系统是否异常有病。尿常规正常，一般泌尿系统就没有什么问题。若自我感觉泌尿系统不适，怀疑泌尿系统有问题，建议可先去检查一下尿常规，以排除是否患病，或进一步做其他检查。

二、水肿

水肿是肾脏疾病的常见表现。除了部分女性在经期内身体某些部位有水肿，还有妊娠水肿外，极少部分有生理性或功能性水肿（不明原因，但不影响健康），一般人都不应有水肿出现。除外伤等原因引起的局部水肿外，水肿多见于心血管系统和泌尿系统疾病。心血管系统的水肿早期主要出现在双足踝部，而肾脏病的早期水肿出现在眼睑。水肿的发生原因随病情不同而异。如患急性肾炎时，肾小球滤过率急骤下降，尿量减少，水钠潴留，全身毛细血管通透性增加，血液中液体成分漏入组织间隙引起水肿，常出现于组织疏松处，如眼睑、头皮、阴部等。有慢性肾炎或肾病史者，病情逐渐发展加重，出现全身性水肿。这是由于大量蛋白质丢失，血浆蛋白降低，血液胶体渗透压下降所致。此外，患病肾脏时，可因肾性高血压、心肌损害、继发性心功能不全等加重水肿程度。对于水肿，我们万万不可忽视。

三、肾性高血压

是单侧或双侧肾脏的实质性疾病引起的高血压。其中引起高血压的肾血管因素包括先天性血管畸形、肾动脉硬化等。其发生原理是肾缺血刺激肾小球致肾素分泌过多，激活血管紧张素而引起高血压，像肾动脉狭窄所致的高血压，是可以用手术治疗的。而大部分慢性肾脏疾病伴有肾功能不全和高血压的患者，血中肾素或血管紧张素水平不高。这部分患者血压上升的原因，主要与水钠潴留、血容量扩张有关。肾脏疾病的隐蔽性较强，早期发生病变时，症状、体征不明显，且不易察觉。一旦有明显感觉，症状、体征出现时，大多病情都在中期或以上了。血压是监测病情变化的指标之一，只要发现有血压升高的趋势，就应就医检查，查清高血压的原因，积极治疗原发疾病。

四、膀胱刺激征

当膀胱受到炎症或其他理化因素的刺激时，可出现尿频、尿急、尿痛、下腹坠痛、尿不尽的症状。常见的原因有泌尿系统炎症、结石、肿瘤等。上述情况也就是我们所说的泌尿系统感染，应早期发现，早期治疗。若拖成慢性，则治疗的时间长，常复发，尤其是女性由于生理结构容易逆行感染，波及肾脏将更加难治。要以预防为主，养成良好的卫生习惯，每日更换内裤，保持会阴部的干净卫生，一旦感染，查尿常规加血常规便可确诊。确诊后立即治疗，以口服抗生素为主，常规一周内便可治愈。

五、肾绞痛与肾区慢性钝痛

肾绞痛是一种突然发作的剧烈腰痛。疼痛一般沿侧腹向下腹部、大腿内侧、外阴部放射，剧痛可导致呕吐及休克，主要发生于泌尿系统结石。当结石或血凝块从肾盂向输尿管移动时引起痉挛，疼痛尤为剧烈。肾绞痛后常伴有血尿。

肾区慢性钝痛，主要见于肾盂肾炎。肾小球肾炎、肾盂积液、肾下垂、游走肾、肾肿瘤也可引起肾区疼痛。肾盂肾炎引起的肾区疼痛常伴有肾区脊肋角叩击痛、尿中白细胞升高及菌尿。

结石是引起绞痛的主要原因，防治结石是治本之举。目前结石成因尚未完全弄清，但同人的饮食结构是相关的。日常应积极预防，减少发作。多喝水、多运动、多跳动，以及服中药的排石汤，都有积极的排石作用。手术和超声碎石皆可治疗结石。结石和感染发作之间，互为因果，恶性循环。

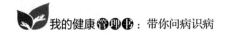

六、血尿

日常生活中的血尿大致有以下 4 个方面的原因。

（1）泌尿系统疾患引起的血尿。病因有：①炎症。泌尿系统各部分的炎症均可引起血尿，如肾小球肾炎、肾盂肾炎及膀胱炎等。②结石。③肿瘤。④外伤。⑤先天性畸形等。

（2）全身疾患引起的血尿。各种血液病和血管疾病。

（3）泌尿系邻近器官疾患引起的血尿。盆腔炎、结肠炎及阑尾炎等。

（4）特发性血尿。原因未明的血尿。指目前常用的检查方法未能查出病因的血尿。此外某些药物也可引起血尿，比如磺胺、乌洛托品、吲哚美辛、环磷酰胺等。一旦发生了血尿，须立即查明原因，及时治疗相关疾病。

泌尿系统的疾病，除肾炎、肾肿瘤和肾脏实质性疾病外，泌尿系统其余部分的炎症是可以及时控制治愈的；结石虽然可能复发、多发，且结石原因尚未搞清楚，但能治愈，相关预防措施也是有效的；其他的泌尿系疾病一般都是可以治愈的。尽管泌尿系统疾病不一定有先兆，出现症状、体征后就需要吃药打针，难以自行调整恢复。但是良好的生活习惯、卫生习惯、饮食习惯有助于预防疾病，降低发病率。虽然痛风实际上是一种代谢性疾病，但它与泌尿系统关联密切，关键在于控制高嘌呤食物的摄入，不然，再怎么治疗也无济于事。痛风的严重后果是全身各小关节结石，损害关节；还导致痛风肾病，发展为尿毒症。泌尿系统内肾炎是难治的，原因在于其发病缓慢，隐蔽性强，早期没有任何症状、体征，患者也无不适感觉。待出现眼睑水肿、血压升高、尿中成分改变，已发病有些时间，有的甚至出现明显症状时，已经是中后期，甚至就是尿毒症了。有家族史的人，更应充分注意，定期做血常规、尿常规检查，以期能早些发现肾炎，能早些控制症状，延缓病情的发展。大部分肾炎不能康复，真正治愈的很少，少则数周、数月，晚则几年，甚至 10 年、20 年，最终发展为肾功能衰竭。肾功能衰竭的患者为什么会那么多呢？主要原因是其病因一直未能明确，只能对症治疗，控制症状。尽管器官移植可给患者带来福音，但供体有限，重获新生只在少数。因此，人们要特别注意个人在这方面身体状况的变化，这尤为重要。

第六节　内分泌系统疾病

内分泌系统的疾病可原发于内分泌腺或组织，如垂体性侏儒症等。内分泌系统的疾病也可继发于许多内分泌功能失常的非内分泌病，如血吸虫病性侏儒症、继发于慢性肾功能衰竭的甲状旁腺功能亢进，以及继发于肝硬化、肾病综合征及慢性心力衰竭等的醛固酮增多症等。此组疾病在临床上非常多见，其共同特点是内分泌腺功能紊乱和形态病变，系继发于某些疾病的物质代谢紊乱，而非内分泌系统本身的疾病。此外，尚有各种激素受体不敏感而引起的病，如尿崩症等。还可见大量激素长期治疗引起相应下丘脑—垂体—靶腺轴的反馈调节发生功能减退，甚而有关靶腺萎缩。内分泌系统疾病本身可分为功能性和形态性两部分，按功能又分为亢进、减退及正常三组，按病变部位又分为原发性、继发性两组。原发性是指内分泌腺和组织本身患病引起的功能失常，包括先天性腺体生长发育异常、酶系异常、自身免疫疾病及各种炎症、肿瘤浸润、肿瘤转移、血供不足、切除、放射、创伤等。继发性是指继发于垂体、下丘脑的各种异常。

内分泌系统疾病的大体分类如下。

1. 下丘脑病

一是功能性。二是器质性，如由肿瘤、创伤、炎症、手术引起的下丘脑综合征。

2. 垂体病

①功能亢进，如巨人症、肢端肥大症。②功能减退，如垂体性侏儒症。③垂体瘤。④尿崩症。

3. 甲状腺病

①功能亢进。②功能减退。③单纯性甲状腺肿，包括地方性甲状腺肿。④甲状腺炎。⑤肿瘤及癌。⑥甲状腺先天异位畸形。

4. 甲状旁腺疾病

①功能亢进。②功能减退。

5. 肾上腺病

一是功能亢进，包括①皮质醇增多症。②原发性醛固酮增多症。③肾上腺性变态综合征。④混合型。

二是功能减退，包括①急性减退。②慢性减退。

6. 胰岛病

①糖尿病。②胰岛素瘤。③胰高血糖素瘤。④胃泌素瘤。⑤生长抑素瘤。

7. 卵巢病

①经前期综合征。②绝经综合征。③多囊卵巢综合征。

8. 睾丸病

包括男性性腺功能低下症等。

9. 非内分泌肿瘤引起的异位内分泌病

在内分泌系统疾病中，目前发病率较高的是糖尿病。糖尿病患者胰腺中的胰岛 B 细胞由于各种因素致分泌的胰岛素相对不足或绝对不足，不能帮助机体很好地控制血糖，而引起糖、脂肪、蛋白质代谢紊乱和继发的维生素、水、电解质代谢紊乱，导致机体发生一系列的异常情况，使身体受到损伤。若不及时治疗，可发展为酮症酸中毒甚至死亡。常见的并发症有急性感染、肺结核、动脉粥样硬化、糖尿病肾病、糖尿病眼病、糖尿病足。糖尿病早期无症状，一般在出现多食、多尿、多饮，身体消瘦，体重减少（"三多一少"）时，才引起患者的注意。而且有的患者是因发现自己皮肤破损，很难愈合，甚而形成溃疡，前去就诊，在医生建议他们查血糖时，才得知患了糖尿病。糖尿病依据胰岛素分泌不足的起因，分为Ⅰ型糖尿病和Ⅱ型糖尿病。Ⅰ型糖尿病是原发性的，又称先天性的。Ⅱ型糖尿病是后天性的，又称继发性的。Ⅰ型糖尿病占糖尿病的绝大多数，病因不明。Ⅱ型糖尿病占少数，几十年来有明显增加的趋势。糖尿病有遗传的倾向是肯定的。得了糖尿病一定要在医生的指导下正规治疗，控制血糖，科学饮食，持之以恒，方能同正常人一样正常生活。

内分泌系统疾病的发生，影响某些系统或全身的变化，从功能性到器质性发生改变，起病缓慢，不易察觉。像甲状腺疾病中的甲状腺功能亢进，是由于甲状腺激素分泌过多，表现为吃得多，人不胖，还消瘦（这是因为基础代谢率增高），且易兴奋，心率快，双眼突出，可在甲状腺部位即甲状软骨的两旁触及肿大的甲状腺。甲状腺功能减退是甲状腺分泌甲状腺激素不足引起的疾病，以人体代谢率降低为典型特征，可有畏寒、少汗、乏力、倦怠、食欲缺乏、便秘、记忆力减退等表现。若有上述表现，应该引起人们的注意和重视。

绝大多数内分泌系统疾病的发生难以预料，预防不易。只要出现相应的症状、体征，就表明已经生病，且不可能经过自我调理恢复健康，必须就医求治。内分泌系统疾病引起身体发生变化的特点在于，大都是全身性的症状表现，尤以身体代谢变化的反应突出。例如巨人症，引起生长发育超常；侏儒症，引起生长发育迟缓；糖尿病引起"三多一少"症候群；甲亢的基础代谢率增高以及甲减的基础代谢率低下导致相应的症状、体征等，都是最好的例证。由于不少内分泌系统疾病的病因至今不清楚，因而只能针对功能紊乱予以纠正，不能根治。随着现代医学的发展，今天的医疗技术能够控制病情的进程，减轻症状，保证患者的基本正常生活。特别是对于某些内分泌系统疾病，可以使病情稳定，不恶化，不发展，逐步恢复正常。只要遵医嘱按时吃药，有的还可以进行相关手术治疗，遵守相关注意事项，完全可以像正常人一样生活。

第七节　运动系统疾病

　　运动系统疾病多发且常见。它既可发生于骨、肌肉、关节及韧带等，表现为局部疼痛，功能活动受限；也可表现为全身性疾病中的某种表现。局部者，如外伤骨折、脱位、畸形等。全身性疾病者，如类风湿性关节炎可发生于腕关节、膝关节与髋关节等部位，骨关节结核常发生于脊柱、髋关节等部位。运动系统的疾病一般都在骨外科治疗，也有在矫形外科或整形外科治疗，少数全身性疾病导致的运动系统疾病，可在内科治疗，像类风湿性关节炎、骨结核等。主要根据病情发展的阶段和致病的结果来决定治疗科室，如外伤骨折肯定是在创伤和骨科治疗。运动系统的疾病按病因分为创伤和骨病两大类。创伤又分为骨折、脱位及软组织损伤等。骨病则按病因或解剖部位分类。随着医学科学的发展、生活条件的改善和寿命的延长，运动系统不同疾病的发病率也发生了变化。像20世纪50年代以前常见的多发性骨结核、化脓性骨髓炎、脊髓灰质炎等现均已少见，老年骨折、骨关节病、颈肩及腰腿痛的发病率如今相对较高。随着高速道路及交通工具的发展，运动系统中创伤类的发病率也有一定的升高。

一、运动系统疾病的分类

　　1. 按病因分类

　　（1）先天性畸形。由基因异常和胚胎发育中的环境因素所致。

　　（2）创伤。包括急性暴力引起的骨折、脱位、软组织损伤和慢性劳损（如

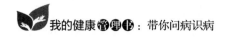

腰肌劳损）等。

（3）感染。由细菌感染引起的炎症，多半是在外伤后未能及时治疗引起的，如关节炎等。

（4）代谢性疾病。如骨软化症、痛风等。

（5）非特异性炎症。如类风湿性关节炎等。

（6）内分泌疾病。如甲状旁腺亢进引起的囊性骨炎、绝经期的骨质疏松症等。

（7）退行性病变。如骨性关节病，由老年性或致病因素等引起。

（8）肿瘤。以骨、软骨、滑膜等的肿瘤多见，肌肉、韧带等的肿瘤少见。

（9）其他系统病变引起的运动系统疾病。如中风偏瘫后遗留的肢体障碍和畸形等。

2. 按病变部位分类

骨关节、肌肉、韧带及其他软组织的疾病。

二、运动系统疾病的主要表现

除全身性疾病引起的全身症状外，局部表现突出的是疼痛。疼痛包括局部痛、牵涉痛（放射痛）、游走痛等。此外还有活动障碍、畸形。

1. 疼痛

（1）局部痛。有急性、慢性之分。急性炎症和损伤可引起剧烈的疼痛，如腰扭伤等。早期轻度损伤未及时治愈发展为慢性疼痛，如腰肌劳损、腱鞘炎等。

（2）游走痛。疼痛部位不固定，先在一处关节后又转移到另一关节；也可先在关节，后游走至肌肉，引起痛，见于风湿病等。

（3）牵涉痛。局部病变压迫或刺激邻近神经，引起沿神经分布区域的远处疼痛。如颈椎疾病可引起颈、手臂、手指疼痛，腰椎病可引起下肢的放射痛，坐骨神经痛可引起大腿后部、小腿后外侧和足部的疼痛。

2. 活动障碍

即关节活动受限或丧失。引起活动障碍的原因可以是直接的，也可以是间接的。直接原因如关节本身有炎症损伤、关节软骨面脱落形成游离体等，可影响关节的伸曲活动。间接原因如关节附近的肌肉因疼痛而痉挛，也就是肌肉长时间收缩，可影响关节活动；当神经系统有病变，如支配肌肉收缩的运动神经丧失功能时，关节也无力伸屈，呈瘫痪状态；脑炎后遗症等，可使肌肉呈痉挛状态，也可以使关节丧失自主活动能力；还有重症肌无力等疑难病症。

3. 畸形

有先天和后天之分。先天性畸形的种类较多，先天性髋关节脱位最常见，其次为先天性马蹄内翻足、斜颈等。后天性畸形的病因较多，如感染性炎症、化脓性关节炎、髋关节结核、类风湿性关节炎、痛风、创伤骨折（如脱位未完全复位或治疗不当引起的畸形）、神经系统疾病、神经系统发育障碍，还有原因不明的脊柱侧凸畸形。

运动系统疾病在日常生活工作中很常见，从小到大谁没有跌打损伤过？谁没有过腰酸背痛？在工作中、生活上，你的脚崴了，他的手腕伤了，我的肌腱、肌肉拉伤，甚至骨折了，这都是可能发生的事。虽猝不及防，但都可以治愈康复。在运动系统疾病中，除了先天性畸形和骨肿瘤，以及全身性疾病引起的运动系统疾病外，都是不难治疗的，而且绝大多数是可以预防的。即使发生，只要早期处理得当，也是可以不留后遗症的。

三、运动系统疾病的防治原则

对于运动系统疾病，除了早发现、早治疗以外，还应遵循解除疼痛、帮助关节活动和恢复肌肉功能、做好预防的三个原则。

第一，不论何种原因导致的运动系统疾病的疼痛，都要采取有效的方法，针对病因解除疼痛，积极安抚患者，防止病情加重，为后续治疗打好基础。

第二，消除活动障碍，让受损关节、肌肉早日得到恢复，是治疗及恢复过程的重点。常言道，伤筋动骨一百天，这是一个需要时间逐渐恢复的过程。除了打针吃药，还需要理疗、调理等综合措施。同时患者也要安心，动静结合，协助治疗。

第三，做好预防。根据不同的人群、年龄、工种及生活习惯等进行预防。

1. 对体力劳动的意外情况提前做好预判

对于从事体力劳动的人们来说，除了严格按照劳动安全规章行事外，对可能发生的意外状况要有所预判。尤其是在气候、工作场所、环境发生变动时，提前做好相应的准备工作。一旦发生意外情况，如出现骨折、扭伤等创伤情况，要有相应的处理机制和方法，如现场的简单处理、对骨折部位的包扎固定、根据受伤的部位采取合适的体位等。这有助于运送医院，防止发生二次损伤，加重伤者的

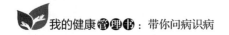

痛苦和病情。

2. 运动锻炼前做好准备活动

大家应多进行体育锻炼，要长期坚持适当的运动，使自己的关节灵活，肢体动作协调，防止运动性伤害。运动前，要做好热身及准备活动，避免用猛力，即使是年轻人，也要如此才好，中老年人更不用说了。说到准备活动，就是让自己全身的大小关节都放松、活动开，像头部的颈椎小关节，上肢的肩关节、肘关节、腕关节，躯干的胸椎小关节、腰椎小关节，下肢的髋关节、膝关节、踝关节等。由于膝关节和踝关节，以及腰椎，是身体的主要承重受力部位，因而运动前做好它们的准备活动，显得格外重要。

3. 养成良好的工作、生活习惯

有些职业习惯还有生活习惯，容易导致人体的某些部位、某些关节出现劳损，产生疼痛，使某些部位、关节活动不便。如教师长期在课堂上讲课、作家长期伏案工作等都会导致颈、肩关节不适，久而久之留下病根，颈肩疼痛，活动受限。还有些人在家看电视，喜欢躺在沙发上看，颈肩受力不均，长期如此，肩颈落下毛病。到医院做了理疗、按摩后舒服一些了，可不改看电视的习惯，就长期不能痊愈康复，导致慢性颈肩病。其实这种情况，只要别躺着看电视，采用正确的姿势坐着看。坐着看时，腰间可垫个抱枕或坐在椅上看电视，加上辅助的按摩，不用特别治疗，10天左右便可恢复如常。至于那些因职业原因导致的肩颈病，关键在于早期每次结束习惯动作后，先让颈肩关节的肌肉好好放松，通过活动等方式使其恢复到正常，再去做其他事情。不然每次没恢复便去做其他事情，就会留下隐患，天长日久便会积劳受损，得上颈肩病。另外，要有意识地进行这方面的放松与活动，以解除颈肩等部位的紧张感，帮助关节、肌肉放松。别说是成年人，就是中小学生，长期做大量的作业，也明显影响了孩子们的健康，只是孩子的年龄小，耐受性好，恢复快。

4. 老年人的运动锻炼要适度

老年人尤其要注意预防运动系统的疾病。除了上述所说以外，老年人的体育运动应以活动为主，进行保健性的运动，而不是进行体育锻炼，这两种概念是有区别的。保健就是保证健康，保持健康，维持身体目前的健康状况，能保证正常活动、适当运动即可。老年人要承认，60岁以上的自己是不能和年轻人相比的，老年人的身体器官和功能及体能是逐渐衰退的，不可能新生、再生、返老还童。

即使一些老年人身体一直不错，体能也比同龄人要好，但毕竟只是身体较好的老年人。不同年龄段人群的运动锻炼目标不同：少年儿童，以增强体质、促进正常发育为目的；青年人，以加强锻炼、强身健体为目标；中年人，以运动锻炼适度、保持身体良好状态及充沛精力为要求；老年人，以保健为目的，活动为主，不为锻炼，而是维持肌肉、关节及全身的基本功能和协调能力。**活动以时间为主要考量，运动强度及量的多少不考虑**。因此，老年人进行体育运动要适宜，不能同年轻人一样，不进行过度过量、激烈的运动。要客观地看待自己，在自然规律面前要服老，不然总有一天会在运动上出问题，这在我们生活中不乏实例。对老年人颈肩病的预防，有两种运动适合，一是游泳，二是放风筝，特别有效，不信你试试。

5. 防止摔跤

摔跤对于任何年龄段的人来说都不是好事。无论是在生活中还是在运动锻炼、外出旅游时，都应避免发生。如果是在山区等自然环境比较恶劣的条件下，摔跤的后果是很危险的。一般情况下，青壮年偶尔摔跤可能不碍事。而对于少年儿童，摔跤后发生青枝骨折的可能性较大。好在少儿处在生长发育期，修复能力强，恢复快。但是，摔跤对于老年人绝对是件大事，甚至是严重的事情。特别是在阴雨天、冬天，雨雪路滑，一摔跤大多就会骨折，多见股骨颈骨折。痛苦不说，骨折将严重影响老年人的正常生活。老年人的恢复较慢，生长、修复、愈合期延长。老年人在生活中一定要防止摔跤，万一发生摔跤，四肢都有可能发生骨折。

6. 运动系统疾病的某些征兆和早期处理事项

凡是运动系统的损伤都会出现肿痛。无论是撞伤还是运动中肌肉拉伤、扭伤都会以软组织损伤的疼痛为主。只要骨骼、关节未损，关节活动仅会因周围软组织肿胀而受限，不会制动活动及方向。若几天后软组织消肿不明显且持续疼痛加剧，考虑有骨折可能。如果长期不活动，短时间内运动过猛，第二天就会肌肉酸痛，如无其他的原因，考虑是无氧运动过多，乳酸堆积过多所致。休息两三天，症状逐步减轻或消失，不需要特殊治疗。若继续疼痛，考虑是否有肌肉拉伤或骨折存在？若有明显骨折，骨折处可有压痛，且活动明显受限。骨和关节受伤时，切忌随意搬动，注意做好外固定后就医。若是开放性骨折，有条件的情况下，应简单消毒处理后包扎伤口创面；不具备伤口处理条件时，仍需要用干净敷料包扎伤口创面。

软组织损伤的早期处理时注意，有皮损时要清洁处理破损处或创面，有条件

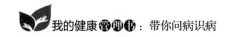

时包扎起来最好，主要是防止受伤处感染。肿胀的软组织最好冷敷，不要热敷。像云南白药、红花油等可外用消肿化瘀，伤处不要受压，限制活动，有利恢复。

运动系统的疾病很多有意外性，但只要有预防意识就可以少发生、不发生，降低发生率。即使发生了，一般也可以治好。很多关节和肌肉的慢性病都是因为人们自身的不良生活习惯或对疾病认识了解不够造成的，因此我们要及时调整生活方式和纠正不良习惯，早期治疗，不留隐患。运动系统的大部分疾病都是可以预防的。

第八节　造血系统疾病

血液病分为 2 大类：①原发于造血系统、造血器官，包括骨髓及淋巴组织的疾病；②继发于身体其他系统疾病，严重影响造血系统或血液系统。如再生障碍性贫血、白血病、淋巴瘤等属于前一类；像感染寄生虫病、肾功能衰竭、恶性肿瘤等引起的贫血和各种原因引起的弥漫性血管内凝血等，就是后一类。血液病发病时间长，严重影响正常生活，治疗难度大，疗程长，治疗过程缓慢，且不少血液病难治，甚至治愈不了，治愈率不高。血液病需要在专科医院或专业科室进行正规治疗。

一、血液病的分类

1. 红细胞疾病

（1）贫血。病因和发病原理不同可导致不同的贫血。有造血不良性贫血，包括造血物质缺乏、造血功能不足的贫血两类。还有失血性贫血，如红细胞过度破坏、溶血性贫血、失血、急性或慢性持续出血。

（2）红细胞增多症。如真性红细胞增多症等。

2. 白细胞疾病。

包括粒细胞和淋巴系统的疾病。

（1）白细胞数量或质量异常的疾病。如白细胞减少、粒细胞缺乏等。

（2）白血病。如急性粒细胞白血病和慢性粒细胞白血病等。

（3）淋巴瘤。如淋巴肉瘤等。

（4）浆细胞瘤。如骨髓瘤等。

（5）组织细胞增生症。

3. 出血性疾病

（1）血小板数量和质量异常的疾病。如特发性血小板减少性紫癜等。

（2）血管性紫癜。

（3）凝血功能障碍。如血友病等。

二、血液病共有的现象症状

（1）贫血。贫血是所有血液病共有的现象，患者脸色不好，或黄或灰白色，体瘦。贫血的程度：轻度，血红蛋白 90～120g/L；中度，血红蛋白 60～90g/L；重度，血红蛋白 < 60g/L。

（2）发热。因贫血患者抵抗力差，经常会因感染而发热，体温 38.5℃以下。

（3）全身乏力，容易疲惫，活动一下，便感到不适，气喘吁吁，体虚气短。

（4）皮肤易出皮疹。主要是出血性皮疹，尤以紫癜最为典型。

（5）出血倾向。容易出血。刷牙时，牙龈出血不止。磕磕碰碰易出血，且不易止住。

（6）食欲不振。因贫血，胃肠道供血不足，功能减退，没胃口。除造血物质缺乏引起的贫血外，其他贫血是补不起来的。

三、血液病的预防

血液病患者多因贫血就医，而贫血的原因是多种多样的。血液病发病隐匿，不易察觉，一旦出现明显症状体征，则疾病多是在中期以上，想提前预知比较困难，但有几点建议可供大家参考。

（1）一旦出现上述现象症状中 4 项或以上者，应立即到医院检查，及早进行专业治疗。

（2）对于血液病，应当由有资质的正规专业医院和专科进行治疗，治疗疗程较长，恢复需要时间，患者要有耐心，配合医生治疗，有益康复。

（3）在生活中不要乱吃药，在治疗疾病时一定要遵医嘱服药，并仔细阅读药物说明书。对可能影响造血功能以及抑制骨髓造血的相关药物，尽量避免服用。若确实是非吃不可的药物应在医生的指导下服用，需常规检查相关项目，防止因服药致药物性贫血。

（4）对有毒的气体、对身体有害的化学物质和相关的理化因子，应尽量避

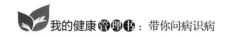

免接触。若工作时必须接触，一定要做好防护工作。

（5）坚决避免接触放射性物质，一旦受放射性损害，会导致无法治愈，受害终身。

（6）随着现代化医学的发展，一些新药、特药的发明，为血液病患者带来福音。就连白血病等疑难重症，现在也有办法医治。骨髓移植、多功能干细胞技术的发展应用，给患者的治疗带来很大的希望。患者们应树立信心，坚定战胜疾病的决心。

第九节　感官系统疾病

一、口腔

口腔是消化道的起始处（入口），也可以进行呼吸，还是人们语言表达、引吭高歌的重要器官。口腔具有特殊的结构、复杂的组织细胞成分，辅助咽、喉等器官完成正常的生理功能，还具有外分泌、免疫保护等多种功能。口腔中最重要的是我们的牙齿。一般人们到医院口腔科看病，主要是看牙齿。守护好我们的牙齿，使牙齿保持健康，维持牙齿的正常功能，为人体健康打下基础。"牙疼不是病，疼起来要命"，道出了牙齿的重要性和牙疼给人们生活带来的不便。无论何种情况、何种原因引起的牙齿症状，主观感觉就是疼。我们来看看牙齿的哪些情况常常影响困扰着人们。

1. 牙过敏

在医学上称为过敏性牙本质或牙本质过敏。是牙齿在受到外界刺激，如温度（冷热）、化学刺激（酸甜）以及机械作用（摩擦，或咬硬物）时出现的酸痛症状，其特点是作用迅速，疼痛尖锐，时间短暂。牙齿感觉过敏不是一种独立的疾病，而是各种牙体疾病共有的症状。高发年龄在40岁左右，牙过敏可发生在单颗牙，也可发生在多颗牙。

（1）牙过敏的原因。凡是会导致牙齿表面釉质完整性遭到破坏，从而使牙本质暴露的各种牙齿疾病，如磨耗（经常咬硬物，像小核桃、肉骨头等，以及夜间磨牙），外伤引起的牙折断，长期刷牙不当引起的牙颈部缺损、楔状缺损，龋齿以及牙周萎缩导致牙根暴露等，都会引发牙本质过敏。此外，全身健康情况差，如神经衰弱、妊娠等时虽牙齿完整无缺，也可以出现全口多数牙过敏，随着健康情况好转，过敏症状也可消失。

（2）牙过敏的主要表现。患牙对外界刺激的敏感性升高，特别是对酸、甜、冷和机械刺激（如刷牙）等产生了一种难以忍受的酸痛，在咀嚼食物时有一种酸软无力的感觉，有明显的敏感区。

（3）牙过敏的防治。预防牙过敏的好方法是减少牙齿的磨耗和增加牙齿的硬度。如减少牙的磨耗，要尽量不用牙齿咬小核桃、螃蟹，更不能用牙齿开启啤酒瓶盖。要每天坚持用正确的方法刷牙。建议用含氟漱口水来漱口，用含氟抗过敏牙膏刷牙，以提高牙齿的耐磨性。脱敏牙膏每天应当使用2次，长期使用有疗效。同时注意口腔卫生，饭后漱口，纠正夜间磨牙、单侧咀嚼、口呼吸等不良习惯。

这里推荐2个小验方。①茶叶护齿。将茶叶直接放入口中，轻轻咀嚼，充分吸收茶叶中丰富的氟和茶多酚成分，能缓解牙齿的酸痛不适，并有消毒杀菌的作用。特别是氟，对于预防龋齿功效卓越。②咀嚼核桃仁。如果已发生牙齿过敏，可以在饭前咀嚼一些核桃仁，其中的油性和酸性物质能渗透到牙本质小管内，缓解牙过敏的症状。

2. 龋齿病

龋齿病是牙齿在机体内、外环境因素影响下，逐渐发生营养障碍，加上细菌的作用，使硬组织软化和有机质溶解、缺损的一种疾病。患龋齿病的牙齿称龋齿，俗称虫牙。

从小到老没生过龋齿的人，是较为罕见的。特别是儿童、青少年，有时可见小孩子有黑牙且残缺不齐，成人经常因为龋齿到医院就诊，龋齿是口腔常见多发病之一。发病率因年龄和生活状况不同，一般可达30%～60%。南方和沿海一带，龋齿病发病率较高，而西北和内陆较低。如不及时治疗和修复，破坏将不断进行，龋洞逐渐加深，可进一步引起更为严重的牙髓炎、根尖周围炎、牙槽脓肿、蜂窝组织炎、颌骨骨髓炎等继发病症，给机体带来更大的损害。

1）病因。

（1）牙齿结构与排列的缺陷，牙生位置不正，发育不良、钙化不良的牙齿，成为龋齿的发生基础。

（2）细菌因素。细菌的存在是龋齿发生的主要条件。实验证明，在无菌环境中给予饲养动物致龋食物，并不发生龋齿。细菌可以使牙齿组织中的有机物质溶解又可作用于食物中的糖类，产酸使釉质脱钙，从而使牙组织缺损形成龋齿。和龋齿发病相关的细菌主要有变形链球菌、乳酸杆菌、厌氧菌等。

（3）其他因素。机体内蛋白质、维生素、钙、磷等不足是龋齿发生的重要条件。食物中的碳水化合物尤其是蔗糖和龋齿发生率关系密切，是主要致龋食物。睡前爱吃糖又不刷牙者，容易发生龋齿。

2）龋齿发生病变的过程。龋齿的病变过程是由浅入深的，先破坏牙釉质，然后逐步破坏牙本质，有色、形、质的变化。根据牙齿破坏的程度，分为三个阶段。第一阶段，浅层龋（牙釉质龋），破坏只限于牙齿表面的釉质层，患者无明显感觉和症状。第二阶段，中层龋（牙本质浅龋），破坏达牙本质浅层，形成龋洞，探针可达洞内。第三阶段，深层龋（牙本质深龋），破坏达牙本质，深层接近牙髓。此时冷热刺激和食物嵌入洞内，都会产生疼痛，当刺激去除后疼痛停止。患者无自发性疼痛，用探针探龋洞时有探痛，这时若不进行治疗，说不定哪天就会发生牙髓炎，疼痛就更加难忍了。

3）牙齿硬组织被破坏后，因其新陈代谢缓慢，缺乏再生能力，一般均需人工修复。

4）预防。

（1）重视口腔卫生，养成早晚刷牙、饭后漱口的良好习惯

（2）孕妇和儿童应注意营养，保证足够的钙质、维生素 D 等。

（3）定期口腔检查，早期发现，早期治疗。

（4）氟防龋。增加对龋齿病的抗病能力。

饮水中加氟，用氟化物防龋齿，已被证明为有效的方法。在水中加百万分之一的氟化物（常用氟化钠）是防龋齿的最合适的浓度。长期饮用这种含氟的水，既减少龋齿病的发生，又不会产生氟中毒的情况。还可以用含氟牙膏、摄取含氟食物。在普通食品中含氟量最高的是茶叶，饮茶是增加氟来源的最好途径，其次是莴苣，包菜含氟量也高。

3. 智齿

是人类的第 3 颗磨牙，一般在 16 ~ 25 岁萌出，也有到 28 ~ 30 岁才长的。你可以数一下自己的牙齿，一般超过 28 颗又长在口腔最里面的就是它了，这就是常说的智齿。一般来说绝大部分人的智齿都长不好，不是萌出受阻，就是长得歪斜，而且长智齿往往会引起牙周疾病。牙周感染发炎可引起疼痛、张口受阻。因此，

一旦智齿炎症控制住，医生会建议拔除。理由有三：①容易导致龋齿。要知道我们的智齿生长的位置最靠后，很难清洁到位，有些甚至刷牙很难刷到，很容易得龋齿。有时还会影响旁边的牙齿，导致它们得龋齿。②极容易发炎。一旦智齿无法完全长出，牙床之间的缝隙内就很容易嵌入食物残渣，不及时清理就容易造成局部的感染。另外还容易在抵抗力相对低下（如加班、学习压力大）时，反复发作。③容易引发牙周炎。智齿位于口腔最内侧，周围松软的黏膜组织抵抗力低下，非常容易发生牙周炎。正因如此，一旦智齿的炎症控制住，最好拔掉以绝后患。

4. 牙周病

是发生在牙周组织的慢性进行性疾病。其基本特点是牙周组织，包括牙龈、牙周膜、牙槽骨的进行性破坏，萎缩吸收。在牙周组织破坏过程中，由于牙龈附着破坏，龈沟加深形成牙周带。本病病程缓慢，如不治疗，往往导致牙齿的松动、脱落。牙周病是一种常见多见的口腔疾病，几乎在任何年龄都可以发生，中老年人最为多见。引起牙周病的原因如下。

（1）局部因素。有细菌、菌斑、牙石、食物嵌塞、不良修复、咬合创伤等。

（2）全身因素。有营养不良、长期慢性病、新陈代谢紊乱、衰老、内分泌紊乱等。

牙周病的表现主要在以下两方面。

（1）牙周炎症的表现。多由局部因素所致。早期无症状，往往在并发牙周膜炎或形成牙周脓肿时才出现明显症状。多见口腔不洁、大量牙石、牙龈充血、水肿、萎缩，患者有不同程度的牙齿松动。

（2）牙周变性。牙周变性是指牙周膜中结缔组织非炎症性的退行性改变。多见于青壮年，男女都可见。某些全身疾病或代谢紊乱影响到牙周组织细胞的营养功能而发病。

出现上述情况，应及时找口腔科医生诊治，保护牙齿健康。

5. 复发性口疮

又称为复发性阿弗他溃疡，是一种常见的口腔黏膜疾病。其特点为反复发作，形成孤立的、圆形或椭圆形的疼痛小溃疡，好发于口腔黏膜未角化或角化程度差的区域，以唇、颊、舌、软腭等处黏膜上最为多见。有锐利的、自发性的烧灼样痛。病程 5 ~ 10 日，视患者情况个别可能会长些，但都能自愈。

此溃疡目前病因不清，但身体虚弱、抵抗力差者易得。长期加班熬夜、饮食不规律的人员易患此溃疡。尽管现在有很多的治疗口腔溃疡的外用药，如华素片、西瓜霜等，虽能暂时缓解疼痛，但治愈时间都差不多，未能提前。笔者注意到一个情况，有些口腔溃疡可能与维生素 B_1、维生素 B_2 缺乏有关。因为当患者口服维生素 B_1，每次 10～20mg（1～2 片），一天三次，和维生素 B_2，一次 4mg 或 5mg（1 片），一日三次，三四日后可好转痊愈，供大家参考。

6. 口臭

如果是口腔的原因，饭后漱口、早晚刷牙对食物嵌塞、细菌繁殖发酵引起的情况立竿见影。若由龋齿病等原因引起，去除病因就可去除口臭。有些全身性疾病，如胃病、肾炎、尿毒症等，都可以引起口臭及异味，须积极治疗原发疾病。

7. 拔牙

拔牙是口腔科的一种最常见的小手术，在大多数人的一生中，或多或少都会有这样的经历。若不予以重视和遵守有关注意事项，也会造成出血、感染等不良后果。

如果牙齿不拔除对局部或全身有不良影响，而又不能用有效的方法保留下来时，只有将患牙拔除。拔牙虽然是口腔科常用的治疗技术，也是最基本的手术，但是作为患者仍要重视并积极配合医生完成手术，必须注意：

（1）要懂得将炎症控制后才能实施手术。

（2）有高血压、心脏病的患者，须告知医生，做好妥善处置及安排。

（3）拔牙当日，早餐不易吃得过饱，但要吃好，有体力有能量支撑完成手术。

（4）术后一定要听医生嘱咐，止血棉球到规定时间才能吐掉，以免止血不完全引起持续出血。

（5）术后须进流质饮食，以免触发伤口。

8. 口腔的清洁卫生及疾病预防

养成良好的口腔卫生习惯，是对口腔的最好保护，是预防口腔疾病的有力措施，也是积极治疗口腔疾病的基础措施。若在治疗的同时口腔卫生不佳，相关治疗措施的效果就将打折扣。有以下建议。

（1）重视口腔卫生，养成早晚刷牙、饭后漱口的良好习惯。

（2）孕妇及儿童应注意营养，保证足够的钙质，吃含维生素 D 多的食物以补充维生素 D。

（3）定期口腔检查，早期发现，早期治疗。

（4）定期清洁牙齿。

（5）锻炼身体，增强体质，早晚叩齿，按摩牙龈。

二、眼、耳、鼻、喉

视觉、听觉、嗅觉，是人们感知外界大自然、接受自然信息的主要途径和通道。眼、耳、鼻是接受和传递信息的主要器官，加上口腔、咽喉组成完整的感官系统。身体五官残缺，人的生活质量将大打折扣，遭遇诸多困难。普通人虽不能眼观六路，耳听八方，遍尝世间美味，放声歌唱动听的歌曲，可耳聪目明，语言表达，食之有味，闻香识味，总是人的基本生活要求吧。若没有五官的功能，人在世上的福气，可无法消受了吧。由于五官的特殊性，其相关知识专业性强，当人的五官受损生疾时，一般必须要专科医生来诊治，问病机会甚少。一有不好的苗头，只有找医生。当然，一般性的防护预防还是要做的，对人有益有利。我们分门别类做些探讨，主要从器官本身的疾病史、症状表现和全身性的疾病在这些感官器官中的表现入手，供大家参考。

（一）眼

视力对人而言非常重要，只有保持良好的视力，才能保证正常的工作、生活和健康，才能心明眼亮。光心明，眼不亮多遗憾啊！如果你的视力开始下降，视物模糊，颜色辨别困难，你要警惕，要高度重视关注。除了因年事已高的退行性改变外，上述情况发生就是眼睛有问题了。可能近视了，也可能有角膜炎、青光眼。

我们常见某人眼睛红了，先一只眼红，过两天两只眼都红了，不光是自己的眼红了，与他密切接触的家人和朋友的眼睛也红了，这是患上了结膜炎。结膜炎具有传染性和流行性，致病因素主要是细菌。患者应及时治疗，毛巾、脸盆等个人用具与他人分开单用，减少与他人接触，避免传染给他人。医务人员也应做好个人防护。结膜充血为结膜炎的主要特征。几乎所有眼部炎症，都会对视力造成不同程度的影响。还有眼部周围的眼睑病及皮肤病，也可引起眼内炎症。如常见睑缘炎、倒睫、睑内翻等，虽不在眼睛里，但这些情况都可引起结膜和角膜等部位的炎症。

眼部还有因泪道及房水堵塞引起的疾患。有人经常流泪，见风流泪，不是因为他情感丰富，易哭爱哭，不到伤心也流泪。其实是因为泪道堵塞，需要清理泪

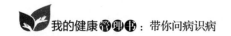

道，保持泪道通畅，防止发炎。房水堵塞就更麻烦了，不及时疏通，将导致眼压增高，易患青光眼。当然也有开角型青光眼，即无明显的堵塞，其病因复杂，治疗难度更大。

眼部肌肉有了问题可引起近视、斜视等。玻璃体、晶状体通透性不够，还有视网膜黄斑区等部位发生问题，直接影响眼睛功能。无论眼的折光系统，还是感光系统，只要出了问题，眼睛就会感觉异常。有些眼病，很难预判，但这些病发展也有过程，因人而异。总之眼部有了异样，第一时间找医生，不要自行乱来，不能拖延，及时治疗为上。保护眼睛要像保护生命一样，防止眼部外伤，杜绝有害气体对眼睛的伤害，避免烟尘落入眼中。需要强调的是，眼部疾患有时不仅是眼部本身疾病所致，还可能是全身性疾病在眼部的表现。眼睛是全身不可分割的组成部分，必须以整体观念来对待眼病，千万不能把眼病看成是孤立的临床表现，要引起重视，当然这方面主要靠专科医生来处理，分清主次，标本兼治。

当然，养成良好的用眼习惯，采取正确的读书、学习姿势，不过度用眼使眼疲劳，培养良好的卫生习惯，保持手的干净，不随意揉眼、擦眼，保持眼睛的干净卫生，能起到对部分眼病的预防作用。

（二）耳

凡是阻塞耳道或引起耳的组织细胞损害变性的疾患都会或多或少影响听力，甚至导致失聪。耳的主要功能，一是产生听觉；二是作为平衡器官，保证人体正确感知平衡的能力。

1. 耳道阻塞

多由耵聍引起，还有异物及肿瘤等原因。

耵聍俗称耳屎。是因外耳道耵聍腺分泌旺盛，耵聍成油蜡状不易排出，外耳道内进入尘土等异物和耵聍相混合、集块而成团。挖耳方法不当，会将耵聍推入耳道深处，日久成为栓塞。形成栓塞后，人感到耳闷、耳鸣及耳聋等感觉。若有水进入外耳道，耵聍因吸收水而膨胀可引起胀痛。患者不要自行处理，医生会通过器械取出，或外耳道冲洗，恢复外耳道通畅。误入外耳道的异物及时取出就行。至于肿瘤，需要医生的正规专业治疗。

2. 感染

耳部感染以外耳道炎症和中耳炎为主。

（1）外耳道炎症。因外耳道软骨部毛囊感染所致，主要由挖耳屎引起。提醒人们注意挖耳所用器具，防止用力致伤。

（2）中耳炎。是耳部常见的疾病。耳鼻咽在结构上有管道相通，各器官之间容易形成交叉感染。而耳因位置原因，引流不易，故容易被诱发或直接感染。我们在生活中经常会听到，游泳时不注意，耳朵进水得了中耳炎；小孩因上呼吸道感染咳嗽、喉咙发炎，后来得了中耳炎；感冒发热，最后得了中耳炎，差点鼓膜穿孔，或已穿孔等。这些说明了中耳炎的多发易感，治疗难度大于一般五官疾病。特别是小儿，在感冒发热时，要特别防止发生中耳炎。婴幼儿说话表述不清或不会说话，要加倍注意。平时注意耳朵不要进异物，不要进水，进水后及时将水引出，或用棉签擦干。耳朵有不适感觉，及时就医。中耳炎的后果是鼓膜穿孔，甚至失聪。

3. 梅尼埃病——膜迷路积水

系内耳的膜迷路发生积水，以致出现发作性眩晕、耳鸣、耳聋、头胀满感等症状的疾病。它是一常见病，并有增长的趋势。发病者多为中年人。初诊时，累及单耳的较多，达 70% ~ 90%。实际上累及双耳的并不少见，可能系两耳发病有先后之别。男女发病无明显差异。病因尚未真正明了，可能与部分变态反应、内分泌紊乱、病毒感染、疲劳、情绪波动、自主神经功能紊乱有关。主要表现为眩晕，呈突发性、旋转性，感到自身或周围的物体旋转，失去自身在空间的真实位置感觉；神志清楚；卧床时只能平躺，不能翻身转动，稍动就天旋地转，同时伴有恶心、呕吐，数小时或数天后眩晕减退，逐渐消失。可数周、数月或数年发作一次，也有频频发作或长期发作不能彻底缓解者。在间歇期内所有症状消失。一旦出现梅尼埃病症状，请马上就医，控制症状很重要。同时消除发作前的诱因及改变不良的生活习惯，调整生活节奏，改善生活状态，以休息为主，寻找病因，与其他类似的疾病相区别，明确诊断，积极治疗。

4. 聋哑症

聋哑症分先天和后天两种。

（1）先天性聋哑。从出生起就听不见声音，其原因有：①胚胎发育时期，听觉器官没有发育，或发育不全；②母亲在妊娠三个月内患风疹等传染病，影响胎儿的发育，或因药物致胎儿前庭蜗神经受损，从而影响听力；③产伤；④遗传因素。

（2）后天性聋哑。虽然出生时的听力正常，但在学习说话时期，因各种原

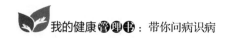

因引起严重的听力减退，听不见声音，失去学习语言的机会而成为聋哑人。

由上看出除了遗传因素外加强母亲孕产期的安全保护非常重要，婴幼儿患病要及时救治。

5. 药物致聋

从目前掌握的药物治疗信息和临床经验来看，链霉素、庆大霉素、卡那霉素等氨基糖苷类的抗生素，致聋的危害是肯定的。对于患儿，尽量避免使用，若非用不可的需谨慎观察。对成人也有耳毒性，需要注意防护才是。

6. 职业性耳聋

工人在生产过程中，长期受到噪声的影响而发生的一种缓慢的、进行性的感音耳聋。早期为听觉疲劳，休息以后可逐渐好转。久之则无法恢复，最终形成职业性耳聋。战争年代的炮声、爆炸声也可以致人听力减弱甚至耳聋。

职业性耳聋的特点有：①在噪声环境里工作时间越长，听力受损害程度越大。②频率高、强度大的噪声损害听力严重，断续的噪声比持续性的危害大。③年龄越大，听力受到的伤害越大。④原有耳部疾患者易患职业性耳聋。⑤体质因素。如有些人工作环境相同、工龄相同，而听力损害程度不同。

职业性耳聋的主要表现：渐进性听力减退、耳鸣、视力减退、神经衰弱症候群，包括头痛、头晕、失眠、多梦、乏力、记忆力减退、恶心、心悸等。

职业性耳聋的关键问题是预防。按照国家的相关法规及对企业噪声的相关规定，企业工人得到了有效防护，职业性耳聋的问题会逐步得到改善并最终得到解决。

（三）鼻

鼻，既是一个独立的感官器官，有着呼吸、嗅觉、共鸣等功能，更是呼吸系统的门户。呼吸系统的不少疾患都与其有关联。对鼻的问病，应关注以下几个方面。

1. 鼻塞

生活中最常见，往往自然而然地就联想到伤风感冒了，它也是鼻炎的典型临床表现。恐怕没有人在一生中没得过感冒，没患过鼻炎。鼻炎是一种常见的鼻腔黏膜炎性疾病，主要由病毒引起。各种呼吸道病毒均可引起本病。鼻病毒和冠状病毒为主要的致病病毒。有 1～3 天的潜伏期，10 天左右的病程。大多在季节交替时发病，尤其冬春两季时气候突变，导致机体抵抗力下降或鼻黏膜的防御功能受到破坏，病毒侵入人体，生长繁殖导致发病。对于鼻炎，绝大多数人都能采取各种方式防治，控制症状，尽快恢复。若治疗不及时或反复发作可转为慢性鼻炎。鼻塞致通气不畅，呼吸受阻，对工作生活影响甚大，鼻塞解除，呼吸就通畅了。

除了鼻炎使鼻黏膜水肿，引起鼻甲肥大，阻塞鼻孔外，息肉和异物也可堵塞鼻腔。息肉也是常见病，好发于筛窦、中鼻甲游离缘、中鼻道内沟突和上颌窦口等处。还有鼻腔异物，常见情况包括：儿童玩耍时，将异物塞入鼻内；开放性外伤时异物进入鼻腔；呕吐或进食时打喷嚏，食物进入鼻腔及小昆虫爬入鼻内等。

2. 流鼻涕

有一个变化的过程，可供人们参考病程及判断病情。发病初期流清涕，就像清水一样，这时候传染性比较强。随着病程的进展，身体免疫力调动、药物治疗和饮食休息的调整后，清涕减少，逐渐停止，由清涕变成脓涕，说明病情得到控制，向治愈转归，不久可痊愈。若又流清涕或脓涕不断，可能是再次发作，或转为慢性。有脓涕表现，表明机体保护机制已将感染控制在局部，不会向外蔓延，并取得以正压邪的优势。脓涕是机体免疫细胞消灭微生物的产物。

3. 打喷嚏

是机体鼻黏膜受刺激后的一种保护性表现。在鼻炎、伤风感冒早期很常见。它往往提示感冒了，要加衣服防止受凉，吃点药预防感冒。有一种说法，说打喷嚏是一骂二想三念叨。意思是说，打一声是有人骂你，打两声是有人想你，打三声是有人念叨。其实打喷嚏是一种自我保护的应激反应。当人的鼻腔内进入了异物时，周围的肌肉快速收缩产生高速气流，将异物从鼻腔排出。对患过敏性鼻炎的人，打喷嚏尽管能将异物和过敏性物质排出鼻腔，但若喷嚏打得过于频繁且不受控制，成为一种负担和痛苦，要尽快就医。

4. 长期流脓涕

鼻炎治疗后其他症状均消除，但仍时不时流脓涕，可能患上急慢性化脓性鼻窦炎了。在流脓涕的同时，有间断性鼻塞，改变体位后可缓解，伴有头痛或前额和面部近鼻翼处有压痛，大概率是患上鼻窦炎了。若长期不愈，或疏于治疗，还会伴有头晕、记忆力减退等症状，后果堪忧。尤其是筛窦部位的鼻窦炎，易造成颅内感染。

5. 鼻出血

鼻出血是一种常见的症状，小儿易发生，应引起重视，可在不同的时间、季节，由各种原因引发。轻者，鼻涕中带血；重者可引起失血性休克。反复出血则导致贫血。多数出血可自行止住或将鼻捏紧后自止。儿童出血几乎全部发生在鼻腔前部。青年人虽以鼻腔前部出血多见，但也有少数严重的出血发生在鼻腔后部。40岁后鼻前部出血者减少，鼻腔后部出血显著增多，可能系动脉硬化，与高血压的发病率增多有关。鼻出血多由外伤引起；也可因鼻中隔偏曲，嵴突、距状突处的黏膜干燥，血管破裂引起；再就是肿瘤；另外就是全身性因素，凡可引起动脉压或静脉压增高、出血凝血功能障碍、血管张力改变的全身性疾病均可引起鼻出血。自行不能止血者，应立即到医院就医。

6. 外鼻皮肤炎症

主要为鼻前庭炎及鼻疖。由鼻部皮肤的毛囊、皮脂腺或汗腺的炎症或局限性的化脓性炎症所致。要与青春期的青春痘（痤疮）相鉴别，前者主要是感染性的，需要抗感染治疗，后者是生理性变化所致。后者多为群发，各自独立，不传染，不扩散；前者多为单发，独立，即使多发也就两三处，有扩散趋势。因为鼻前庭和上唇间有很丰富的血管网，同时面部静脉无瓣膜，血液可上下流通，若有炎症会较易扩散。鼻部皮肤正处在这一区域，如遇挤压，极易经小静脉，内眦静脉，眼上、下静至海绵窦，引起严重的颅内感染。常见为海绵窦血栓性静脉炎，出现寒战、高热、剧烈头痛、病侧眼睑及结膜水肿、眼球突出且不能转动，甚至失明等症状，严重者可危及生命。戒除挖鼻孔等不良习惯，积极治疗鼻腔疾病，减少分泌物刺激，保持工作环境的卫生，切忌挤压。

7. 鼻肿瘤

鼻腔及鼻窦的良性肿瘤较为少见，多为恶性肿瘤。鼻窦的恶性肿瘤较鼻腔的多。几乎所有恶性肿瘤，为原发性，转移性者极为罕见。鼻窦及鼻腔的恶性肿瘤在晚期症状相似，难以区分，故早期诊断甚为重要。当肿瘤发生于或侵入鼻腔时出现鼻塞，这是鼻腔恶性肿瘤的早期症状，鼻窦恶性肿瘤的晚期症状，其特点为一侧渐进性鼻塞发展迅速，可能为双侧，晚期则为持续性鼻塞。鼻腔长期少量出血或涕中带血，尤其具有一种特殊臭味，应首先考虑到恶性肿瘤，要引起高度重视。

（四）咽喉

咽痛、喉咙痛、异物感等时常困扰人们的生活、学习和工作。如果人们有意识地加强防护，注意问病，是可以减少发生，甚至避免发生咽喉疾患的。

1. 咽炎

"我今天喉咙不舒服""我喉咙又痒又痛"等这些，是常见的人们描述自己喉咙不适的情况。大多数人都有过类似或相同感受，咽部不适、异物感、疼、痒、吞咽不畅等等，这正是咽喉炎早期发病时的表现，说明你患咽炎了。

（1）急性咽炎。是咽部黏膜、黏膜下组织和淋巴组织的急性炎症，属于上呼吸道感染，多由急性鼻炎向下蔓延而致，也有开始就发生于咽部的。病变累及整个咽部，也可局限一处。秋冬及冬春季之交比较常见。

病因主要有三：①病毒传染。由柯萨奇病毒、腺病毒、副流感病毒引起者最多，疼痛也较重，通过飞沫和密切接触而传染。鼻病毒、流感病毒也可引起急性咽炎。鼻病毒在春季和秋季最多，而冬季则以正黏病毒和冠状病毒为主。②细菌感染。以链球菌、葡萄球菌和肺炎双球菌为主，其中以溶血性链球菌引起者最为严重，有时由血行感染引起远处器官的化脓性病变。③以高温、粉尘、烟雾和刺激性气体为主的物理化学因素也是原因之一。

急性咽炎起病较急，咽部干燥、灼热、疼痛，吞咽唾液时咽痛往往比进食时更为明显。全身症状一般较轻。早期往往难以引起人们重视，多数人口含喉片，不会去专门治疗，直到症状加重明显影响生活时，才去就医。最好早期治疗，口服药物为宜。在口服抗病毒药物的同时，也须服用抗生素药物。抗病毒药物以清热解毒的中成药为主，抗生素以针对球菌的抗菌药物为佳。

（2）慢性咽炎。病因同急性咽炎，多由急性咽炎反复发作转为慢性。也可因各种鼻病、慢性扁桃体炎、龋齿及全身性的慢性疾病等导致。各种咽部的不适症状都可见于慢性咽炎。

由于咽处于消化系统、呼吸系统交汇互通的中心部位，因而口腔、耳、鼻、喉各处的疾病都可能会导致咽炎的发生，同时咽炎也是导致耳、鼻、喉发病的诱因或直接原因。**咽炎若不能及时治疗，迁延慢性，将是诱发多种疾病的潜在因素。**

咽炎的防治有以下 5 个方面：①防治鼻炎和感冒。②防范灰尘及各种理化的刺激性因素，尤其是在沙尘天气做好个人口腔、呼吸道防护。③减少在封闭、半封闭空间逗留的时间。④保持办公室和家中的空气清新、清洁和流动性，以减少

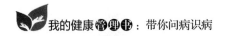

咽炎的发病率和复发次数。⑤多喝水，保持咽喉湿润。

2. 咽异感症

是我们日常生活中经常遇到的症状，常表现为空咽时堵塞感、颈部发紧；进食时，异感症状消失；饭后，症状重新出现。咽部间或有固定位置的疼痛，有时表现为咽部有贴树叶感、虫爬感、瘙痒感等。病程在半年以内者，大多异感症状为持续性；病程在一年以上者，症状多为间歇性。它可以是器质性病变引起的，也可以是非器质性的情况，后者于 30 ~ 40 岁女性中多见。其病因为：

（1）非器质性病因。如神经症、精神分裂症等。

（2）器质性病因。①上呼吸道慢性炎症，使咽部末梢循环发生病理变化，造成神经性的神经功能障碍而引起咽异感症状。②神经肌肉痉挛性疼痛，可诱发异感。③反流性食管炎和胃病，在咽部产生一种反射性的堵塞感或紧迫感。④咽喉、食管贲门部肿瘤，可能仅具有咽异感症状。如遇咽异感情况，必须及时就医，找出病因，针对性治疗。

3. 扁桃体炎

急慢性化脓性扁桃体炎是咽部常见的一种急慢性炎症，具有大部分咽部疾病的症状、体征，尤以扁桃体肿大、发炎甚而化脓为特征，同时伴有发热等全身症状。急性扁桃体炎是咽部的一种急性疾病，需要立即就医治疗，给予抗感染治疗，控制并杀灭乙型溶血性链球菌、葡萄球菌、肺炎球菌或病毒。在机体抵抗力正常时，不会引发此病。当寒冷潮湿、过度劳累、体质衰弱、烟酒过度、有害气体刺激等导致机体抵抗力降低时可诱发。值得注重的是，急性扁桃体炎有传染性，潜伏期 2 ~ 4 天，主要通过飞沫接触传播。虽说多为散发，但也曾暴发流行。这是需要重视且马上治疗的疾病，还要适当隔离患者，防止传染。

4. 喉部疾患

可单独以喉部症状为主；也可因咽、喉同时生疾，既有咽部症状，还伴有声嘶、沙哑等症状，甚至有失声，多由鼻炎、咽部炎症等蔓延扩散所致。有时误食误吸的异物多在咽喉处。

5. 咽喉异物

经常是由于疏忽或仓促进食，无意中将未嚼碎之食物或夹于食物中的异物吞下。咽喉异物可见于：①饮食不慎，将鱼刺、肉骨头、果壳等咽下。②睡眠、昏迷或酒醉时发生误咽，如假牙脱落咽下。③儿童嬉戏时将硬币、纽扣等置于口内咽下。异物可停留于咽部成为咽异物。如咽下进入食管就形成食管异物。

鼻咽异物常发生于呕吐、呛咳时；或在取出咽异物或食管异物时，在口咽处滑落进入鼻咽部。口咽及咽喉部异物多属经口进入的尖锐的细长异物，如鱼刺、竹签，可刺入扁桃体、咽侧壁、舌根等处。较大异物，常停留于梨状窝。偶见尖锐异物刺透并穿过咽黏膜后埋藏于咽后壁而成为埋藏性异物，引起继发感染并形成脓肿。有此类病史者需高度重视，取出异物，妥善处置治疗。

6. 咽喉过敏

因植物花粉及药物等引起的咽喉过敏，可导致呼吸困难，是急重型的症状，后果严重。如因咽喉过敏发生急性喉头水肿、堵塞，甚而封闭呼吸道很容易引起缺氧，甚至窒息死亡。易感性强、有过敏史的人更要重视起来，防止这类事情发生，要常备抗过敏药物，一旦有征兆，及时就医，防患于未然。

7. 鼻咽喉部肿瘤

若长期伴有鼻出血、咽异物感，或有颈部淋巴结肿大，甚至咽、喉、鼻有阻塞感，要警惕肿瘤的发生。尤其是上述症状、体征经治疗后无明显好转，要赶紧进行相关肿瘤的检查以早期确诊，早期治疗。

人体感官系统的各个器官，看起来各司其职，专其所长，且无可替代，似乎独立行使各自的功能。实际上它们相互联系，相互帮助，协同发挥作用。它们不仅在自己的岗位上尽职尽责，还经常提示着其他器官的问题及全身情况的变化。当口、眼、耳、鼻、咽喉发生问题时，往往不光是自身有情况，还可能反映了全身情况的变化。

首先，人体各感受器官的功能无可替代。口舌主味觉，眼司视觉，耳管听觉，鼻负责嗅觉，咽喉为发声处。若有不适或患疾，轻者影响其功能正常发挥，重者可使其功能减弱甚至丧失，致尝之无味，双目失明，两耳失聪，气味不能嗅，嘶哑失声。看起来是五官之责，实际上，并非那么简单。从人体解剖和生理上来看，五官之间是相连相通的，并不是独立封闭的。鼻、口、咽是五官中心，咽向上与鼻腔相通，向下与喉、气管、支气管联通；耳部的咽鼓管与鼻咽部相通；眼部的鼻泪管向下开口于鼻腔的下鼻道。五官之间相连相通，在生理上有助于各器官之间的排泄、分泌、缓冲减压、发声等多功能的正常发挥。但在患病时也是互相影响的，利于炎症感染扩散。有时某个器官生病，是由相邻器官感染扩散所致，并

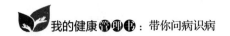

非自身因素引起，这是五官疾患的显著特点。

其次，五官有疾，不仅是局部的病况，往往是某种全身疾病发展过程中的表现之一，或是病情加重的情况。例如有血管疾病时，因静脉血管受阻可引起味觉丧失，在中风前可有口眼歪斜的症状，血管硬化、高血压可致眼睛视力减退、视物模糊等。五官本身不是原发病灶，可受到全身疾病影响。

最后，五官的表现反映了全身状况。五官往往并没生病，有时的不适和一过性功能失调恰恰反映了全身的状态，像人们感到口干舌燥、喉咙冒火，这可能是因为身体缺水、长时间户外工作、长时间说话、演讲等。眼睛干涩，也是全身缺水的症状之一。口腔溃疡、口舌长疮，反映身体阴阳失调，火气太旺，按西医的说法是长期熬夜、免疫功能下降、抵抗力减弱所致，需要调节作息规律，进行饮食调养。如眼屎过多、耳屎堆积，是分泌物多的表现，均和体内的内分泌及代谢系统的平衡失调有关。像有些耳鸣、眩晕，多半也是和长期劳累、休息不好、睡眠不够有着密切的联系。诸如此类不胜枚举。这些都说明当我们的五官有一些不适时，并不一定是五官之过，而是全身情况发生了变化，体内平衡受到了影响甚至失衡，已超出或快超出人的自我调节能力范围，需要自我干预，帮助身体恢复平衡，一旦平衡恢复，上述所有情况均会消失。经常有人说这两天我好好睡了几觉，人感觉好多了。休息好了，不舒适的情况也好了。

上述所说，就是想提醒大家，五官感觉不适，不仅需要治疗，还要考虑到别的器官是否有影响。更重要的是，不要孤立地、局部地看待五官的疾患，要从身体全局出发统一思考。这样可以使我们问病时，防止重视局部，放过本应注意的症状和问题，保护好我们心灵的窗户、正常的双耳和美妙的歌喉……

三、皮肤

皮肤是人体最大的感官器官，由于其特点，独立成文。

有种感觉叫奇痒难忍，指的就是皮肤异常时的一种感觉；疼痛难当同样也是皮肤的另一极端感受。皮肤患疾，多种多样，如皮肤过敏、局部皮肤附件的炎症、蚊虫叮咬，还有血液循环、神经、免疫等各系统全身性疾病在皮肤上的表现，有时让人不好分辨，难以确诊。皮肤出现的各种体征和症状，可帮助我们及时发现病症，提示可能会发生或正在发生的情况，给人体以警示。我们可从局部、全身及炎症三个方面来问病皮肤（除创伤以外的皮肤损伤）。

（一）常见症状

皮肤的常见症状有瘙痒、冷感觉、针刺感、刺痛、蚁走感、疼痛、麻木等。

1. 瘙痒

是一种使人想抓或想摩擦皮肤的难受感觉，在皮肤神经受微弱刺激时发生，是最常见的症状。瘙痒可伴有针刺感、冷刺感或蚁走感。有时痒的难以忍受。瘙痒分为间歇性和连续性，也可骤然发生。痒的程度，因不同的人、身体不同部位对痒刺激的反应不同而有所差异。

2. 其他症状

如疼痛，可分为锥痛、呼吸时痛、电击般疼痛、跳痛等。各种不一样的疼痛反映了不同皮肤病的病情、全身疾病的阶段状况和程度。

（二）皮肤病常见的症状体征

根据不同皮肤病的病理性质，皮肤损害的大小、形状、颜色可以是一致的，或不同的，也可处于发展或消退的不同阶段。初期的损害为原发性损害。原发性损害继续发展或消退，或由于外伤、其他外因而发生变化，这些变化了的就叫继发性损害。

1. 原发性损害

有斑疹、丘疹、小结节、肿瘤、风团、水疱和脓疱等。

（1）斑疹。是大小不等的皮肤局限性颜色改变，既不高出皮面也不凹陷，通常为圆形、椭圆或不规则形，边缘清楚或逐渐隐于周围皮肤。斑疹可以构成整个的皮疹，也可仅是早期症状或并发的症状。斑疹变得稍微高起就叫斑丘疹。

（2）丘疹。丘疹是局限的、实体的高起损害，不含液体，大小不一，从帽针头大到豌豆大。丘疹可为尖形、圆形、圆锥形、扁平或肚脐形，可呈白色、红色、黄色、黄褐色或黑色。

（3）小结节。是与丘疹类型相同，但较丘疹大的实体性损害。结节性质通常是不变的，介于丘疹和小肿瘤之间。小结节与丘疹的区别在于其侵及真皮和皮下组织，并且明显地突入到真皮和皮下组织。

（4）肿瘤。肿瘤有软有硬，是大小形状不同的、可活动或固定的块状物，可高出皮面或生在皮下，有时为带蒂的，如纤维瘤。肿瘤多半为圆形。它们的性质按损害的成分而定，可为炎性或新生物性。有些肿瘤可静止不变，而另一些不断增大或由于感染而破溃坏死或消失。

（5）风团。风团是暂时性的、水肿性的、大小不等的高起损害，通常为卵圆形、圆形、不规则形或线状，呈白色或粉红色，并绕以淡红色晕，可散在分布或融合成实体性斑块。这些损害在几秒钟后发生，然后慢慢消失，常有瘙痒感和麻刺感。

（6）水疱。水疱是局限性、帽针头大到豌豆大的、含清亮液体的高起损害，呈苍白色或由于血清、脓性物质而呈黄色，若血清混有血液则呈红色，有时伴有深红色晕。疱顶可为圆尖形、肚脐凹形等。水疱可散在不规则分布，有时排列成群或成行，可直接发生，也可由斑疹和丘疹演变而来。水疱还可通过互相融合成为大疱，有的发展为脓疱。

（7）脓疱。脓疱是皮肤上含脓液的小的高起性损害。脓疱和水疱症状相似，也可伴炎性晕。脓疱为单房或多房性，通常呈白色或黄色。有的初发即为脓疱，也可由丘疹或水疱发展而来。这种发展阶段的损害叫丘疹脓疱疹或小脓疱疹。

2. 继发性损害

继发性损害是多种多样的，主要是鳞屑表皮脱落、皲裂、痂、溃疡和瘢痕。由于皮肤损害是皮肤病发展后期或结果的表现，故不作为皮肤问病的重点，重点在于原发性损害。

除了出生就有的皮肤标记，如痣、印记等外，凡新发生在皮肤上的变化，均可视为异常。但只要其对皮肤无明显影响，对身体无害，均可忽略。若皮肤各种症状、体征的发展对身体不利，引起人感觉不适，影响工作休息，必须及早就医解决。各种症状、体征可能是某种疾病的前兆，我们应该有所了解。皮肤出现相同的临床表现，可以是各种不同原因引起的；同样的发病因素，可产生差别很大的皮疹，只根据临床表现确诊是有困难的。但皮肤病在诊断上有很大优势。皮肤这一器官既能看到，又能扪到，很容易做细菌和霉菌的培养。对于通过切取损害进行镜检，以研究组织病理学与临床表现的关系，皮肤比其他器官更为直接。只要是皮肤病都会出现皮疹，相当部分的皮肤病都可出现相同或相似的皮疹，没有特异性。在发病起始阶段、病情进展中或痊愈的进程中皮疹会发生不同的变化。如某些皮疹出现后及时治疗会逐渐消退，而有的则不然，若没及时治疗或因其他因素加重等，皮疹要么消退，要么形成溃疡、瘢痕。若是全身疾病的伴随症状，则病程长，随着全身疾病好转，皮疹方能逐步减轻。若不是全身疾病的伴随皮疹，仅局部症状，则病程短，预后较好。发病时皮疹可出现上述所说的所有情况，皮疹的变化可说明皮肤病损害的演变，可以是继续损害或继发性损害加重，也可是损害的消退，向好转的方向发展。

皮肤损害的独特性与分布部位、颜色、形状等都有关系。像皮疹的分布，可多可少，排列方式可散在或融合，可形成特殊图形的斑片，可遍布全身或呈线状分布，或沿神经干分布。如麻风，成群聚状，可呈环形、新月形或奇异的形态。如带状疱疹成群分布或呈同心圆形，如彩虹状多形红斑。群聚也是疱疹样皮炎、带状疱疹、迟发性二期和三期梅毒皮疹的特点。如细菌和霉菌引起的皮肤病中，成簇的损害是由原发性损害向周围感染扩散而形成的新损害。跳蚤或其他昆虫的咬伤往往成群分布。皮疹图形也是某些皮肤病的特异表现。如皮肤霉菌病、梅毒、扁平苔藓银屑病、脂溢性皮炎、玫瑰糠疹等的损害呈轮状和环状，银屑病、蕈状肉芽肿可见到回状损害等，都有特征意义。皮疹的颜色不能作为诊断的可靠依据，但是对医生诊断有帮助的意义。皮肤的颜色是由黑色素氧化血红素并还原血红蛋白和胡萝卜素产生的，不仅这些成分的比例影响皮肤颜色，而且表皮的厚度和水合作用也有一定影响。皮色是难以描述的，有较大的主观性，但如猩红热、丹毒、多形红斑、红皮病、黄疸、二期梅毒等皮肤病的特征性颜色对诊断有所帮助。此外，皮疹的好发部位和新生儿、婴幼儿以及老人的皮肤病的特点，对判断皮肤病有重要意义。

（三）与变态反应有关的皮肤疾病

皮肤是人体的一个重要器官，它与全身其他器官在胚胎学、生理学和生物化学方面有着广泛而深刻的联系。它还是参与全身免疫反应的一个重要器官。一些皮肤性疾病与全身的变态性反应（也就是变态反应性疾病）有关。像皮炎和湿疹一类的疾病，如接触性皮炎、药物性皮炎、青霉素过敏、湿疹和过敏性湿疹等症，都以全身皮肤出现皮疹为主，有的还伴有全身性的急重情况，如畏寒、高热，甚至休克，多为Ⅰ型或Ⅳ型变态反应性疾病。遇见这些情况，一定马上到医院就医，紧急处理。愈后注意避免接触和服用可引起全身反应的物质，如食物及药物。

（四）物理因素引起的皮肤病

物理因素引起的皮肤病，在我们的日常生活中很常见。做些了解，以便在生

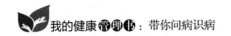

活中能有预判和预防。常见的有热损伤、冷损伤、光线损伤、皮肤的机械损伤。

1. 热损伤

（1）烧伤，是创伤学科中的一个分支，早已单独成科。烧伤，包括热损伤、电击伤、化学烧伤、放射损伤四大类，有专业的理论基础、致伤机制、治疗技术。烧伤后，须进行专业的专科治疗以及康复治疗，帮助患者恢复健康。而且烧伤都是意外、急症，不属问病范畴。

（2）痱子。在炎热而潮湿的季节里，如在热带或温带炎热的夏季月份中，汗管和汗孔的闭塞引起汗液潴留所产生的皮疹叫作痱子。闭塞可阻碍汗腺的正常分泌，最后淤积的汗液压力使汗腺或导管在不同水平上发生破裂，溢出的汗液流到邻近的组织产生解剖学的变化成了痱子。根据汗腺和导管损伤的水平，痱子可分为4种。①白痱。是一种小的、清亮的、非常表浅的水泡，没有炎性反应。长期卧床的患者由于发热排汗增多而发病。在夏季由于天气炎热，正常人也可生痱子。②红痱。热疹、红色粟粒疹，为散在、极痒的红斑性丘疱疹，而后融合成一片红斑，好发于肘窝、腘窝、躯干、乳房、下腹部和腹股沟部位。③脓痱。通常发生在其他皮炎之后，由于汗管损伤、破坏和阻塞而引起，脓疱清晰可见，表浅，不发生在毛囊上。痒性脓疱常发生在摩擦区，如四肢屈侧和阴囊。④深部粟粒疹。这种粟粒疹是肉红色、水疱、不痒、无炎性的丘疹。除面部、腋窝、手足以外，几乎其余汗腺都失去功能，阻塞发生在真皮上部，这种类型只发生在热带，通常发生在夏季，红痱严重发作后。

对痱子治疗最有效的方法是，让患者到凉爽的环境中，用风扇以助汗液蒸发，可减轻症状。

2. 冷损伤

冷损伤在部队中比在城市居民中发病较多，病变比较严重。局部冷损伤包括冻疮、冻伤和战壕足。冻疮和冻伤在城市居民中散发，而战壕足、战壕手都发生在部队。局部冷刺激引起强烈的血管收缩，导致组织缺氧，降低肌肉的活动，进一步减少了血液的供给，可见于冻疮、冻伤、浸渍足、冷性荨麻疹、对冷超敏的皮肤病。

3. 光线损伤

包括光敏感、光毒性皮炎、光敏性皮炎、晒斑、多行性光疹（日光荨麻疹）、慢性光化性皮炎、雀斑、着色性干皮病、放射性皮炎。

4. 皮肤的机械损伤

不同的机械性因素可引起不同的皮肤改变，压力摩擦以及经机械方法引入外来物质，像注射，都是产生皮肤损伤的途径。

（1）胼胝。俗称茧。是压力引起的局限性皮肤过度角化，好发于掌跖，在关节的骨突出部位更明显。

（2）鸡眼。是局限性角化的圆锥形增厚皮肤，锥体基部在皮面，其尖顶向内，压在下方的组织上。有硬鸡眼和软鸡眼之分。硬鸡眼发生在脚趾的外侧面。软鸡眼位于两趾之间，因出汗的浸渍作用而变软。硬鸡眼表面发亮光滑，当剃去外层后，中央有一个芯，是损害最浓密的部分，就是这个芯压迫下方的乳头层感觉神经，引起钝痛、钻痛、锐痛和刺痛。顽固鸡眼的下方几乎总会出现骨刺或外生骨疣，只有把外生骨疣切除才可治愈。鸡眼发生在受摩擦和受伤部位，当这些致病因素去除后可以自行消失。

胼胝与鸡眼的区别是，胼胝中央没有角化的芯，是弥漫性角质层增厚，当压迫皮肤的原因去除后，胼胝可自行消失。最常见到的是足底胼胝。不合适的鞋和年老引起的足畸形都是足部痛性胼胝的主要发病原因。

（3）褥疮。是身体任何部位在床上长期受压后所发生的溃疡。身体的骨性突出部分是最常见受累的位置，褥疮最常发生在背底部、臀部、脊柱和足跟部。褥疮是皮下组织、脂肪、肌肉因承受着经常性压迫而缺血导致的，通常发生在因患慢性疾病而在床上不能翻身的虚弱患者。褥疮是完全可以预防的。褥疮护理和防止褥疮发生的工作细致繁重。护理这种患者，如果没有耐心、细心和高度的责任感，以及具备专业的知识技能，是做不好的。必须聘请专业的护理人员，或在专业人员的指导下进行该项工作。

（4）水疱。穿新鞋不适时的走路，或长期行走，可因摩擦引起脚起水疱。手工劳动时，长期重复某个动作致某个部位持续摩擦手掌，可引起水疱。

皮肤的疾患，明眼易见，突发无先兆，发病急，原因复杂，治疗不易。相同的皮疹可因不同的病因引起，同一疾病可产生众多形态各异的皮疹。皮肤上所见症状体征可以是局部的，也可能是全身疾病的一部分；可能处于发病的起始期，也可能在病情进展的某个阶段。一种有效的药物不一定对所有相同的皮疹都起作用，找到病因，明确诊断，才能标本兼治，药到病除。因此，对皮肤某种症状、体征的发生、发展我们难以预防，很可能问病乏力，但对物理因素引起的皮肤损伤，可以有的放矢，做好预防。除烧伤、创伤等意外事故外，阳光下的暴晒，尤其是酷暑盛夏长期户外工作及旅游时，为防止皮肤长期受到阳光紫外线的照射导致损伤，防晒护肤是必须的。目前各种防护用品众多，都能起到保护作用。寒冬腊月防寒保暖工作也需先行一步，防止冻伤的发生。除了加强体育锻炼、冷水洗浴，增强对寒冷的适应及耐受能力外，每年发冻疮的人，还可以冬病夏治，加强对末梢循环的保护。**但更重要的是，要想皮肤好，保持体内充足的水分是第一位的。** 从一个人皮肤的色泽、细腻或粗糙的外表不仅可以看出其皮肤的好坏，更能看出全身状况。因此，补水是首要因素；其次，是保证足够的睡眠，有规律的睡眠对皮肤也是至关重要的；最后，才是护肤。冷水浴和游泳是增强体质及耐受力、加强皮肤抵抗力、保护皮肤的较好方式和有利途径，但要坚持。你若不信，持续一年半载再来看你的皮肤和体质会大不一样。当然冷水浴要因个人体质判断坚持到冬季何时，不能受凉、受寒、生病。游泳也要因体质和年龄进行适合自己的运动量，游泳不宜时间过长、过量。皮肤是维护身体的第一屏障，不被破坏、不受侵袭非常重要。健康的皮肤、好看的皮肤给人自信，使人更有活力。

第十节　生殖系统疾病

一、女性生殖系统疾病

由于生殖器的特殊构造和特殊功能，女性除了生殖系统疾病外，其他系统的疾病与男性的发病率差不多。女性与生殖有关的身体部位有三，一是胸部区域，主要是乳房；二是下腹部部位，盆腔为主；三是会阴部的位置。

（一）身体部位与相关疾病

1. 胸部区域

乳房既是女性第二性征的标志之一，也是体现女性身体体型美的一个突出部位，它的大小、对称与否、是否饱满是女性所看重的。现代整形技术的广泛应用，完全能够解决乳房过大或过小的问题，为女性重塑自我、自信提供保证。

乳房若有胀痛，或长有大小不同的肿块、硬结应予以重视。如果仅仅是经期中有乳房胀痛，过了经期疼痛消失，问题不大。若持续疼痛就要弄清原因，消除疼痛。乳房发生肿块，也可发生大小不等的结节；可以单发，也可多发；可在单侧发生，也可以双侧都发生；可先后发生，也可同时发生。乳房结节需与女性乳房增生相区别。乳房结节与内分泌功能失调有关系，与青春期的乳房发育要区分开。乳腺增生一般无疼痛，即使有疼痛，也是短时的，不会持续，和内分泌有关，与泌乳期的乳房胀痛要区别。而乳腺炎症则不然，是持续性疼痛，只有炎症消除，方能解除疼痛。对于乳房肿块要给予足够重视，能够早期发现最好。肿块较小时，无论从哪个方面考虑，治疗起来都相对简单。发现肿块后要注意以下几种情况：生长快不快、肿块硬不硬、捏压疼不疼、边缘是否光滑。若肿块生长快、硬、痛、边缘不光滑，要警惕癌肿的发生，尽快就医，若相反可多观察一段时间，定期复查，无须特殊处理。

2. 下腹部盆腔部位

这是子宫及其附件所在位置。附件炎症、子宫肌瘤、其他肿瘤，都会引起这个部位的疼痛和不适，有时候隐隐作痛，还有压痛点。一般情况下，除了经期带来的疼痛外，健康女人不会有这个部位的疼痛。而这个部位器官多，较复杂，有时胃肠道及盆腔的其他疾病也会引起相同的症状，难以区分而导致误诊。宫外孕（非子宫内的异位妊娠）是种意外情况，要高度警惕，虽然发生率小，但是后果严重，危及生命。在发生 1～2 个月的停经后，一旦出现下腹部一侧撕裂性疼痛、阵发性疼痛，且有压痛、反跳痛，伴有阴道不规则出血，极有可能发生宫外孕破裂，需立即就医求治。女性朋友要对自己身体这方面的情况有所认识和了解。平素自我状况如何、是否有这些情况，对疼痛的诊断、治疗是有帮助的。如子宫肌瘤，若较大，体位变动时牵引蒂扭转可以引起疼痛。女性经期血量多或少、月经规律情况，往往和子宫肌瘤有关系。

3. 会阴部

这是泌尿系、消化系的出口和性交的所在部位。相关生殖器官和出入口区域决定了该部位的复杂性和重要性。该部位同时也是生殖系统正常运转、生殖健康获得保障的基础部位。由于几个系统的开口邻近，泌尿系统、消化系统的出口极易污染该区域，因而容易诱发炎症。有时是混合感染，不仅有球菌感染，还有杆菌感染；不仅有有氧菌的感染，还有厌氧菌的感染，甚至还有病毒、霉菌及寄生虫的感染，使治疗难度增加。女性尿道比较短，易造成逆行感染。阴道的分泌物较多，又是一个污染和感染的因素。会阴部的清洁卫生、良好的卫生习惯，对该部位组织、器官的正常保健很重要。在进行完三个系统的日常活动后，清洗干燥、

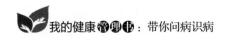

干净卫生显得尤为重要。定期进行妇科检查，一旦有炎症马上吃药治疗，不要拖成慢性，甚至发展成难治炎症，影响整个身体状况。

（二）女性与生殖有关的疾病

这方面的疾病，主要分为两大类，一是产科疾病，二是妇科疾病。

1. 产科疾病

产科疾病是指怀孕后一直到生产整个过程中，所出现的导致母亲或胎儿不正常的情况。这都需要在产科医生的指导帮助下进行调整，一旦影响健康，由医生及时治疗疾病，保证妊娠正常进行，顺利分娩。我国对妇女保健非常重视，拨专款为实施妇女保健的举措进行保障。妊娠期间有规律的定期产前检查，使孕期有安全保证。即使在这个过程中出现一些意外情况，甚至发生难产，只要及时就诊，按我国现有医学水平和医疗条件都能解决相关的问题，确保产妇平安分娩。怀孕期间须注意防治以下 3 种情况。

（1）早期流产。怀孕早期三个月内，要特别注意防止早期流产。在这期间，任何原因引起的阴道出血，可视为流产的先兆，必须立即就医治疗。

（2）孕吐。女性一旦怀孕，都会有不同程度的消化道的反应，最明显的是呕吐、想吐，就是孕吐。由于个体差异，呕吐的次数多少对食欲及身体的影响差别很大。严重的几乎无法进食，导致孕妇营养不良及水、电解质平衡的紊乱，自然也影响着胎儿的发育，应该在医生的指导下进行治疗、调理。

（3）妊娠水肿及高血压。妊娠期间孕妇双脚有不同程度的水肿，实属正常，特别是在妊娠后期。若水肿发展严重，至双腿甚至全身，除了水肿引起的生活不便及活动受限外，还可能引起高血压，这是个非常危险的因素，需就医诊治，不得轻视马虎。孕妇监测血压是必要的。

2. 妇科疾病

凡与妇女孕育、生产无关的生殖系统方面的疾病，就属妇科的疾病。妇科疾病是因女性身体的特殊因素和生理特点而发生的疾病，常见的有月经失调、生殖系统的炎症、肿瘤、外阴的病变，以及不孕不育等疾病。

（1）月经失调。月经及月经周期是女性特有的生理现象，月经的正常与否直接关系到女性的身体健康状况。若月经周期缺乏规律性、经期出血的量时多时少，伴随经期出现原来没有的一些症状，长此以往，月经失调了。月经失调包括功能失调性子宫出血、痛经、经前期综合征、闭经、经前期紧张症和更年期综合征等多种病症的情况。有这些病症的女性，无内、外生殖器明显的器质性病变，往往也无妊娠、肿瘤、炎症、外伤等因素，大多与内分泌失调，尤以性激素分泌失调相关，还与精神的过度紧张、环境和气候的改变、营养不良或水盐代谢紊乱等情况有关。除了月经不正常外，还伴有烦躁、易怒、失眠、头痛、乳房胀痛、腹胀、水肿等症状体征。功能失调性子宫出血、痛经、经前期综合征多见于青、中年女性。闭经、更年期综合征主要见于45~55岁及以上的中、老年女性，是绝经后，性腺功能失调，并逐渐衰退所致。大部分人经过一段时间自我调整，相关症状能逐步消除，恢复正常，而有少部分人相关症状比较严重，要进行治疗。对于月经失调的各种状况，原则上，老年女性应以调理为主，治疗为辅；而青年女性应以治疗为主，调理为辅。治疗上以中西医结合为主，调理中以中成药及相关单方和食疗为主，心理治疗、休息、运动为辅，可以获得较好的治疗、调理的效果。

（2）女性生殖系统的炎症。生殖系的炎症是女性最常见的炎症疾病，可见于生殖系统各个器官，外阴炎、阴道炎、宫颈炎、附件炎等比较常见，这些炎症多由细菌感染引起，也可见于真菌感染，少见于寄生虫如阿米巴原虫等的感染。致病菌可由外阴直接侵入，并沿生殖器黏膜上行蔓延至各生殖器官，也可经淋巴系统蔓延，或经血液循环传播。腹腔中其他脏器有炎症后可直接蔓延到内生殖器，如阑尾炎可引起输卵管炎。当然，日常生活的卫生习惯也是引起生殖器炎症的重要诱因。若出现外阴瘙痒、白带增多、有气味、白带呈脓性或血性，或同时伴有泌尿系感染的症状，这些是炎症的先兆，或已经发生炎症，应及时治疗。有一种白塞氏综合征，应引起重视，它以眼炎、口腔黏膜溃疡及生殖器黏膜溃疡三个主要症状为特征。只要出现三种情况中的两种，便可认定此综合征的存在。该病的病因尚不清楚，可能与病毒感染、变态反应、内分泌失调等因素有关。一旦发生，立即就医治疗。对于生殖系统的炎症应该早诊断、早治疗、早治愈，避免因治疗不及时发展为慢性炎症，更加难治，且易复发、加重，对患者的工作、学习、生活影响甚大。

（3）女性生殖系统的肿瘤。女性生殖系统肿瘤约占全身肿瘤的1/5，其中以子宫和卵巢的肿瘤最多见，外阴、阴道和输卵管的肿瘤较少见。按肿瘤的性质可分为良性和恶性肿瘤两类，良性肿瘤以肌瘤最多，卵巢的良性肿瘤中良性畸胎瘤、

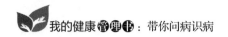

黏液性及浆液性囊腺瘤多见。恶性肿瘤以子宫颈癌最多，其次为卵巢癌和子宫内膜癌。

由于女性生殖器官多处与外界相通，使得癌瘤有较早发现的条件。我国一直重视妇女的健康保健，多年来通过普查普治妇女病，每年定期进行妇科检查，早期发现了不少肿瘤，尤其是子宫颈癌，使早期癌和晚期癌的比例发生了显著改变，肿瘤及癌症的早期诊断率有了大幅提高，并为早期治疗及降低癌症病死率，创造了较好条件。对于女性生殖器肿瘤，早发现、早诊断、早治疗是非常重要的。

（4）外阴病变。外阴部接近尿道、阴道和肛门，经常受尿、粪和阴道分泌物的浸渍和摩擦，容易发生各种皮肤病和黏膜病。外因病变包括外阴皮炎、外阴瘙痒、外阴白斑、外阴非典型增生等多种病症。由于外阴病变的大部分外阴损害经常伴有痒痛，严重时可以影响工作与休息，因此必须解除其痛苦。另外，一部分外阴病变可伴有非典型增生，有可能发展为原位癌或浸润癌，因而大家要警惕。患有外阴病变，马上就医治疗才是。

就目前妇科的治疗水平来说，不仅绝大多数妇科疾病都能够治疗，而且其中大多数疾病都是可以预防的，措施如下。

①育龄女性要保证月经周期的正常，有规律的周期性非常重要，出血量不能太多。月经期的保健应注意避免性生活、及时补充营养及能量、不受凉、活动要适量等等。若来月经的时间不规律、量大或少，伴有痛经或其他不正常的情况，需要在医生指导下治疗。调理好月经对女性来说非常重要。②养成良好的生活习惯、卫生习惯，注意性生活时间、次数。由于女性的生理特点，干净卫生的习惯一定要养成。这对少得病、不得病很关键，可以预防不少病。③要积极参加体育锻炼，增加肌肉运动能力和身体的协调能力，选择适合自己的运动方式，促进新陈代谢，保持身体的活力，这些对身体大大有益。④保证水的供给，每日饮水充足。另外就是保证有效的睡眠，这是女人最好的护肤养颜的方式，比你一天到晚上美容院、用化妆品，要实际有效得多。

二、男性生殖系统疾病

（一）男性性功能及生殖器的疾病

在现实生活中，一部分男人由于这样或那样的原因，性功能不能令人满意，甚至低下。这已成为一部分男性的心病。

男性性功能是一个复杂的生理过程，要通过一系列条件反射和非条件反射来完成。具有高级神经活动的人类除了有健全的神经内分泌控制和性器官这两个基本条件外，大脑皮质的性条件反射起着主导作用。此外，营养状况、身体状态、精神状态、性的知识、生活环境和社会因素等都会影响性功能。

正常男子性活动包括性欲和性兴奋、阴茎勃起、性交、射精、情欲高潮等环节，要完成这个反射活动必须具备如下条件：①健全的大脑皮质性功能中枢和间脑、下丘脑的皮质下中枢，即大脑神经中枢功能正常健康。②健全的腰骶部脊髓内的勃起中枢和射精中枢，也就是外周神经正常。③正常睾丸分泌男性激素以维持上述两处中枢的一定兴奋，也就是内分泌正常，特别是性激素的分泌正常。④正常的生殖器官和其他动情区感情末梢的刺激，也就是性器官正常及敏感部位的反应灵敏。

男子性功能障碍是一个临床症候群，病因复杂，可分为以下4种情况。

1. 性欲改变

性欲改变，难有一个统一的标准，因为每对夫妇之间的个性、健康状况、感情关系及性生活经验等有很大不同。单独以性欲改变就医的患者不多见，多是在分析随之出现的其他性功能障碍时，才了解性欲的改变。

（1）性欲低下或无性欲。一般情况下，正常男性到50岁以上，性欲和性功能逐渐减退，到70岁左右，可完全消失，但也有70岁以上能保持性能力者。如果随着年龄增长性欲逐步减退，就不能认为是病理状态。只有在日常生活中，适当和反复的性刺激下，仍引不起性欲，或以前的性欲良好以后发生显著改变者，才能认为是性欲低下或无性欲。

（2）性欲过盛。较为少见，是指性欲过旺，容易出现性兴奋，而且出现频繁，是大脑性功能兴奋作用增强的表现，在健康的精神状态下不应该成为问题。

2. 勃起障碍

一般是指男子虽有性欲，但阴茎不能勃起、勃起而不坚或不能持续一定时间，妨碍正常性交。勃起障碍的情况有3种：①在任何情况下阴茎都不能勃起。②性兴奋时不能勃起，但在睡梦或膀胱充盈时又自发勃起。③性兴奋时开始能勃起，但试图性交时却又消失，其原因为神经精神因素、器质性病变等。

（1）中枢性功能紊乱。大脑皮质兴奋，抑制的作用加强，脊髓勃起中枢兴奋减退，没有器质性病变存在，这是由于长期手淫或纵欲过度，使神经系统经常处于过度兴奋状态，最终因兴奋过度而衰竭。也可能是久病以后、过度疲劳、身体衰弱或神经衰弱所引起的。另一种原因是精神因素，例如害怕妊娠、性交环境不佳、夫妇感情冷淡、因以前手淫过多而担心性功能有问题，或由于缺乏性知识而产生恐惧等。这类勃起障碍常见于上述所说的第②、第③种类型。

（2）器质性原因。因年老、药物影响、酒精中毒、各系统器官疾病、损伤和手术等所致的勃起障碍，多属勃起障碍表现的第①种类型，即在任何情况下阴茎都不能勃起。

3. 射精障碍

（1）早泄。有人认为性交持续时间过短，不能引起女方性欲快感，即为早泄。实际上这个概念是错误的，男女性欲高潮的出现有很大的差别，性交中男子如不加抑制，几分钟内即可达到高潮，发生射精。而女性性欲高潮发生较慢，一般要10多分钟至半小时以上，因此，单以能使女方性欲高潮出现与否作为早泄的诊断是错误的。因而严格地讲，早泄是指在性交时男方尚未与女方接触或刚准备接触即发生射精，以致不能继续性交的一种现象。新婚期由于缺少经验而过度兴奋和紧张，出现早泄并不罕见。出现早泄的原因与勃起障碍类似。有的早泄可能就是勃起障碍的先驱症状，有发展上的联系。

（2）射精无力或不射精。在性交时尽管有阴茎勃起，但在出现性欲高潮时，不射精或精液射出无力。这种情况分为器质性和精神性两种，前者多于交感神经切除术后出现。后者多属于精神因素。这种患者在性交时不射精，而在睡梦时却有遗精，说明射精器官和功能无异常。

（3）逆行射精。当性交出现性欲高潮时，有射精的感觉，但无精液从尿道口射出。性交后检查尿液发现，尿中有大量精子，表明射精时精液逆行射入膀胱内，称为逆行射精。这种障碍如何与不射精相区别？只要性交后，将第1次尿液做检查，即能明确。逆行射精发生的机制是射精时，膀胱内括约肌收缩阻止精液进入的能力丧失，常是器质性原因引起的。

4. 遗精

是男子常见的生理现象，在无性交情况下发生射精。如果伴随着睡眠做梦发生，称为遗精。在清醒状态下发生，称为滑精。正常未婚男子每月遗精1或2次，有时候2或3次也都是完全正常的。因为性成熟后，不断生成的精液储存在生殖管道内，一旦有外来刺激或躯干过于疲劳，即发生遗精。有些人错误地认为这种正常的生理现象有碍健康，大伤元气。其实是不必要的，它对整个机体的影响是可以忽略的。但是如果在有规律的性生活时，仍经常出现遗精或遗精次数增多，如一周数次或一夜数次，应想到病理状态的可能。

（二）男性生殖器官炎症

在男性生殖系统中，各种生殖器官都可能发生炎症，泌尿系感染会波及生殖器官或与生殖器官同时发生炎症，其中最常见的是前列腺炎和附睾炎。

1. 前列腺炎

前列腺炎是男性常见病，绝大多数患者为青壮年，分为急性和慢性两种。

（1）急性前列腺炎。多由细菌感染引起，大肠杆菌和其他革兰氏阴性杆菌为主要致病菌。劳累着凉、酗酒、性生活不当、损伤、全身或局部的抵抗力减弱时，来自尿道或身体其他病灶的致病菌移行至前列腺引起发炎。它的发病症状很类似肾结石引起肾绞痛的情况，恶心、呕吐、骶尾部和会阴部疼痛，甚至剧痛，但肾区不痛，还伴有膀胱刺激症状、排尿困难伴有血尿。少数慢性前列腺炎因急性期治疗不彻底，转成慢性。但绝大多数慢性前列腺炎患者并未有急性期，而患有精囊炎，也叫前列腺精囊炎。

（2）慢性前列腺炎。慢性前列腺炎与急性前列腺炎的区别在于急性的可以查到致病菌，而慢性的仅有同急性相似的症状而无致病菌（因为未检测到）。慢性的病因可能是病毒、结石、致敏原等。前列腺慢性充血也可能是重要原因。性生活过度频繁、过度节制、性交中断、慢性便秘等都是引起前列腺慢性充血的主要原因。慢性前列腺炎的症状除了同急性的相似外，还伴有性功能障碍、神经衰弱、头晕、头昏、失眠、精神抑郁，还可有继发的细菌毒素引起的变态反应症状，像结膜炎、巩膜炎、关节炎等。

2. 附睾炎

也是常见的青壮年男性生殖系统疾病。其炎症多由前列腺炎、精囊炎沿输精管蔓延而来，也分为急慢性两种。附睾炎常突然发病。患者阴囊胀痛、有沉坠感、下腹部腹股沟有牵扯痛，站立、行走时加剧，还伴有发热，甚至高热，患侧附睾增大，并有压痛。炎症范围扩大时，附睾和睾丸肿大，界限不清。急性附睾炎在急性期若未能彻底治愈则转为慢性。慢性附睾炎也继发于慢性前列腺炎或损伤，其症状与急性的基本相同。

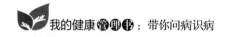

3. 前列腺增生

是老年男性常见病。自 40 岁以上前列腺出现不同程度的增生，50 岁以后出现症状。前列腺的正常发育依赖于男性激素的存在，前列腺增生的病因尚不清楚，可能与老年人性激素平衡失调有关。前列腺增生的症状一般在 50 岁以后才出现，而且与梗阻的程度、病变发展的速度，以及是否感染和存在结石有关，而不在于前列腺本身的增生程度。其症状与梗阻有直接关系，常见症状为尿频、排尿困难、尿潴留，合并感染时有其他症状。

纵观男性生殖器的疾病可以看到，除了肿瘤外，绝大部分疾病都是可以预防的。青壮年或老年人都要避免劳累，多饮水，必要时卧床休息，除抗感染治疗外，还要采取针对性的按摩、坐浴等恢复性保健疗法，进行适当的体育锻炼，注意性卫生。炎症发生时，忌酒及辛辣食物。定期前列腺按摩是一种重要的治疗方法。应以预防为主，早期治疗，防止形成慢性病。若老年人梗阻症状严重，则考虑手术治疗，但一定要根据老年人的具体身体情况而定。老年人身体好，有性生活要求的，可根据自身状况，过适合自身情况的有节制的性生活，这是有益于身体健康的，纵欲定不可取。

三、优生优育

男人和女人共同完成种族延续，家族传承，繁衍一代又一代，代代相传至今。对于生殖系统的重要性，大家都是高度认同的。时代的发展，文明的进步，人们对下一代的期望值逐步提高。往往在男女双方组成家庭后，造人计划便早早提上家庭的议事日程。优生优育已不仅是希望，而是目的。那么在孕育下一代的准备过程中，哪些事该做，哪些事不能做；哪些东西该吃，哪些东西不能吃；以及相关的注意事项，都应在造人工程前了解清楚，以免犯错，造成终身遗憾。以下事项，必须注意。

1. 受孕前

年轻的夫妇们应该对此有着充分的考虑和充分的思想准备。繁育下一代，不仅是完成一个生理活动及生育过程，还要真正认识到这还关系双方家庭，是一个受各种因素影响的系统工程，应该做好各方面的准备工作。

（1）思想准备。夫妇二人已做好做父母的思想准备了吗？准备承担做父母的责任，负起生养下一代的义务了吗？而不是因为家人和长辈们的催促，而应付行事。

（2）身体准备。夫妇二人平素身体状况如何？造人前身体状况是否适合生育？尤其是女性，身体状况更重要。目前二人的工作情况以及生活环境也在考虑之中。

（3）经济准备。孕育生养下一代需要花不少钱，经济状况如何？财务储备能力怎样？一定要设身处地想一想。

（4）生活饮食习惯是否健康？夫妇二人如果有抽烟、饮酒等嗜好，要戒烟、酒。烟、酒等致畸形的可能性是很大的。熬夜、生活无规律等不良习惯，也需要进行调整。

（5）"播种"时机。熟悉、算准妻子的月经周期及相关情况，在夫妇二人健康良好、心情舒畅的时间段进行"播种"。在这个时间段的前后，预防感冒、发热等的发生，非常重要。

2. 受孕后

（1）防止流产。特别是在受孕后的前三个月内，孕妇要休息好，不要过度劳累，不要搬重物及从事重体力劳动，不要过性生活。

（2）预防感冒，避免吃药。怀孕期间，尤其是在前三个月内，避免感冒，防止病毒感染致畸。不要随便吃药，特别是抗生素类西药。中药也要谨慎服用，以免药物致畸和流产。

（3）坚持定期产检。我国的妇女保健工作比较完备，孕产妇的保健服务网络完善，还免费提供咨询服务。孕后定期产检，可获得孕期保健、饮食营养等综合性的良好医疗服务，直到足月分娩。

3. 产后

十月怀胎，一朝分娩，结束了孕育的阶段，新生儿来到人世间，高兴和喜悦是暂时的，转正升级的年轻父母们开始履行义务，开启了养育的征程。教养后代的责任让年轻的爸爸妈妈们将经历生活的考验。

（1）熟悉和了解从新生儿到少年的生长发育特点及时间节点，提前做好各项准备工作。

（2）将现代科学的育儿方法同传统有效的育儿经验结合起来，可获事半功倍的效果。

（3）培养下一代，是一个长期、细致、耐心的生活过程。小孩的生长、发育和成长，以及父母的喂养、呵护与陪伴，既是生活的一部分，更是继续学习、不断总结的成长过程。对父母和小儿都是如此。

当然，避免近亲婚配，杜绝有案可查的遗传性疾病等影响优生优育的原因成婚，是依法行事，也是公民的义务。优生优育可以保证人口质量，提高人口素质，为我们自己有一个聪明快乐的宝宝，为我们家族传承一个优秀的后代，为我们民族培养一个杰出的人才，为国家创造一个栋梁，做出我们的努力吧。

第十一节　代谢系统疾病和营养疾病

我们人吃喝的食物是怎样被机体利用，又怎样将废物废料排出体外，靠的就是代谢系统，其基础就是营养能量代谢。我们看到的是水和食物的摄入、大小便的排泄。我们看不到的都是靠代谢系统默默无闻地工作完成的。代谢系统和人体的生命活动密切相关。代谢系统为人体营造的环境，是维持人体内环境的基础保障。如同人类生存的环境，假如没有环境护保，人类生存的环境受到破坏，人与环境之间的平衡严重失衡，将影响和威胁到人类身体健康以致生存。代谢系统就是如此重要，它的工作就是将人体从外摄入的营养物质，经消化吸收后为人体所利用，并将代谢最终产物排出体外。每个环节失常都可能引起疾病。营养物质摄取不足、过多或比例失调所致的疾病称为营养病。营养物质在体内代谢过程中，某一环节失常所致的疾病称为代谢病。像维生素 D 缺乏，就是营养病，可表现为钙磷代谢异常，又是代谢病。糖尿病，是代谢病，可引起维生素 B_1 缺乏，又是营养病。原发性痛风，是代谢病。高嘌呤食物就是营养因素，可诱使痛风发作。因此，既要认识营养和代谢的关系，又要分清他们的因果关系和主次关系。这样有助于认识这些疾病，做好预防措施，配合医生，正确诊治这些疾病。糖尿病的病因是胰岛分泌胰岛素障碍，归属于内分泌疾病，去医院就诊应去内分泌科，我们已在本章讨论过。代谢性疾病一般都在内科就诊，且绝大部分医院都没设代谢病科，特此说明。

一、水、电解质代谢异常

水是人体最需要、不可缺少的基本物质。不吃东西，坚持不了几天。但有水可以生存十天半个月。人体所需的水少了、多了都对机体不利，水在机体内一旦失衡，将产生一系列反应和严重后果。

1. 脱水

在正常情况下，体内水与钠保持一定的比例，而且共同存在，以维持细胞外液的渗透压，也就是维持人体内环境的基本平衡。当人体失水，并伴有失钠时，称为脱水，实际上是水和钠的同时丢失引起机体体液容量减少。引起脱水的原因不同，水、钠二者丧失的比例也随之而有差异。如失水多于失钠，可出现高渗性脱水。水、钠丢失的比例大体相同，可发生等渗性脱水。若失钠多于失水，则发生低渗性脱水。通俗地说，机体钠随水丢失时，盐排出多就是低渗性脱水，盐排出少就是高渗性脱水，等同血浆中比值的就是等渗性脱水。引起脱水的原因有以下2个方面。

（1）摄入不足。如长期在室外、高温环境、高温炉前工作等，又没有及时补充水分，同时还伴有大量出汗，还有不显性的皮肤蒸发和呼吸道呼出水分。高热的患者丢失水分更多，退热时伴有大量出汗，加上来不及饮水等都可造成脱水，这一类都为高渗性脱水。

（2）水钠丢失过多。①腹泻（拉肚子）以致消化液大量丢失是脱水的常见原因。由于不同的消化液均接近于等渗，所以消化液的丢失导致等渗性脱水。②大量排尿、糖尿、尿崩症都可引起低渗性脱水。③大量组织液渗出，如创伤、大面积烧伤时创面有大量组织液渗出，及水分蒸发等多引起高渗性脱水。

不管是何种类型的脱水，如果不超过人体的调节能力，经一段时间的调节，均倾向于转为等渗性脱水，也就是恢复水的基本平衡，即水的质的平衡、量的平衡。如果脱水量大且持久，就会使脱水病情加重，不同程度的脱水会引起人体不同程度的反应及表现。在脱水早期，当失水量在体重的3%以下（1800～2000mL）时属于轻度，有口渴、口腔黏膜干燥、尿少色浓的表现。当失水量达到体重的4%～6%（2400～3600mL）时属于中度，可出现头昏、头痛、软弱无力、心率增快、声音嘶哑、烦躁不安的情况，手指掌面出现皱纹，面容明显憔悴、消瘦、眼窝下陷等明显的脱水体征。当脱水量达到体重的7%～15%（4200～9000mL）时，就是重度脱水，出现血压下降、脉搏细数无力、四肢发凉等脱水休克症状，还可出现酸中毒表现，呼吸深快，意识障碍，生命危重。

从上述情况看来，脱水绝不是小事儿，一旦发生了脱水，必须马上进行救治，防止继续脱水和病情加重，否则后果严重。除非在意外情况或客观条件极其恶劣，如天灾人祸造成困境时，难以解除脱水，否则，是完全可以救治的。脱水是完全能够预防的，人们在日常生活中遇到大量出汗的情况，及时补充水分或补充含电解质的水和饮料，一定要在机体调节能力之内，以保证身体健康，不发生脱水。如出现早期脱水症状，除了及时补充水分外，停止运动和大负荷的工作，脱离高温现场，在阴凉处或安全的场所休息，若症状明显，也可立即就医。关键是大家要对脱水的后果有清醒的认识，这样就会避免不必要的脱水发生。至于因疾病引起的脱水，那就要寻求医生的帮助。实际上在我们的生活中，别说是脱水，只要水分供给不足，又不能做到量出为入，就会给身体带来不适，感到不舒服。长期水分供应不足，还会诱发疾病。比如工作了一上午，你没喝什么水，到午饭的时候，胃口可能不会太好，你不太想吃饭。等你喝了一杯水，休息后，胃口好了，吃得香，完成了午饭的任务。有时我们会觉得头疼，喝了一杯水后好多了，再喝点水就不疼了。有时肚子疼，特别是小孩子肚子疼，喝了水之后就不疼了。给我们的提示是，因身体缺水，血液浓缩，血液流变学发生改变，血液流速变慢，循环随之减缓，不能满足脑供血和肠道供血的需要，引起头部缺氧而头疼、肠道痉挛而肚子疼。喝水之后，改善了血液循环，解除了上述疼痛问题。当然，个体之间会有差异，不是人人都会这样，但有些人群会因对缺水比较敏感，或者说耐受性较差出现这样的情况。再举个例子，人们为了留住青春、减缓衰老，皮肤美容备受人们尤其是女人的青睐。护肤的紧肤水、保湿的护肤产品比比皆是。殊不知，这些产品是要在全身水分充足的情况下使用才有效果，更显光彩。不然，体内水分本身不足，要想面部保湿粉嫩就长久不了。女人的美容，基本就是两点：喝够水、睡好觉。那些美容产品只是锦上添花罢了。这些事例说明了两点，一是身体不能缺水，一旦缺水，就会给人带来麻烦，给全身各个系统带来一系列的问题。二是缺水带来的不适，如疼痛或其他症状，不用看病吃药，补水就能够解决这些问题。要及时补水，养成每天足量饮水（不包含一日三餐饮食中的水分）、定时喝水的好习惯，满足身体对水的需要量，维持体内血液循环的总量。

2. 水过多和水中毒

多由病理性、医源性因素引起，生理性的少见。一过性饮水过多，体内自会调节（除了病理性的原因外）。人体水分容量调节主要依靠下丘脑垂体后叶所分泌的抗利尿激素和肾脏的排水功能。水过多和水中毒都是在这个调节机制失常的基础上，大量饮水或医源性输入大量5%葡萄糖液后发生的。正常人生理功能正常，不会发生此种情况。

3. 电解质代谢失常

钾、钠、钙、镁，这些电解质是人体进行能量代谢、维持正常生命活动的基本无机元素，它们的代谢正常与否，直接关系到人体的健康运转。正常情况下，人体的调节机制能够保证它们的浓度处于正常的动态的平衡之中，一旦失常，可发生各种各样的失常情况。过多或过少的钾、钠、钙、镁造成酸、碱代谢失常，引起的酸中毒、碱中毒都可以置人于死地。这是非常复杂的过程，一般人无法知晓和控制，只有专业的医生才能解决。如日常生活中，看到有人抽筋，还经常发作，除了外伤后遗症、癫痫外，考虑较多的是缺钙，还有可能就是缺镁。小儿高热惊厥时的抽筋，也可能同时伴有缺钙或缺镁。一般人怎么会知道呢？因而对这些电解质的知识有所了解还是有好处的。

4. 水、电解质代谢和酸碱平衡失常预防

水、电解质代谢和酸碱平衡失常，不是独立的疾病，而是许多疾病发展过程中的病理生理状态。为了预防其发生，对某些常见而容易引起电解质代谢失常的情况，做出充分的估计和预判是非常必要的。

（1）如何补充水分和电解质等营养物质？一个成年人在不进食情况下每天失水 1500～2000mL，包括 1000～1500mL 的尿以及不显性失水（由肺和皮肤蒸发的 600～850mL），失钾 2.24～3.75g，失钠 4.5g，每日需要糖 100～150g，还必须补充蛋白质、维生素等营养物质。对我们个人来说，怎么补？要天天算吗？大体上每日补充的水分就是 2000mL，再加上进食后的水分足够了。至于糖、蛋白质等，一餐二两（1 两等于 500g）米饭，就是基本需要量，一天三餐，怎么也要吃六七两饭，能量足矣。再加上二两猪肉的蛋白质需要量（也可用鸡鸭鱼蛋类等提供大体相等的量），另外加上果蔬等。一天不用那么细算你的饮食供给，这样已大大超过基本需要量了。如果大量出汗，就多补充一些水分，以不渴为准，也就是在基础量 2000mL 上再补充一下丢失量。

（2）发热时。发热时基础代谢率增高，据科学测算体温每升高 1℃，每天丧失体液 200～300mL（不显性失水增多），如伴有出汗则体液丢失量更大。因为汗液内还有钠、钾，所以发热时，在基础需要量之上还要考虑体温增高情况，并根据出汗多少来增加水中钠、钾、糖的用量，可以用市场上含电解质的饮料进行补充。

（3）呕吐与腹泻。呕吐丧失的胃液内含大量的氢离子及氯离子，故易发生

代谢性碱中毒（酸丢失多）。慢性腹泻主要丧失肠液及胰液，内含大量的碳酸氢根离子及钠离子，故易发生失钠脱水及代谢性酸中毒。慢性腹泻时粪便中钾的含量较高，故易发生低钾。若在医院治疗，自有医生负责。在家中时除了补充水分和必要的物质外，可多吃些水果、蔬菜，如含钾多的香蕉、橘子等。持续呕吐、腹泻，一定要找医生解决才是。

（4）少尿。成人每天尿量小于400mL称为少尿，多半是因为摄入少又出汗，消耗大，没有及时补充水分而致少水，甚至脱水。及时补充水分，少量多次。切忌一次性喝大量的水，这反而引起身体其他不适。按基础需要量加上丢失量的算法，大致确定要补充的量。假如经过水分补充后，仍不能改善脱水状况，或补足水分后，尿量得不到明显的改善，怀疑是病理性原因，去医院检查治疗。

（5）多尿。正常情况下，吃得多，喝得多，自然尿就多。有时天气变化、季节交替时突然变冷、变凉，人的抗利尿激素分泌减少，尿也会多。这都是机体正常的调节所致。在没有上述因素的情况下，发生多尿（每天尿量2500mL以上），就要警惕是否身体出现了失衡，这是疾病的征兆或已经生病，及时就医是上策。

二、营养性疾病

当今人们的生活水平逐渐提高，生活富足，经济繁荣，物资丰富，除了自然条件极其恶劣、生活非常困苦的地区外，人们不仅不会饿肚子，还丰衣足食，吃得越来越好，因饮食营养供给不足造成的营养不良现在已非常罕见了。但是，由于不良饮食习惯，因吃引起的疾病较以前明显增多，个别种类营养物质缺乏引起的疾病仍然存在。关于三大营养素（糖、蛋白质、脂肪）方面的营养病，主要在下篇第四章中详述。这里，主要谈谈营养缺乏病，从中基本了解一下营养与身体之间的平衡关系。一旦失衡，有病发生。

1. 蛋白质—能量营养不良

蛋白质—能量营养不良，有各种原因和表现，有些是单纯的蛋白质缺乏，严重时常出现水肿；有些兼有能量不足，常以消瘦为主。由于多数情况下是蛋白质与能量均缺乏，故联合国粮农组织和世界卫生组织联合营养会议定名为蛋白质—能量营养不良。单纯由于进食不足引起本病者为原发性，因某些疾病引起者为继发性，有以下5种原因。

（1）单纯进食不足。在中华人民共和国成立前这样的情况比比皆是，自中华人民共和国成立后人民生活条件不断改善，生活水平逐步提高，此症已不多见。

就当前我国人民生活水平来看，除了那些厌食、节食、减肥的人可能会发生此症外，更是看不到此种情况。

（2）慢性胃肠道疾病影响消化吸收。如慢性腹泻、小肠吸收不良综合征、肠道蛋白质丧失症、慢性结肠炎、胃肠道术后等。

（3）蛋白质合成障碍。多因肝病妨碍了蛋白质合成。

（4）大量丢失。如肾病综合征时，长期大量蛋白尿造成蛋白质丢失。大量抽胸水或腹水、大面积烧伤、脓肿、溃疡等也可造成蛋白质大量丢失。

（5）分解代谢加速。长期发热、甲亢、糖尿病和恶性肿瘤使蛋白质消耗增多。

2. 脚气病

是缺乏维生素 B_1 引起的疾病。

3. 糙皮病

又称癞皮病，是缺乏烟酸所致，以玉米为主食的人群易得此病。

营养缺乏病的发生，其实就是在提醒我们，人体必需的营养物质不能缺少，也不能过多，必须保持在人体所需的一个平衡供给状态。这些必需营养物质的缺乏，势必会引起有关代谢反应的异常、相关系统功能的障碍，造成全身平衡状况的波动，甚至紊乱，将在下篇第四章中做较详细的介绍。

三、代谢性疾病

生活中可能有些人有过以下的经历吧。早上一觉醒来后感到脚掌第一跖趾关节处疼痛，碰都不能碰，再细看后发现此处红肿明显，脚因疼痛不能下地行走，多为单侧，也有双脚同时发作的，这就是痛风发作时典型的症状、体征。如不进行治疗，几天内都得不到明显缓解，得过痛风的人相信都有这种经历和体会吧。痛风是代谢性疾病的典型代表，重点介绍。

痛风是长期嘌呤代谢紊乱导致的代谢性疾病，是一种先天性代谢缺陷性疾病。其发病特点是高血尿酸，急性关节疼痛发生，反复发作，全身各个关节都可以发作，以小关节尤其是手脚关节为主。痛风于内脏器官中主要累及肾脏，导致肾实质性病变及尿酸结石形成。大多数患者的血尿酸长期在正常值以上。痛风结石，是由于痛风长期没有治疗，尿酸钠结晶沉积于组织，引起慢性的异物反应，周围由慢性单核细胞、上皮细胞、巨噬细胞形成多核的异体肉芽肿，导致慢性关节炎

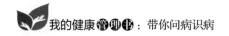

和畸形，说明患者患痛风太久了。

1. 病因

1）尿酸产生过多。

（1）嘌呤摄入过多。外源性的嘌呤是从富含核蛋白的食物中吸收而来的，约占体内尿酸的20%。摄入的食物中50%的核糖核酸、25%的脱氧核糖核酸都要在尿中以尿酸的形式排泄。

（2）内源性嘌呤产生过多。内源性嘌呤代谢紊乱较外源性因素更为重要，这部分大约占体内总尿酸的80%。大多数的患者即使进无嘌呤食物，血尿酸水平略有下降，但仍不能纠正高尿酸血症。嘌呤由非环状到环状的合成过程要经过11步反应，其中酶的异常多会导致嘌呤合成过多。

（3）嘌呤代谢增加。慢性溶血性贫血、横纹肌溶解、红细胞增多症、骨髓增生性疾病、化放疗、过度运动、癫痫状态以及糖原贮积症的Ⅲ、Ⅳ、Ⅴ、Ⅶ型均可加速肌肉ATP的降解。

2）尿酸排泄障碍。

（1）尿酸溶解度在体液中很低。当体液pH值在7.4时，尿酸的溶解度最高。当尿酸持续较高水平时就会形成过饱和状态，沉积在关节软骨、滑膜及肾脏等组织中。

（2）尿酸排泄的减少和肾小管滤过率的降低、肾小管分泌减少和重吸收增加有关。

3）上述两种因素同时存在。

2. 好发人群

发病年龄多在30～40岁以上，男性约占90%，有家族遗传性，为常染色体显性遗传或隐性遗传，部分为性联遗传。

3. 痛风的防治

痛风的无症状期可以达10多年，有的甚至终生不出现症状，随着年龄增加出现症状的比率增高。因此，早期预防是较难做到的，几乎都是发作后才知道自己血尿酸高，患有痛风。好在痛风虽不能根治，却是完全可以控制的，并能使血尿酸维持在正常水平。早治能防止关节结石形成，防止发生痛风性关节炎，不会让关节畸形发生和肾脏受损。预防措施包括控制饮食，针对性地减少高嘌呤食物（动物内脏、海产品、牛羊肉及菠菜、花菜等）的摄入；不要长时间进行大运动量的体育活动；按医嘱定时服用药物，抑制嘌呤生成；加速尿酸的排泄，要每日多喝水，保持正常饮水充足；碱化尿液（如增加果蔬的摄入、口服碳酸氢钠），将血尿酸控制在正常水平，不使高尿酸血症影响身体健康，并能保证痛风不再发作。如果有人感觉自己双手或一只手的指关节、掌指关节，在没有外界暴力因素的影响且排除关节炎的情况下，发生胀痛，可以是多关节，也可能是单关节，很可能是痛风。痛风是代谢性疾病的典型代表。疼痛程度不一，大多可以忍受，并不影响关节活动，有可能是痛风发作的前兆。此时你有 2 种选择：①到医院检查血尿酸，结果若高于正常值，开始服降尿酸药物。②口服降尿酸药物两三天（每日早饭后服一片苯溴马隆，每日一次），若手部关节疼痛减轻、消失，证明已患痛风无疑。以此供大家参考。

对营养病和代谢病有了基本的认识和了解后，应初步懂得这些疾病总体来说是可以预防的。**关键在于合理饮食，平衡膳食，针对性地控制饮食的种类和量，定期做体检和实验室检查，发现问题及时就医治疗。**

第十二节　免疫系统疾病

免疫系统是保护机体不受外来微生物侵害，有效地维护自身安全的保卫警戒系统；是人类与其所处的自然环境和社会条件不断斗争的过程中，形成、发展并不断完善的系统。随着人类的进化和发展，人类对外界环境的变化越来越有高度的适应力和斗争能力，免疫系统的功能就是最好的体现。

一、什么是免疫系统疾病？

就免疫系统疾病而言，是病原体、人体和它们所处的环境来决定的。病原体之所以能侵袭人体，甚至在人体内生长繁殖，是病原体与人体在长期进化过程中相互对抗、相互适应的结果。当人体具有强大的防御能力时，病原体即被消灭或清除，不致危害人体。在人体防御能力降低时，病原体在人体内就生长、繁殖和适应，对人体造成损害；而人体也会产生对抗这些损害的适应、代偿等反应，表现为主观的自觉症状和客观上可以被发觉的体征，这就叫传染病发作。在感染的过程中，一方面病原体能损害人体的细胞、组织甚至器官；另一方面，人体在病原体的影响下，主动积极地产生种种对抗性的防御反应，消灭病原体，破坏和排泄毒性产物。这种对抗性的防御反应在不同的个体中差异显著。人体与病原体在

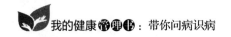

一定的环境条件影响下，不断相互作用与相互斗争。根据人体防御能力的强弱和病原体数量及毒力的强弱，矛盾着的双方在矛盾发展的一个时期往往是一方起着主导作用。总之，在感染过程中可以出现5种表现。根据双方力量对比，这些表现可以同时出现、交替出现，也可互相转化，呈现动态变化。

1. 病原体被消灭或排出体外

由于人体外部和内部防御能力的作用，病原体侵袭人体后处于不利于生长、繁殖与存在的环境条件下，在侵袭部位或体内其他部位被消灭，或被鼻咽、气管黏膜，甚至肠道、肾脏排出体外。这种防御能力包括皮肤黏膜的屏障作用、胃酸的杀菌作用、正常体液的溶菌作用、组织的细胞吞噬作用等。这些综合性的力量就是人的非特异性抵抗力或称非特异性免疫，是人类在长期进化过程中，因不断与病原体斗争而逐步形成的，并可以遗传给后代。由于这种力量处于优势，因而人体不出现任何疾病表现，也就是人类受到感染后而不患传染病的一种典型范例。

2. 病原携带状态

亦称带菌状态、带病毒状态、带虫状态，是指病原体侵入人体后，可以停留在入侵部位或者侵入较远的脏器继续生长繁殖，而人体不出现任何疾病表现，但能携带并排出病原体，为传染病期间的传染源。这是在传染过程中，人体防疫能力与病原体处于相持状态的表现。携带状态的患者一般可分为健康携带者和恢复期携带者。

3. 隐性感染

指人体被病原体侵袭后，人体受到的损害较轻，不出现或仅出现不明显的临床表现。通过免疫学的检测方法，可发现人体对入侵病原体产生了特异性免疫。这种隐性感染在传染病流行期间，对防止疾病的扩散有积极的意义。隐性感染的增多，意味着免疫人群的扩大，及人群对某一种传染病的易感性降低，在传染病流行时发病率可以降低；另一方面，隐性感染者也可能处于病原携带状态，在传染病流行期间成为传染源，带来了消极影响。还可以看到，在传染过程中隐性感染和病原携带病状态可以在一个人体中同时出现、交替出现，或互相转化。

4. 潜在性感染

亦称潜伏性感染，指人体与病原体在相互作用的过程中保持暂时的平衡，人体不出现疾病的状态或表现。但人体防御功能一旦降低，暂时平衡就遭到破坏，原来潜伏在体内的病原体趁机活跃，引发疾病。

5. 显性感染

也称传染病发作，指进入人体的病原体在与人体的相互斗争中，若人体不能阻止病原体，则病原体不断成长、繁殖并产生毒素，引起一系列的病理生理性和组织破坏性变化，在临床上出现某一种传染病所特有的症候群。

传染过程中可能出现的以上5种表现并非代表不同的阶段，而仅指在一定条件下、在一定的时间内所出现的一种表现，其中最易识别的是显性感染；其次，是病原携带状态和隐性感染，就比例来说，隐性感染可能较多；再次，是潜在性感染。对每个个体而言，不同人的表现即便有所不同，也就只出现上述5种表现。即使都在传染病发作时，亦在显性感染中，同一疾病作用于不同人时的表现程度也有种种不同，这说明双方力量的强弱和增减影响整个感染过程的发生、发展和结局。就人体对抗性防御能力而言，这种抵抗力叫抗感染免疫力，也称抗感染免疫反应。人体从有感染性转变为无感染性，称为抗感染免疫，这是由于免疫系统发挥了作用。我们可以用病毒性感冒的发生、感染及转归过程来说明免疫系统是如何发挥作用的。

平时，在我们人体很多部位如皮肤、口腔、呼吸道及消化道等处都有很多的微生物如病毒、细菌存在。当机体的免疫力正常时，它们不会对人体构成危害。但在机体免疫力下降时，如淋雨受凉、寒冷时着衣太少、饥饿、营养不良及其他物理、化学因素和长期慢性病等等，给了病毒侵入机体的机会，引起咳嗽、流涕、咽痛甚至发热。这些既是感冒的症状、体征，同时也是机体免疫系统同病毒斗争的表现。当病毒数量众多、毒力较强时，病情发展加重。当机体免疫力增强时，尤其是在服用药物、加强了休息后，症状逐渐减轻，病情转好。形象地说，当感冒病毒侵袭呼吸道时，呼吸道的守卫部队，即口咽部的淋巴结和淋巴细胞们进行防御和阻击，可由于兵力、能力不足，伤亡较大，虽拼死抵抗（发热就是证明）仍未能阻止病毒的侵入。免疫系统获取失利信息后，调兵遣将，但一时难以调动足够的兵力来阻挡和消灭来犯之敌，假以时日才能获得足够的兵力将入侵病毒逐一消灭。这一阶段病毒侵害增加，使机体的症状、体征明显加重。这也就是病毒性感冒为什么需要一段时间才能自（治）愈、恢复。若有人为干预，这一阶段的时间将会缩短，患者病情好转，逐步恢复。

若这个感冒具有传染性，就是流行性感冒。常有谬传，要想感冒好就得传给另外一个人。这个说法虽是错误的，但含有 2 个正确的意思。一是说明感冒可以传染给他人；二是表明患感冒到痊愈需要一段时间（十天左右）。先得感冒者，经过一段时间已自愈，虽然他确实将感冒传染给了后者，但并不是因为传染给后者才痊愈。大家千万不要轻看了感冒，更不能轻视流行性感冒。每年国内外，都有不少人被流行性感冒夺去生命。尤其是病毒性感冒引起的肺炎，病情重，进展快，易感人群病死率高，病愈后恢复期长，有的甚至有后遗症（肺纤维化等）。这是因为对于病毒性疾病一般无特效药，主要是对症治疗和支持治疗。病毒性感冒有自限性（自愈性）的特点，主要依靠患者免疫力的强弱决定预后。一些病患靠一般的非特异性免疫，像白细胞、淋巴细胞、巨噬细胞、单核细胞等常规部队，已不能阻挡病毒的侵犯。必须启动特异性免疫中的体液免疫，调动抗体部队，才有抵抗和消灭病毒的效果。但是由于个体差异，抗体部队战斗力的强弱不同，并非都能取得消灭病毒的效果。在未能取得良好效果的情况中有 2 种情况比较典型。一种是抗体部队的战斗力太弱，无法抵挡病毒的侵犯及损害；另一种是抗体部队战斗力太强，在消灭病毒的同时，也误伤了正常的组织细胞，对机体造成了伤害。后者往往就是变态反应。这两种情况可能导致病情发展严重，以致死亡。其他的传染性疾病、流行性疾病更是如此。由于引起感冒的病毒品种太多，达成百上千种，而且还在不断地发生变异，因而人们得过感冒后，可能再次患感冒，并且一年可多次感冒。不像有些传染病，如天花、水痘、麻疹、脊髓灰质炎等，患过一次可获终身免疫，也就是再不会得此种传染病。

二、变态反应

尽管免疫系统的作用主要是保护人体免受外来微生物侵袭和伤害，但在一定条件下又可转归为对人体不利的方面，即变态反应，又称超敏反应。它是一种异常的免疫反应，出现在少数反应特殊的人群中间，与人的免疫遗传有关，能引起一系列生理功能障碍或组织损伤。这些变态反应也是免疫系统的疾病。

1. 何为变态反应

变态反应，是机体受同一种抗原物质再次刺激后出现的一种以组织损伤或生理功能紊乱为特征的特异性免疫反应。引起变态反应的抗原物质称为变应原或过敏原。它们可为完全抗原（异种血清蛋白、异体组织的细胞、微生物、寄生虫、花粉、皮毛等），也可为半抗原（例如青霉素、磺胺、喹啉、非那西汀等药物以及生漆等低分子物质）。半抗原进入机体与组织蛋白结合后就具有免疫原性。根据作用于机体的抗原来源不同，也可将变应原分为外源性和内源性两类。

（1）外源性变应原。包括：①各种微生物和寄生虫及其产物、疫苗制剂、动物血清、组织蛋白、花粉、皮毛等。②动物性食品，例如鱼、虾、蟹、贝壳、蛋、牛乳等。③ ABO 血型抗原、HLA 抗原等同种异体抗原。

（2）内源性变应源。包括：①药物与体内某些成分结合而成的自身变应原，也称药物性变应原。②由微生物感染而引起的自身变应原，也称微生物变应原。③由电离辐射、烧伤、加热变性、各种酶作用而产生的自身变应原，也称理化性变应原。④外伤或感染时，某些原来隔绝的自身组织逸出，形成自身变应原，也称逸出性自身变应原。

由自身变应原引起的疾病称为自身免疫性疾病。简而言之，就是机体的免疫系统将自身的组织细胞当作外来的或异体的抗原物质进行攻击，造成自身组织细胞损害。这类疾病的分类和发生机制均与变态反应类同。

2. 变态反应分类及疾病

临床上常见的变态反应有：①全身性变态反应。如青霉素过敏性休克、血清病等。②呼吸道变态反应。如支气管哮喘、过敏性鼻炎等。③消化道变态反应。如食物过敏症、溃疡性结肠炎等。④皮肤病的变态反应。如荨麻疹、接触性皮炎等。⑤传染病的变态反应。如结核、某些真菌和寄生虫病等。⑥其他。如异体皮肤、器官移植引起的排斥反应等。

变态反应型疾病一般可分为 4 型。

Ⅰ型变态反应：药物过敏反应、过敏性休克、过敏性哮喘、食物过敏、荨麻疹等。

Ⅱ型变态反应：输血反应、新生儿溶血症、药物过敏性血细胞减少症等。

Ⅲ型变态反应：血清病、肾小球肾炎、风湿病、系统性红斑狼疮等。

Ⅳ型变态反应：接触性皮炎、器官移植排斥反应等。

按照反应出现的速度、抗体的有无和反应方式（抗原与抗体或细胞反应）、有无补体参加等分为速发和迟发两种。Ⅰ、Ⅱ、Ⅲ型属于速发型，迟发型为Ⅳ型。

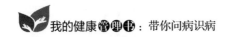

变态反应的发生，一般是在再次接触过敏原之后，必须与首次接触间隔一定时间，但个别人也会在首次接触时即可发生。

三、免疫系统疾病的预防

在免疫系统疾病中，变态反应于个人来说是很难预防的，但是我们应当努力做到以下几点。

1. 对于过敏性的疾病，有 4 点需注意

（1）尽量避免与已知的过敏原接触。

（2）要主动积极寻找经常过敏而未知的过敏物质。

（3）通过脱敏疗法增强免疫耐受性，对避免过敏有较好的疗效。

（4）一旦发生像药物性过敏反应、过敏性哮喘等变态反应性疾病，熟悉发作前兆（早期往往有局部或全身起皮疹、寒战、发热、呼吸急促、心慌等症状体征），立即紧急就医，积极治疗，以利恢复。

2. 乐观心态与免疫系统疾病的防治

心理学家在研究中发现，乐观不只是一种生活态度，这种信念还可能防止疾病产生。它通过复杂的机制减轻或治疗疾病，方式是改变生理参数如免疫参数或改变健康行为。可以说持有乐观信念的人是一种具有自我治愈个性的人。采取心理干预是否能改变免疫功能，从而改变患病的可能性，几十年来数百个研究谈到了心理特点和状态与免疫功能及相关疾病的关系。经在动物身上进行的研究，我们对这种相互影响的关系有所了解，我们知道了联结中枢神经系统和免疫系统的神经，了解了由神经激素引起的免疫功能的具体改变，了解免疫系统产生的一种称为细胞因子的化学物质（穿过血－脑屏障，改变中枢神经系统的功能）。心理学家们通过动物模型的研究证明，条件反射可以使免疫系统产生改变，从而在建立中枢神经系统和免疫系统的相互关系方面迈出了重要的一步，形成了心理神经免疫学。这一新的学科为我们证实，心理因素能够影响免疫疾病，还能改变免疫疾病的危险性。心理因素可以通过中枢神经系统的直接支配影响免疫系统，也可通过激素来产生这种影响。与个性特征相联系的行为改变以及面对应急事件或负性情绪状态时产生的行为改变也会影响免疫系统。图 1 给我们直接展示了心理因素对免疫和疾病的影响。

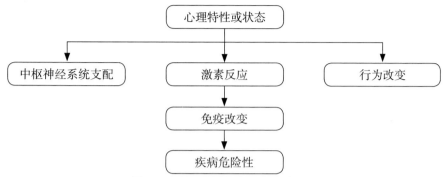

图1　心理因素对免疫和疾病的影响

因此，乐观的心态是有助于预防免疫系统疾病的。在很多研究中，乐观生活方式都与健康呈正相关，与疾病呈负相关。具有乐观生活方式的人可以控制自己的生活并采取健康的行为，长此以往就会对健康起到积极的影响。乐观主义者与悲观主义者的生理反应不同。悲观生活方式与较差的免疫功能相关。"我总是对未来乐观""我相信一切都会越来越好"这种乐观心态不仅有助于预防疾病，而且对患病后的治疗和康复都有着积极的影响，特别是对消除恐惧、稳定情绪、减少疑病心理很有帮助。这不但对免疫系统疾病的患者，而且对所有患者的防治和康复都有着积极的意义。尤其是这种乐观的、坚定的信念，指导着人们的情绪和行为，并可能对健康和疾病有着长期的影响。

第十三节　流行性传染病的预防

医学学科大致可以分为基础医学、临床医学及预防医学三大类。流行病学是预防医学中重要的学科之一，主要从群体水平对疾病进行研究，是研究疾病在人群中发生、发展和分布规律，以及制定预防、控制和消灭对策与措施的学科。流行病学对传染性疾病，同时也对非传染性的疾病进行预防和研究。传染病学是一门临床医学，它研究传染病在人体内发生、发展与转归的原因和规律，以及研究传染病的诊断、治疗措施，促使患者恢复健康，进而控制传染病在人群中传播。传染病是由各种致病性的病原体，如微生物（病毒、衣原体、立克次体、支原体、螺旋体、细菌和真菌等）和寄生虫（原虫、蠕虫）引起的一组具有传染性的疾病。简单地说，传染病学是单独的学科，只研究具有传染性的各种疾病。流行病学是研究疾病发病率、患病率等的学科。任何疾病都需要流行病学研究。传染病可以

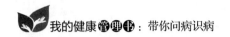

通过空气、食物、水等进行传播。流行病是指患者数广，传播范围大，并不一定有传染性的疾病。

传染性疾病暴发流行给人类社会带来的威胁、伤害难以预料。如被称为一号病的鼠疫、二号病的霍乱，在历史上曾发生多次世界大流行，遍及亚、非、欧、美，给人类社会带来了极为惨烈的灾难。流行性感冒继 1957 年世界大流行之后，1968 年、1977 年又发生了大规模的流行。中华人民共和国成立后，国家政府开展"动员起来，讲究卫生，减少疾病，提高健康水平"的爱国卫生运动，基本消灭了鼠疫、霍乱、天花和黑热病等烈性传染病，血吸虫病、疟疾、丝虫病、钩虫病等寄生虫病的防治工作也取得了辉煌的成就。我国的公共卫生水平不断提高，人民的卫生保健、健康水平日益改善。传染性疾病的流行和大流行都能得到及时有效的控制。需要清醒地认识到病毒等病原微生物的客观存在，病毒等微生物引起的传染性疾病不会停止对人类的攻击。2003 年发生的非典型病原体肺炎，随后几年出现的禽流感、埃博拉出血热等，时常提醒我们，不能对流行性传染病掉以轻心，麻痹大意。新型冠状病毒肺炎的世界大流行，就是最好的警示和说明。

对于流行性传染病，主要由政府的相关部门，像卫生主管部门、疾病预防控制中心等来负责防控。当传染性疾病流行蔓延时，个人还是有些预防功课可以做的。

1. 养成良好的卫生习惯，饭前便后洗手，接触过不明物体及被脏物污染过的物品后，要洗手。勤换衣物，晾晒被褥，保持个人卫生。

2. 搞好家居卫生清洁，定时开窗通风，让家中保持空气新鲜。

3. 外出遇雾霾等空气污染、天气寒冷等情况时，戴上口罩为好。参加聚会和庆祝活动时不和他人太过亲密，更不要被动地接受别人的口水和喷嚏。有礼有节地做好个人的防护。

4. 根据季节变换适时添加衣物，防止受寒受凉。坚持参加体育锻炼，增强体质，保证饮食营养，饮水充足。养成衣食住行的良好习惯。保持良好的免疫力，增强抵抗力。

5. 出外旅行，做好个人防护。特别是在没有当地人陪伴的前提下，不要深入到人烟稀少、尚未开发的地区，不要到深山老林、地形复杂、野生动物多且经常出没的地方去探险猎奇。防止染上自然疫源性疾病和遇到其他危险。

6. 隔离防护措施

每当传染性疾病暴发，疫情迅速传播流行，而一时无法控制时，疫情发生地和涉及疫情的国家和地区都会根据疫情及当地的社情状况采取控制疫情的各种隔离防护措施，会进行区域划分控制、封堵，减少或禁止人们外出，控制人群流动，以控制传染性疾病的传播。人们应以遵守法律的心态，自觉服从管制，遵守各项规定。违者就是违法。个人除执行国家政府的相关法令外，还须做好个人的隔离防护措施。

1）戴口罩。在疫情传播期间戴口罩是一种最基本的个人隔离防护措施，也是最简单、最有效的方法。无论是消化系统还是呼吸系统的传染病，都需要戴口罩进行防护隔离。戴口罩首先是保护自己，避免让感染者传染自己。有些人对戴口罩不以为然，认为自己身体好不会被感染也不会传染给别人，殊不知在传染病流行期间，若不做防护，大家被感染的概率是均等的，只是感染的结果是不一样的。有些人被感染后，不会发病。有些人被感染后，症状很轻，可以自愈。但是有些人因体质弱、抵抗力差，被感染后不仅发病，病情还逐渐加重，甚至有生命危险。这就是所谓的人群易感性不同。戴口罩既可防止病毒通过唾沫、痰液等传播，同时也提醒人们保持接触间距，最好在 1~2 米以上，以便收到隔离保护的效果。

2）勤洗手。在疫情期间，洗手也成了一项个人防护的重要方法。与他人接触后，一定要洗手。外出回家后，第一件事情就是洗手。这样可以使你在无意中接触到感染源或被感染物体后，能尽早保持个人卫生，避免被感染或传染给自己身边的人。对平时爱干净甚至有洁癖的人来说，这很容易做到。避免频繁洗手诱发强迫症，以致引起心理问题及其他心理困扰，影响疫情期间的正常生活，导致心理障碍。一般人用洗手液、肥皂、香皂洗手即可，不必像公共卫生人员、医务人员用专业的洗手液、消毒液洗手。不过，可以借鉴专业医务人员的洗手方法。

3）隔离消毒措施。疫情期间防止疾病迅速扩散、控制疫情的最根本举措是在室内、外公共场所进行日常的、大规模的消毒杀菌，禁止人员聚集，防止群体流动，减少人员外出，对感染患者进行隔离治疗，对疑似患者隔离观察，对与患者及疑似患者有密切接触史的人群进行隔离调查，弄清其生活轨迹，或集中隔离，或居家隔离。这是切断感染源、阻断传播途径、控制疫情发展的关键措施。室内保持干净卫生即可，不必频繁消毒，消毒剂过度使用可能导致身体不适及过敏。

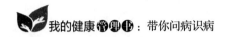

隔离消毒在疫情期间所发挥的作用是明显的，效果也是肯定的。

总而言之，流行性传染病的预防就是养成健康的生活习惯。这既是身体健康的基本保证，也是流行性传染病的基础防护。**凡有着健康的生活习惯、健康的饮食习惯，并具有安全防护意识的人们，在重大疫情发生至结束时，他们很可能未被感染，一直健康生活着。**

通过对12个系统的问病可以看出，人之所以会生病，会有这样和那样的毛病，来自方方面面的原因。无论哪个系统有问题，不管是大问题还是小问题，都会让人不适、不舒服。系统与系统之间、器官与器官之间，彼此的来往联系不通畅、不协调，都会造成人体的不适应。相互之间的应答反应速度不正常，过快或过慢都能让人产生不良感受，甚至使人在主观上产生感染觉功能失调感。这是由于组织之间、器官之间、系统之间的平衡失衡了。失衡的程度越明显，人的客观反应越强烈，疾病表现更突出。也就是说，人体内环境的稳定被破坏了，人的机体会出现一系列功能上甚至是器质上的改变。在失衡的同时我们也可以看到机体有着强大的自我调节、恢复平衡的能力。其实人们日常中对此也有一定的认识，人生阅历较多、生活经验丰富的长辈们更为清楚。当某个人因工作长期劳累，或因旅游及其他原因长期外出，导致疲惫、体力减退、食欲不佳、睡眠不好等情况时，怀疑自己患病。亲朋好友和长辈劝他好好休息一下，吃好点，睡好觉，调养调养，会恢复过来的。事实证明，经过一段时间的休息和调理，没有打针吃药，身体逐渐恢复如常。这期间也到医院检查过，未见明显异常。这是关于人体代偿调节能力的有力佐证，在我们的生活中屡见不鲜。在一定的空间和时间内，在机体适应环境条件的情况下，能够通过自身的调节，让机体恢复或达到动态平衡。积极调动、最大限度地发挥机体的代偿能力，并与之协调助力，尽快恢复体内平衡，是问病中不可缺少的重要过程及内容。

这表明机体在某种因素的刺激干扰下，有失衡的倾向。在失衡的初期，通过自我保护、自我调节、自我反馈等手段及机制，使身体恢复到相对平衡的状态之中，保持身体健康。若此时，人们也意识到这些问题，主动创造条件，采取利于机体的方法和措施，机体在很短的时间内就能逐渐达到平衡，并恢复健康常态。比如在感冒初期，好好休息，多饮水，注意饮食，吃些防治感冒的药，感冒症状会在较短时间内得到控制并且消除，恢复正常。如在此时不好好休息，还进行大运动量的锻炼，甚至玩耍熬夜，抵抗力下降，感冒能好吗？如果人们平常注意规律生活，平衡膳食，营养得当，身体健壮，抵抗力强，不就可以不得病、少生病吗？若进行有针对性的预防，有的放矢，效果会更好。

经过对 12 个系统的问病，对常见病、多发病的前兆有了了解，增强了对疾病的预判和警觉性，加强了反应性，知道了一些积极应对的正确方法和措施。在机体调节系统不能恢复身体的动态平衡时，寻求医生的帮助，尽快恢复身体的平衡，消除疾病，尽早康复。不能硬扛，心存侥幸，从而延误病情，导致身体受损人吃亏，多花钱还落下一个迁延不愈的慢性病。尽管大多数疾病都是可以预防的，也是可以治愈的，但不要错过时机。

人生活在大自然的环境中，上有天，下有地，人们生活的环境气候、地域特点、季节变换等都是影响、制约人健康的重要因素。人们要想健康快乐地生活在地球村的环境里，对环境的适应及自身衣食住行的状况，是影响人身体健康、正常生活的综合性的重要因素。人们必须充分了解环境对人的影响，深刻领悟人与环境建立和谐关系的重要性。

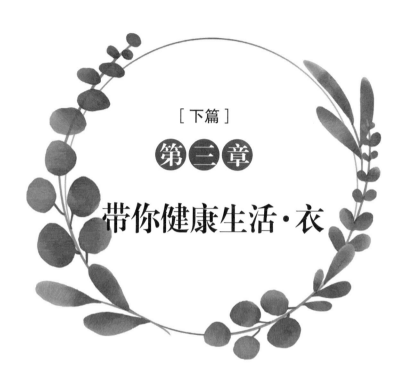

［下篇］

第三章

带你健康生活·衣

穿衣戴帽各有所好，这是现代人衣着的个性体现。在人类社会的初期，人类用树皮、树叶遮盖关键隐私部位，起着遮羞的作用。到了原始社会，人们开始认识到衣服对人的重要性，将树皮、树叶、兽皮等材料披裹在身上，有了衣服的雏形。随着人类文明的进步、社会经济的发展以及纺织、制衣的问世，人们渐渐有了服装、鞋袜，人类社会逐步向文明社会迈进。人们慢慢认识到，衣服不仅御寒、遮羞，还可以保护人的身体，不同材质的衣物对人有不同程度的保护效果。衣服的色彩，还可以让人看起来更精神、更好看。随着社会的进步和发展，不同款式、不同材质、不同颜色的衣服，早已不限于御寒和保护功能，而被赋予了更多的意义。服装可以细化为礼仪用的、运动用的、军事用的、家居休闲的、睡觉用的等等。到现代社会，衣服早已成了一种多层次、多元素的文化，一种时尚，一种潮流，一种引导消费的指南等。但是归根结底，衣服最基本的功能还是御寒和保护，而且直接关系到人体的身体健康，影响着人们生活的方方面面，是人适应环境及与环境建立平衡的基本体现。

第一节　衣服的基本功能

一、御寒为基本需求

人类对衣服的最基本需求是抵御外界环境变化。气候、季节更替给人带来的最直接不适就是寒冷，穿衣之后可感到温暖。人如果不穿衣或衣服穿少了，除了夏天之外都会感到凉意冷寒，长此以往，会因寒致病。好多疾病因寒而起，因冷而致。好多感冒、拉肚子就是受凉、受寒引起的。中医就有寒凝气滞、气滞血瘀之说。气滞血瘀本身就是病症，可引起其他更多的疾病。因此，为使自己少生或不生病，防寒保暖成了人们的基本常识。着凉受寒，不仅本身引起疾病，还可以诱发好多疾病。这是因为人们的受凉或受寒超出了自身为防寒调动的产热，造成体内产热和散热的平衡失衡，随后引起体内一系列变化，使得内环境发生紊乱，而发生一系列可能的病理生理变化，加上人们的体质不同，因而有不同的疾病表现或异常表现。寒从脚下起，生动地指出寒冷是致病的一个重要因素。我们这里所说的衣服是一个泛指，它包括衣服、裤子、帽子、鞋袜等，还有围巾、口罩、手套等配套防护饰物，指所有能穿着、佩戴在身上的保暖与御寒的物品。衣服主要功能是防寒保暖。

二、保护功能

除了防寒保暖外，衣服的第二功能就是保护功能。

衣服的保护功能体现在：①完整的着装可防风，防止蚊虫及微生物的侵害，使人体最大的保护屏障——皮肤有了保护装。②免受碰伤、擦伤，尤其是现在的劳动防护服保护人体特别有效。

总之，所有的服装包括特种服装（如防弹衣、太空服等）可以保护我们的皮肤不受伤害，免受风寒的侵袭、外界的侵扰，避免诱发疾病，保持健康，正常生活。

三、遮羞

遮羞是衣服的第三个重要功能。

追溯衣服的起源和历史，遮挡人的隐私部位是衣服最早期的作用。我们所说的羞耻之心可能就来源于此。随着人类社会的进步和发展，羞耻的概念逐渐扩展到不同的领域，并上升到道德文化层面，成为社会共识和文明底线。即使在文明高度发达的现代社会，用料最少的衣服如比基尼泳装，不仍是在起着这个作用吗？在衣服的发展过程中，人类也一直重视遮羞的作用。内衣、内裤的发明，就是最好的证明，同时也是人类从野蛮粗放走向文明讲究的最好体现。内衣、内裤已成为人们生活中必不可少的衣物，也是保护人体健康，尤其生殖健康的重要条件之一。由内衣的材质和款式诱发的相关疾病，已不容忽视。

第二节　怎样穿衣，利于健康

在现代社会，人们早已不处于人类初期，不再只满足遮体御寒这种低层次、基本的衣服功能，而将衣服的功能发挥到了最大。具体到现代人的需求，就是衣服既能遮体御寒，又能使人感到舒适。通俗地说，就是怎么穿衣，人最舒服，最愉快高兴。冬去春来，春走夏临，秋离冬至，季节的轮换在给人们穿衣带来无穷的乐趣同时，也制造了不少麻烦。风寒暑湿燥火，六邪致病，正是考验人们如何过好与自然环境相处的第一关，也就是如何穿衣。衣服穿好了，就守住了身体抵御外邪侵入的第一关，防止六邪致病。

人们穿衣的多少、质地的不同，很大程度上取决于季节的变化。冬天穿棉衣、大衣；夏天穿短袖、背心；秋天衣服由少到多，由薄到厚，逐渐穿得多起来；春天由厚到薄，由多到少，越穿越少，越穿越薄。阳春三月，大地万物复苏，气温回暖。可在春季，尤其是初春，冬天寒意尚未全去，春寒料峭，倒春寒时常提醒人们真正的春天尚未来到。寒魔迟迟不愿退出他的领地，没有几番较量和争夺，暖春不会真正给人带来春暖洋洋的舒适。春夏之交，也是温神变脸的时机。姑娘们刚刚穿上可人的裙装，清明时节马上又要上身牛仔裤加上外套。盛夏的光临让美女帅哥有了展示苗条身材、强健体魄的舞台。酷暑让人大汗淋漓，挥汗如雨，只有在空调房中才能得到凉意。夏秋更替是人们最享受的季节，既可以继续展示身体优势和享受多彩时装给人带来的自信和愉悦，又能使自己的心境逐渐从燥热过渡到秋爽，给人带来的宁静与凉快。可秋天往往是短暂的，可谓好景不常在，天由热转凉、由凉转寒是抵抗不住的。那么四季怎样穿衣，利于身体呢？

我们的老祖宗早有经验总结：春捂、秋冻。因为夏冬是四季中的两极，一是少穿或不穿；一是多穿，不冷为宜。这一"捂"一"冻"，精辟点睛。人们大都知道这一说法，可并非都能领会到位，要不然为何春天、秋天都是疾病的发病高峰季，患者比其他两季都要多一些，尤其是碰上流行性传染病，更是让医院人满为患。说明人们并没有真正懂得"捂"和"冻"的道理。秋冬季节发病率高，穿衣不妥虽不是唯一的原因，但却是很重要的原因之一。

一、春天为什么要捂

春季到来，万物复苏，春暖花开，气温慢慢升起来，寒气逐渐退去，这是一个渐进过程。漫长的冬季耗去了人的大量热能和精力，身体的恢复、抵抗力的加强、体质及体能的恢复也需要一个过程，在没有达到适宜人们生活的合适气温时，衣服穿少了势必会消耗更多的体能，这是个不易察觉的过程。此时过快、过多地减少衣物，不仅耗能，还给风寒袭人创造了机会，势必对人体不利，所以应缓慢减衣，适当地捂一捂。捂，就是减少能量的消耗，防止外邪的侵入，是有利无害的。尤其对于老人和小孩，一个年老体衰，另一个尚未发育完善，抵抗力均相对低下，甚至绝对低下。加之虽说春暖花开，气温逐渐上升，但春季的温度极具欺骗性。即使在晴天，温差也较大，往往超过10℃以上。最高气温在每日维持的时间不过三四个小时，看起来，气温在十几摄氏度到20℃以上，其实平均气温并不高，一日之间使人温暖的时间并不长。所以捂是必要的。春季易患、易发各种疾病，尤其是传染病，特别是在受凉的情况下。这就是为什么春天里人们容易得病，还是捂一下好。

二、秋天为什么要冻

进入秋天，天气告别酷暑，步入秋凉，这也是个渐进的时段。往往立秋时，大家仍着夏装，只是早晚变得凉爽了，人们的心情也渐渐平复一些，少了一些往日的烦躁。随着金秋的到来，感觉虽然凉爽，可气候趋于干燥，于是有了秋燥之说。燥给人带来的客观反应包括皮肤干燥、水分丢失快、极易上火，这种状态被人们带到了初冬。冬天到了，天气骤变，人们忙着添加衣物抵御冬日的寒冷。大家应该有这样的感受，由深秋入冬天时，虽着秋装，并不感到冷，这种状况起码可持续十天半个月。人虽感凉意，但并无明显不适。这是因燥火还起着暖的作用，如果这时穿过多或过厚的衣物，燥火不除，又添新的暖火，岂不燥火更盛，心情、身体皆可出现不适的表现。再者深秋初冬时，本应让身体有一个对寒冷的适应过程，以增加身体对寒冷的耐受性。过厚的衣物会使人在这方面降低了耐受性，反而易畏寒怕冷，尤其是那些不爱运动的人。反之，秋冻既让体内的燥火逐渐散去，又增加了御寒的体力和耐受性，做好准备去迎接真正的寒冬，对人是有益无害的。

当然，秋冻是相对的，身体虚弱、大病初愈、慢性病者应视身体情况而定，及时酌情添加衣服，满足个体需要，保证身体情况稳定，避免出现意外或生病。

三、二十四节气帮助我们穿衣戴帽

二十四节气，是古人依据黄道面划分制定的，属太阳历范畴，上古时代已订立，到汉代收入太阳历，作为指导农事的补充方法。二十四节气既是历代官府颁布的时间准绳，也是指导农业生产的指南针，还是日常生活中人们预知冷暖雪雨的晴雨表，是中华民族劳动人民长期实践经验积累的成果和智慧的结晶。

2016年11月30日，二十四节气被正式列入联合国教科文组织非物质文化遗产名录。在国际气象界，二十四节气被誉为"中国的第五大发明"。2017年5月5日，二十四节气保护联盟在浙江杭州拱墅区成立。

我们以春季6个节气（立春、雨水、惊蛰、春分、清明、谷雨）为例，6个节气中有4个都和雨水有关，只要下雨尤其是在春季，气温就比晴天低。到了4月清明时节，雨纷纷又让人穿起了厚衣，就有了民间的清明寒食节后才把寒衣送。这也给春捂下了注脚。秋季的节气同样也给了我们秋冻的注解。现在天气预报帮我们了解气候变化，给我们带来了不少方便。我们可以将现代生活的方式和传统的二十四节气知识结合起来学习了解，认识到二十四节气是我们对自然气候、物

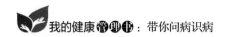

候趋势的了解，而天气预报是我们对每天气候的细致了解，这样一来，便可方便我们穿衣戴帽。

当然不同地区的季节气候是不同的，如东北地区冬季漫长，春季5月才来，春夏时间短。南方地区如海南，冬季气温大都在20℃以上，十几摄氏度的日温时段都很少。这都要具体区分、对待及总结，做出对人有利的穿衣加减的正确选择。

四、不同年龄、性别的穿衣

年龄大的老人因年老体衰，身体中的各系统和器官呈衰退之势，组织细胞呈不同程度的退行性改变，反应迟钝，总体抵抗力相对低下，无论是春捂还是秋冻，都应以保暖为主，防寒为上。

学龄前儿童、1~3岁的幼儿、3~6岁的儿童，因年龄太小，身体各系统尚未发育成熟，体质较弱，难免受外界气候变化的影响，抵抗力较低，尤其要注意加减衣服。儿童处于生长发育期，代谢旺盛，俗称小儿火大，在同一气候条件下，小儿应比成人少穿一件衣服为好。而且小孩易动，喜欢出汗，注意擦汗、洗澡，养成良好卫生习惯。现在不少家长在小儿玩耍时，在后面垫一条汗巾，不失为一好招，防止小儿回汗。回汗易致小儿感冒、发热，这是因为小儿体温中枢发育不完善，体温调节能力差。

至于性别，在穿衣上没什么差异。按以往的说法，成年女性身体的脂肪多于男性，保暖、耐受性及耐寒性要强于男性。可是时代变了，现在的女性尤其是年轻人，过于爱美，保持身材和体态、体型，以瘦为美。因此青、中年女性应该比男人更怕冷些，美丽"冻"人是常见现象，不乏因此患病或诱发其他疾病，影响健康。大家都应主动适应季节气候的变化，为了身体的健康，主动添加衣物。

第三节　季节变换，如何穿衣让人舒适

防寒保暖，不受凉挨冻，是人们最基本的着衣需求，而且是已经解决的事情。随着人类社会的发展、文明程度的提高，经济高度发达，人们已对穿衣戴帽提出了更高的要求，既要保暖，又要舒适，还要大方美观。

一、在寒冷的季节，穿得越多越暖和吗

传统观念认为在寒冷的季节，就要多穿衣服。尤其是由秋到冬，气温逐渐下

降，穿件毛衣不够再加件毛衣，还冷再加件毛背心，更冷了，就加棉衣或皮衣，开始觉得暖和不少，衣服得当，随着寒冬的延续，总觉得穿再多还是冷。如果环境温度得不到改善，特别是非体力劳动者，并未觉得真正暖和，当然更谈不上舒适了。殊不知冬天穿过多的衣物一方面起到御寒作用，但另一方面，由于衣物过多，除了厚重感，还有束缚感，导致四肢活动不便，血脉不通畅，哪儿能暖和与舒适呢？这就是人们常说的冬天穿再多还是冷的原因。于是人们对冬天穿衣有了新的要求，轻柔保暖成了新的标准。工作生活中大量的事实都表明，冬天并不是穿得越多就越暖和，就算是在寒冷的冬天，一般穿衣以三件或四件衣服为宜。当然，衣服的材质有讲究。就上衣来说，一件内衣（保暖衬衣，或加厚的秋衣）、一件毛衣（羊绒最好，也有加厚的），加一件外套，可以是棉的，可以是呢绒，也可为皮毛，可为羽绒服等。下装也可参考如此。这样着装，既轻柔暖和，还贴身、宽松、舒适，活动方便自然。

无论在北方（东北或西北），还是在四季分明的中东部、中南及沿江城市，大都已完成或正在改善防寒取暖设备，解决了严寒给人们带来的麻烦。在室内只需要穿毛衣或衬衫，外出穿上棉袄、毛绒大衣、羽绒服即可。这种穿衣方式无疑是利于人体活动健康的。另外，还有鞋袜、帽子、口罩、围巾、手套等和穿着配套的组成部分，它们均能使人在寒冬的季节保暖防寒更加完善，使人更加舒适。

二、在炎热的天气穿得越少越好吗

酷暑盛夏，人们都着清凉装，恨不能天天着泳装才是。但是不是穿得越少对身体就越好呢？在夏季穿得少，利于身体散热，有助于人体体温调节中枢的调节。在室内，根据空调或地区差异，决定穿衣多少。在室外，并非越少越好，穿上轻薄的防晒服比较适宜。暑天强烈的紫外线、阳光的直射对我们的皮肤是有伤害的，较长时间的阳光下暴晒，轻者可造成灼伤，致脱皮、Ⅰ度烧伤，重者可得日光性皮炎。那些喜欢古铜色皮肤的人们，要酌情考虑，可在非夏季的情况下进行日光浴，既收获喜爱的肤色，又能促进骨骼健康，利于身体。为防晒，涂抹防晒霜，或使用防晒护肤品最好。

三、"三件穿衣法"应对季节变换

怎样穿衣才让人感到舒适呢？在此，向大家推荐一种穿衣的方法，叫作"三件穿衣法"或"三件套穿衣法"。也就是说，人们以穿三件衣服为基本衣着，根据不同的季节和天气，在此基础上加减一件衣服（夏季除外）。这种穿衣方法适合各个年龄段，无论男女老幼，而且适合大多数季节及气候，无论春、秋或寒冬，在三件基础上加减。这种穿衣法，打破了传统的穿衣习惯，更新了穿衣理念，展现了人们对衣服的美好追求，实现了人们衣着舒适、利于健康的愿望。现在已有部分中青年接受了这种理念，并在生活中采用三件套的穿法。下面试着对不同季节在三件套基础上的穿着进行搭配，以供大家参考。

1. 春季。初春虽不及严冬时那么寒冷，但和冬季也没有什么太大的差别，基本上以冬装为主，上装以保暖内衣、毛衣及羽绒服即可，下装以内裤、保暖秋裤、呢绒长裤、加厚或双层长裤便行。老年人也可以穿羽绒裤。随着春暖花开，温度逐渐上升，进入暖春，外衣裤可改成一般外套和稍厚的裤子，内衣可以不变。春季的这个时段是使人纠结的时期。晴天温度上升，嫌衣服穿多了，要脱。早晚温度较低，要穿。可一到阴雨天，温度又下降了，感觉到寒冷。特别是发生倒春寒的时候，尤为明显。这时要注意春捂。进入晚春初夏，加厚的内衣裤应该换成一般的秋衣、秋裤。随着温度的上升，脱掉秋裤，上衣可改为衬衣、T恤和一般外套。

2. 夏季。除了初夏与晚春着装差不多外，夏天是特殊的季节，与三件套关系不大。

3. 秋季。送走夏天进入秋季，初秋与晚夏的差异不大。但秋季的特点是温度逐渐降低，衣服逐渐增加。特别是进入深秋后，早晚温差较大，衣服的添加与更换较勤，主要以衬衫、外套、长短T恤为主。尤其深秋时秋雨较多，一场秋雨一场凉，典型的三件套开始逐渐上身。与春天不同的是，秋衣、秋裤还不用上身，秋冻就是要从现在开始，可以坚持到晚秋。晚秋与初冬的时间不长，很快冬装就要上身了。秋衣、秋裤、加厚衬衫陆续穿上，还要穿上毛衣、较厚的外套，准备过冬。

4. 冬季。平均气温都在10℃以下，加厚的内衣裤、厚羊毛衫或羊绒衫、呢绒大衣或羽绒服，都要上身了。与之相应配套的鞋、帽子、袜子、口罩和围巾等等纷纷登场了，可根据天气的情况和个人的喜好增减。一般三件套的外衣如大衣、棉袄、羽绒服等，领口宽松，即使是紧口的，对颈部来说，防寒不足，透风有余。若能围上一条围巾或类似的饰物，可起到非常好的保暖效果。女士不必说了，围巾、纱巾是她们生活的必需品，除了夏天外，这是她们关心、美化、装饰自己，提升自我形象的不可或缺的要素，同时还能保暖。其实男士这点应该向女士学习，有时候羊毛或羊绒围巾可能太暖和了，可是纱巾就可人多了，也可根据外衣不同的颜色进行变换搭配，不仅暖和，还使人生动有朝气，何乐而不为呢？向男士们极力推荐：秋冬春之际适用打领带，再配纱巾，就暖和无忧了。这样使人们衣服的功能和美观达到统一。还有帽子、口罩、手套等，有着防止散热、防风、防灰尘、防冻、保暖等多重作用，都是冬季不可缺少的用品。其实不光是在冬季，在其他季节，它们仍能发挥多重作用。

总之，除了三件套的穿衣方法外，根据季节和气候的不同，选择样式不同、材质合适、让人舒服的衣物。这一方法的重点在于每人可根据自己的喜好特点，在三件套穿衣法的基础上探索适合自己的习惯和亮点，在不同的季节里，穿上舒适的衣服，感到舒适，益于健康。

四、衣服的材质对人的影响

随着人类社会的不断进步，高科技为人们生活带来了巨大变化，现代科技使纺织行业日新月异，生产了数不胜数的新的面料，给我们的服装布料带来了更多的可能。服装材质的多元化、实用化，改善了以往传统服装材质的厚重、易皱、不贴身、不保暖等缺陷，不仅保证了服装的实用性、经济性，还色彩丰富、种类繁多、款式新颖，并更加人性化、舒适化，增添了生活的乐趣。总之，能给人带来轻薄、凉爽、透气感且吸汗速干的衣料，适宜做内衣、运动服装及夏装；使人感觉质轻、柔软、防皱、挺括的衣料，用来做西装等正装及外套、大衣等。即使是冬装，也要以轻柔为主的布料制作。这样看来，现代化的衣服材质应具备轻、柔、挺（防皱）、透气、保暖等几大要素，利于健康。人的穿衣戴帽能随着不同季节和气候的变化而调整，这是人适应环境、与环境保持平衡的体现，这种平衡反过来，对人的内环境的稳定是一种保障。试想人们穿着的服装材质舒适、搭配得体、颜色和谐，不仅让他人看着顺眼，自己也是满怀惬意，心情愉快，对身体能不好吗？

第四节　服装分类的作用

服装，在它漫长的发展演变过程中，在保持原有基本功能的基础上，逐渐衍生出多层功能及效用。

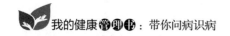

一、服装的分类

按功能分类，有如下 6 大类。①正装；②家居装；③休闲旅游装；④活动聚会装；⑤野外拓展装；⑥运动装，其中按运动种类的不同和需要，可再细分。

按职业分类。①国家执法机关如公安、检察院、法院、税务系统、工商系统等的工装。②各军种如陆军、海军、空军、火箭军、武警部队等的军装。③水务系统、电力系统、天然气系统、环境卫生系统、医疗卫生系统等的工装以及教育系统中各中小学的校服等。④各种企业生产单位定制的工装。⑤第三产业各种服务部门及单位如饭店、宾馆、中介机构、各类培训机构等的工装。⑥不同的艺术门类有特定的服装，包括训练及演出服装。

二、职业装分类的作用

突出职业特点，赋予职业责任，增加自信心，加强职业道德；使工作人员不敢随意放纵自己，不违法乱纪，主动为有需要的对象提供义务帮助和服务，自觉维护社会秩序；及时制止，或上报有关机关自己所遇见的突发事件、违法行为。

三、服装分类对人的效用

服装分类对人的影响主要在精神层面上，远远大于服装本身的作用。在大多数情况下，服装对人心理上有一种积极的暗示，如代表国家机关的服装给人骄傲自豪感，同时也提醒着装人应清楚自己是做什么的，应该如何做才对得起这一身装束。往往从事这类工作的新人在参加工作的第一天穿上职业装时心情定是激动的。即使不在国家机关工作，各行各业的工作服都在提醒着自己是什么人，应该做什么事儿，应该怎样做好自己的工作。

第五节　服装文化给人带来的愉悦

现代科技日新月异的突破和发展，使纺织、服装行业的进步速度极快，各种新材料、新技术为人民提供了多姿多彩、各式各样的布料、服装，满足了不同人群的各种需求。追新求异的要求、新面料的问世、定期的时装发布会和服装展览会、每年色调流行的趋势导向，尤其是时装模特的走秀表演，使得服装不仅是一个行业的一种实在的需求，更是一种内涵丰富、多元素汇聚、服务大众、回馈社会的文化，还形成了集设计、多媒体、摄影、绘画等多门类的文化产业，成为现代社会文化生活中不可或缺的重要精神食粮。当然，服装和服装文化给人们带来的不仅仅是穿衣需求的满足，还是美的享受，还给人一种追求美的动力。美是一种追求，是一种信仰，世上本就没有完美，只有更美。服装的多姿多彩、漂亮美丽，就是最好的体现。飘逸的裙装、庄重的晚礼服、时尚的休闲装、活泼可爱的童装、展现皇家古典的盛装、少数民族艳丽多彩的民族特色服装以及生机勃勃、活力无限的运动装等颜色各异的搭配，给人呈现了一幅幅绚丽多姿、五彩缤纷的画面，让人激动回味。现在街上经常看到忙碌的人群、旅游的团队、浪漫的情侣，很少看到雷同的服装。尤其是在国际大都市里，人们穿着个性的服装后就是一个个动感的模特，这样令人眼花缭乱的场景，能不让人心情愉悦、身心健康吗？

衣服助人御寒保暖，在维持人的身体健康的同时，还给人以精神享受，怡情悦心。更重要的是体现人们对环境的适应、人与自然的融合，使人同自然环境的相处由被动适应到自然交流，成为一种习惯、一种规律，从而使身体健康、神情稳定。

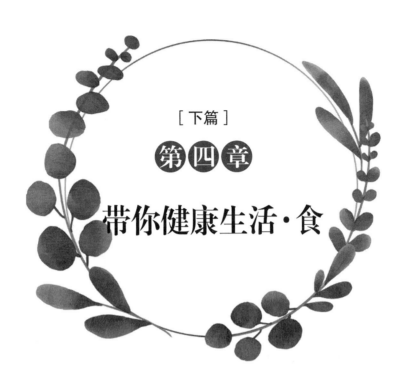

［下篇］

第四章

带你健康生活·食

"民以食为天""人是铁，饭是钢，一餐不吃，饿得慌""吃饭不积极，思想有问题"等民间警句、俗语，提示我们食是多么的重要，是人生命生活中的重中之重。人若不吃饭、不进食，最多坚持5天左右或更长一些；人若不喝水，坚持不了3天，不然就会渴死，这就是客观存在的事实，谁也无法改变。人身体所需能量和一切必需的营养物质都是由食物提供的。如果不能保证身体所需营养物质的供应，缺这少那将引起身体各种各样的不适甚至疾患，影响着人的身体健康。

第一节　人体必需营养物质

一、水

水是生命之源。水对身体的重要性，人们应该都有足够认识，且在本书上篇中有关章节业已详述。这里我们了解一下水的软硬度及与人身体的关系。

我们常听人说的硬水和软水是根据水的硬度大小来定义的。什么是水的硬度呢？

1. 水的硬度

指水中溶解的钙盐和镁盐的含量多少。含量多的硬度大，反之则小。一升水中含有10mg氧化钙或钙、镁含量相当于10mg氧化钙，称为1°。水中钙、镁含量越高，水的硬度就越大。通常将水分成硬水和软水。8°以下为软水，8°以上为硬水。地层深处流出的泉水和地下深井水多属于硬水。池塘、小溪、雨水、雪水等地表的水、纯净水属于软水。国家规定的饮用水标准硬度不高于25°，自来水的硬度就在25°以下。

2. 软水、硬水对身体的影响

我国地域辽阔，各地水源、水质不尽相同，水质软硬度也程度不一。但总的来说，高原山区水质的硬度一般偏高，平原与沿海地区水质的硬度一般偏低，地下水的硬度一般高于地面水。一般饮用水适宜的硬度为10°~20°。如果水的硬度过大，饮用后对身体健康有一定影响。如果不是经常饮用硬水的人，偶尔饮用了硬水，就会出现胃肠功能紊乱，即人们所说的水土不服。水的硬度和身体的某些疾病有密切关系。通过调查发现，在水硬度比较高的地区，心血管的发病率都比较低。

如果用硬水烹调鱼、肉、蔬菜等，就会因不易煮熟食物而降低其营养价值。用硬水做豆腐，不仅会使豆腐的产量降低，还会影响其营养价值。酿酒的水其硬度不能超过4°，否则酒质浑浊不清，酒味也会受到影响。水的软硬度也影响人的口感。多数矿泉水硬度较高，清爽可口。而软水显得平淡无味。用硬水泡茶、冲咖啡，口感不佳，用软水泡茶，色、味效果甚好。洗澡后感觉爽滑的是硬水，总感觉冲洗不干净的是软水。

3. 生活用水

干净、卫生、安全饮水用水，是我们日常生活中的头等大事。国家有规定，行业有标准，质量有监督，我国的生活用水总体是非常安全的，市场上的各种水产品值得信赖。由于水的软硬度对我们生活中的一些方面有影响，因而大家可根据自己的身体情况和需求进行选择取舍。要想硬水变软，最简单的方法就是将水烧开。

二、蛋白质

蛋白质是与生命以及各种形式的生命活动关系紧密的重要物质。

1. 蛋白质的生理意义

可以说没有蛋白质就没有生命。蛋白质是生命存在的形式，是机体生命的物质基础，机体的每个细胞和所有重要组成部分都要有蛋白质的参与。人体中的各种蛋白质性质不同，千差万别，在10万种以上，都是由20多种氨基酸按不同组合构成的。成年人体内约含蛋白质16.3%，也就是一个体重约60kg的成年人约有9.8kg的蛋白质。人体的蛋白质实际上都处在不断地合成与分解的动态过程中，约有3%的蛋白质参与更新。但不同年龄的人体内蛋白质的合成不同，新生儿和婴儿的合成最高，见表3。

表3　不同年龄人群的蛋白质合成情况

对象	年龄	每千克体重每天的蛋白合成 /g
新生儿	1～46天	18.0
婴儿	10～20个月	6.9
青年	男 20～25岁	3.3
	女 18～23岁	2.6
老年	男 68岁以上	2.9
	女 69岁以上	2.3

当膳食蛋白质来源适宜时，机体内蛋白质的合成与代谢处于动态平衡，这种关系以摄入氮和排除氮，即氮平衡来表示。用氮平衡的方法也可以了解机体对特定蛋白质的消化吸收情况及蛋白质的总体代谢状况，同时也可以了解机体对蛋白质的需要量。

B=I–（U+F+S）

I= 摄入氮；U= 尿素氮；F= 粪氮；S= 从皮肤损失的氮；B= 氮平衡。

2. 必需氨基酸

蛋白质是由各种氨基酸组成的。有 8 种氨基酸人体不能合成或合成速度远不适应机体的需要，这些氨基酸称为必需氨基酸。它们是异亮氨酸、亮氨酸、赖氨酸、甲硫氨酸、苯丙氨酸、苏氨酸、色氨酸和缬氨酸。此外，组氨酸对婴幼儿也是必需的。为了适应多种蛋白质合成的需要，人体必须从食物中获取各种氨基酸，尤其是必需氨基酸。如果饮食中经常缺乏上述氨基酸，会影响健康。

3. 食物中蛋白质营养价值的评价

评定食物中蛋白质的营养价值，要从以下三方面着眼。

（1）蛋白质含量。一种食物的蛋白质含量是否丰富，是一个重要的前提。蛋白质含氮量较恒定，故测定食物中总氮量后乘以 6.25 表示所含蛋白质的量，但实际上各种食物中蛋白质的含氮量略有出入，故有所差异和不同。

（2）蛋白质的消化率。蛋白质在人体内消化率的高低是评价蛋白质营养价值的另一方面。一般动物性蛋白质较植物性蛋白质消化率高。蛋白质的消化率受人体和食物两方面的影响。前者如全身状态、消化功能、精神情绪、饮食习惯和对该食物的状态是否适应等。而食物方面除食物属性外，还有像食物纤维素、烹调方式、共同进食的其他食物的影响。如大豆整粒进食时，蛋白质消化率仅为60%，但加工为豆腐可提高至90%。在一般烹调方法下，奶类蛋白质的消化率为 97%～98%、肉类为 92%～94%、蛋类为 98%、米饭及面制品为 80%、土豆为74%、玉米面窝窝头为 60% 等。

（3）蛋白质的利用率。利用率是指蛋白质，也就是氨基酸被消化吸收后在体内被利用的程度。

4. 膳食蛋白质的供给量及食物来源

根据我国营养学会对本国研究结果提出的每日膳食中营养供给量的建议，认为成人每千克体重以 1.2g 为宜，在总热能中，蛋白质生热比应占 12%～14%，少年儿童应按高线 14% 或以上。畜禽肉类和鱼类的蛋白质含量为 10% ~ 20%、鲜奶类为 1.5% ~ 3.8%、蛋类为 11% ~ 14%。干豆类蛋白质含量为 20% ~ 40%，是植物性食物中含量较高的。坚果类如花生、核桃、莲子等也含有 15% ~ 30% 的蛋白质，谷类一般含蛋白质为 6% ~ 10%，而薯类约占 2% ~ 3%。根据我国目前膳食蛋白质的供给情况，可考虑在粮食的基础上加上一定比例的动物性蛋白质与豆类蛋白质。如果每日摄入的总蛋白质达到我国营养供给量标准，而且其中有一半来源于动物和豆类，则较好地满足了人体营养的需要。

三、脂类

是一大类具有重要生物学作用的化合物，它们都能溶解于有机溶剂而不溶于水。1g 脂肪能产 9kcal 热量，是食物中产生热量最高的一种营养素。无论是动物脂肪还是植物油，主要构成均为甘油三酯，由一分子甘油和三分子脂肪酸组成。kcal，是营养学上食物在体内经酶的作用进行生物氧化所释放出的热能的单位。1kcal 相当于把 1kg 水升高 1℃时所需要的热量。食物的热量与其化学成分有关。蛋白质、脂肪和碳水化合物的生理有效热能分别为 4kcal、9kcal 和 4kcal。

1. 脂类的分类

脂类包括中性脂肪和内酯。前者主要是脂肪及油，而后者种类很多，其中，①重要的有磷脂，它含有磷酸、脂肪酸、甘油和氮化合物；②鞘磷脂；③糖脂；④内固醇及固醇；⑤脂蛋白类。

2. 脂类的消化与吸收

膳食中的脂肪主要为中性脂肪及甘油三酯，在分子结构中三个脂肪酸有不同的不饱和键和不同长度的链，因而其吸收的效率也不同。脂肪是在小肠内吸收的，在这里脂肪开始变成略带极性的化合物。虽然胃里有少量脂酶，但胃对脂肪的主要作用只限于初步乳化，这些乳化的脂肪进入十二指肠的速度视膳食中脂肪含量的比例而异。脂肪的比例越大，停留在胃的时间就越长，这就是吃大量高脂食物后长时间有饱腹感、难以消化的原因。不饱和脂肪酸酶解的速度快于饱和脂肪酸，大部分可食的脂肪酸都可以被完全吸收和利用。但吸收慢的脂肪如大量摄入时，有一部分将在粪便中损失掉。脂肪的吸收快慢并不影响它们的价值。易吸收脂肪，当然可以很快地被机体利用，并且不易产生饱腹感。吸收慢的脂肪虽会使人产生饱腹感，但对于脂肪的运载系统也不产生太大的负担，造成突发高血脂的机会也少。一般脂肪的消化率可达 95%。实验证明，奶油、豆油、椰子油、玉米油及猪油都能被人体在 6 ~ 8 小时之内消化。其中，在摄入后的 2 小时均吸收 24% ~ 41%，4 小时为 53% ~ 71%，6 小时达 68% ~ 86%。脂肪的熔点影响其吸收的速度。

此外，影响脂肪吸收速度的因素还有很多。一岁以内的婴儿和老年人一般吸收较慢。脂肪消化时乳化剂不足也降低吸收率。食物中钙对脂肪的吸收也有一定的影响，钙的吸收需要脂肪的存在，过量钙的摄入影响高熔点脂肪的吸收，但不影响高不饱和脂肪酸的吸收，其原因很可能是钙与饱和脂肪酸形成难以吸收的钙盐。脂肪在餐后常以乳糜微粒的形式出现于血液，并在脂蛋白脂肪酶的作用下释放出脂肪酸。

3. 必需脂肪酸

必需脂肪酸是指在机体生命活动中所必需的脂肪酸，它不能被机体合成，一定要从食物中摄取，主要包括亚油酸和亚麻酸。必需脂肪酸的缺乏在人类婴儿中可引起皮肤干燥、鳞状脱屑，以及体重增长缓慢，这种症状可在给予含有丰富的必需脂肪酸的油类后改善，但也有例外。机体摄入过多的必需脂肪酸也可能产生一些副作用，例如机体中抗氧化剂的量会减弱。正常膳食中大部分含有多不饱和脂肪酸的食物，往往都同时含有维生素 E。维生素 E 作为抗氧化剂的存在可以减少上述副作用的可能性。必需脂肪酸在植物油中含量较多，动物脂肪中的必需脂肪酸含量相对较少。

4. 膳食脂肪的来源

膳食脂肪主要包括各种植物油及动物脂肪。除此之外，各种常见食物都含有一定量的脂肪和内酯。植物油含量较高的主要是大豆、花生、菜籽等，动物脂肪视肉、鱼等具体部位及体脂量的多少而异，这些会因地区、气候、饮食习惯等的不同而有差别。在膳食中保持一定比重的脂肪是必要的。我们要知道脂肪的基本作用：①提供必需脂肪酸；②携带脂溶性维生素类物质；③为机体提供大量的热量和必要的能量储备；④使膳食具有饱腹感；⑤增加食物的风味和保护蔬菜中的维生素物质，免于与氧接触而氧化。

我国成年人通过混合膳食，如果能每天摄取约 50g 的脂肪，就可以满足生理需要。如每日热量总摄入 2600kcal，则脂肪总热量的比例在 17% 左右。世界各国成人每日摄入的脂肪占总热量的比例在 15% ~ 35% 之间。对我国而言，虽然各地饮食习惯不同，但一般以控制在 17%～25% 之间为宜。当然在研究脂肪在膳食热量中所占比例时，前提条件是热量总摄入是适宜的。**另外，多不饱和脂肪酸也不是越多越好，建议不超过总热量的 20%。**

四、碳水化合物

1. 碳水化合物的生理意义和分类

营养学上的碳水化合物包括食物中的单糖、双糖、多糖等。碳水化合物是世界上大部分人类从膳食中取得热量的最经济和最主要的来源。除供给机体热量外，碳水化合物还参与细胞的多种代谢活动，是机体的重要营养物质。碳水化合物是维持神经系统功能所必需的物质，在代谢中有抗生酮作用和解毒作用。碳水化合物的存在可免于将蛋白质作为机体的热量来源而消耗，有利于发挥蛋白质特有的生理功能。与蛋白质和脂肪比较，碳水化合物在人体中储备量少得多，仅占人体干重的 2% 左右，而人体每日所消耗的碳水化合物量比体内储备量大得多。这是碳水化合物在营养上的一个特点。因此，必须保证碳水化合物的供给。

食物中碳水化合物的种类包括：①单糖类。有葡萄糖、果糖、半乳糖、甘露糖，在动植物性食物中还有少量的戊糖（核糖、脱氧核糖），在根茎类蔬果中还有阿拉伯糖及木糖。②双糖类。有蔗糖、乳糖、麦芽糖等。上述糖类甜度不一，一般若以蔗糖的甜度为 100，其他常见糖的甜度分别为果糖 170、葡萄糖 50、山梨醇 50、乳糖 20。③多糖类。是由较多葡萄糖分子组成的碳水化合物，可分为两类。一类能被吸收如淀粉、糊精、糖原、海藻多糖。另一类不能被吸收，主要指膳食纤维，尤以纤维素为主，有纤维素、半纤维素、木质素。还有果胶类物质，它不是纤维，存在于水果中，主要由乳糖醛酸和其他的糖构成。

植物性食物中的粗纤维含量不一，豆类、果蔬菜类较多，这类物质虽然不被人体消化和吸收，但它能吸收与保留水分，使粪便柔软，有利于排便，也能刺激消化液的分泌与肠道的蠕动，因此它在营养学上的作用也是不可忽视的。

2. 碳水化合物的消化与吸收

食物中的碳水化合物主要是淀粉。淀粉的消化从口腔就开始进行，主要在小肠上端被消化吸收，所有的多糖及双糖都被糖酶分解消化成单糖后方被吸收。在小肠上部基本上由肠黏膜完成对各种单糖的主动吸收，其中肠黏膜上皮细胞刷状缘内的一种载体可选择性地将葡萄糖及半乳糖运至细胞中。

在各种单糖中，己糖的吸收较快，戊糖的吸收较慢，以半乳糖及葡萄糖吸收最快，次为果糖，甘露醇则较慢。因此用单糖补充热量，比淀粉效果更快。超过机体需要的碳水化合物可转变为脂肪并储存于脂肪组织中。此外，在一般情况下除一部分糖转变成糖原外，还有一部分成为脂肪酸，为机体提供能量。

3. 糖在机体的储存和利用

被机体吸收以后的糖有三个基本去向，一是进入血液被直接利用；二是暂时以糖原的形式储存在肝脏和肌肉；三是变成脂肪酸。这三种去向的比例视机体情况而有所不同，**在一般情况下，糖除转化为热量外大部分都转为脂肪**。人体 1/5 的基础代谢量供给脑组织，这部分能量仅来源于糖。糖是神经组织维持正常活动的主要能源。肌肉中的糖原可以迅速作为能量而被利用，因为利用当时不需要氧的直接参与。这些糖经无氧酵解产生乳酸，在有氧条件下可被氧化，进而再释放能量。在相对供氧不足的条件下，进入血液的乳酸可以在肝脏又转变为糖原。

4. 碳水化合物的食物来源

碳水化合物是最易取得的能量来源，在体内大部分用于热量消耗，它和脂肪是机体最基本的供能物质，而且往往相互补充调节。一般认为碳水化合物在膳食总热量中占 60% ~ 70% 是适宜的。多糖类主要存在于谷类、薯类、根茎类食物中，而单糖及双糖除一部分存在于天然食物中外，大部分都可以制成品的形式直接摄取。

五、无机盐与微量元素

人体内的各种元素，除碳、氢、氧、氮主要以有机化合物的形式出现外，其余各种元素无论其存在的形式如何、含量多少，统称为无机盐。其中含量较多的有钙、镁、钠、钾、磷、硫、氯等七种元素，占人体总成分的 60% ~ 80%。其他元素如铁、铜、碘、锌、锰和硒等，由于含量极少，在组织中的浓度只能以每千克体重微克、毫克来计算，故称为微量元素或痕量元素。无机盐是构成机体组织和维持正常生理功能所必需的，但不能提供热量。其生理意义在于以下 6 个方面。

（1）无机盐是构成机体组织的重要材料，钙、磷、镁是骨骼和牙齿的重要成分，磷、硫是构成组织蛋白的成分。

（2）无机盐是细胞内、外液的重要成分，它们（钾、钠、氯）与蛋白质一起维持细胞内、外液的渗透压，从而在体液的潴留和转移过程中起着重要作用。

（3）酸性、碱性无机离子的适当配合，加上重碳酸盐和蛋白质的缓冲作用，是维持机体酸碱平衡的重要机制。

（4）在组织液中各种无机离子保持一定比例。钾、钠、钙、镁离子是维持神经肌肉兴奋性、细胞膜通透性以及所有细胞正常功能的必要条件。

（5）无机元素是构成某些具有特殊生理功能的物质的重要成分，如血红蛋白中的铁、甲状腺激素中的碘等。

（6）无机离子是很多酶的活化剂、辅因子或组织成分等。

人体每天的新陈代谢中都有一定数量的无机盐通过各种途径排出体外，因而有必要通过膳食来补充。无机盐在食物中分布很广，一般都能满足机体需要。从实用营养的观点来看，比较容易缺乏铁和钙。在特殊地理环境或其他特殊条件下，可能有缺碘、缺锌、缺硒的情况。

1. 钙

1）钙的生理作用与缺乏症。成人体内含钙总量约 1200g，约占体重的 2%，其中 99% 集中在骨骼和牙齿中。在骨骼和牙齿中存在的主要形式为羟磷灰石结晶，也有部分是无定形的。后者在婴儿时期占的比例较大，随着年龄的增长而逐渐减少。其余 1% 的钙与柠檬酸或蛋白质结合，大约 50% 以上是离子状态，存在于软组织及血液中。这部分统称为混溶钙池，它与骨骼维持着动态平衡。骨骼中的钙不断从破骨细胞中释出进入混溶钙池，而池中的钙又不断沉积于成骨细胞中。这种钙的更新每日约 700mg。钙的更新随着年龄的增长而减慢，幼儿的骨骼 1~2 年更新一次，成人 10~20 年更新一次。男性在 18 岁以后，女性就更早一些，骨的长度开始稳定，但密度仍继续更新若干年。

钙是维持所有细胞生理状态所必需的。只有钙、镁、钠、钾等离子保持一定的浓度和比例，组织细胞才能表现出适当的感应性。像心脏搏动、肌肉神经正常兴奋性的传导和感应性的维持，都必须有钙的存在。若钙离子的浓度下降，兴奋增高将引起抽搐，钙离子浓度升高将抑制神经肌肉的兴奋性。钙参与凝血过程，激活一些酶系统。若缺钙，主要影响骨骼的发育和结构，可导致婴幼儿的佝偻病和成人的骨质软化症、骨质疏松症等。

2）钙的吸收、排泄和潴留。膳食钙在肠道中吸收很不完全，70%~80% 不被吸收而留于粪便中，这主要由于钙离子可与食物中的植酸草酸及脂肪酸等阴离

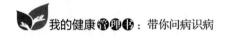

子形成不溶性钙盐。

谷类含有的植酸多，故其导致钙的吸收率较低。膳食纤维已被大量证据证明，影响钙的吸收。因此在强调膳食纤维优点的同时，也不要忽视其对钙、镁、铁等吸收的不利影响。脂肪消化不良时，常降低钙的吸收率。当然，有很多因素利于钙的吸收，如维生素D促进钙的吸收，乳糖对钙的吸收有促进作用，膳食蛋白供给充足时有利于钙的吸收。

钙的排泄主要通过肠道粪便、小便，且膳食中的蛋白质量过多时尿中排钙量还要增高。另外，高温环境中工作的人由于出汗排钙量可达每天100mg。哺乳期妇女每日乳汁中排钙量达100～300mg。

由上述可以看出，只要食物中钙的供给量超过机体中钙的消耗量则机体将根据钙的需要增加或减少钙的吸收、排泄与潴留，使成年人维持钙平衡，使正在生长的儿童维持正钙平衡，而这些过程都是由甲状旁腺激素、降钙素和维生素D来完成的。

3）钙的供给量与主要食物来源。我国规定的钙供给量为，成年人每天600mg，孕妇每天800～1500mg，哺乳期妇女每天2000mg。食物来源方面，奶和奶制品最好，不但含量丰富且吸收率高，是婴幼儿理想的钙源。油料作物的种子含钙最多，虾米、发菜、海带等含钙特别丰富。

2. 铁

1）铁的生理功能及在人体内的代谢。成人体内含铁3～5g，主要以两种形式存在。一是以特定生理功能的形式存在于血红蛋白、肌红蛋白及一些酶系统中。前两者运输氧，后者参与组织呼吸，推动生物氧化还原反应。二是以运输铁的形式及铁储备形式存在于运铁蛋白、铁蛋白及含铁的血红素中，体内铁的储备的主要形式是铁蛋白。以上各种形式的铁，都是与蛋白质结合在一起的，没有游离的铁离子存在，这是生物体内铁的一个特点。铁蛋白主要储存于肝脏、脾脏和骨髓的网状内皮系统中。若膳食中可利用的铁长期不足，就会在人体，首先是婴幼儿和孕妇、哺乳期妇女中引起缺铁性贫血，这是全世界普遍存在的一个公共卫生问题。

膳食缺铁引起机体铁损耗可分为三个阶段：第一阶段为铁减少期，表现为储存铁的耗竭，血红蛋白浓度下降；第二阶段为缺铁性红细胞生成期，此阶段不仅血红蛋白浓度下降，而且运输形式的铁也下降；第三阶段为缺铁性贫血期，表现为红细胞游离原卟啉浓度上升，血红蛋白及血细胞比容下降。

　　铁的吸收主要在小肠上部。首先食物中的铁被胃酸作用释放出亚铁离子，然后与肠内容物中的维生素 C 或一些氨基酸形成络合物。这些络合物在十二指肠及空肠的碱性溶液中仍能维持溶解状态，有利于吸收。当肠黏膜的细胞中铁蛋白的量逐渐增高至饱和时，铁吸收量也相应减少，最后停止吸收。所以身体需要铁较多时，吸收的铁也增加，需铁少时吸收也减少，铁在体内的代谢中可反复被身体利用。一般情况下，人体除肠道分泌和皮肤、消化道及尿道上皮脱落可损失一定数量的铁外，每日耗铁不大于 1mg，只要从食物中吸收的铁能补充这些损失，就能满足机体的需要。

　　2）膳食中铁的利用及影响因素。铁在食物中存在的形式有两类，一类是非血红素铁或离子铁，主要以氢氧化铁、络合物的形式存在于食物中。这种形式必须在胃酸作用下，事先与有机部分分开，并还原成亚铁离子后才能被吸收，因而影响铁吸收的因素不少。若膳食中有较多的植酸盐、草酸盐、磷酸盐和碳酸盐存在，则可与铁形成不溶性的铁盐，抑制铁的吸收，成为铁吸收的抑制因素。谷类食物中铁的吸收率低，原因就在于存在多种这类的抑制因素。但也有很多因素利于铁的吸收，称为铁吸收促进因素。维生素 C、动物蛋白质（牛奶、奶酪，以及蛋类等）、半胱氨酸、充足的钙存在等有利于铁的吸收。另一类是血红素铁，是与血红蛋白和肌红蛋白中的卟啉结合的铁。它以卟啉铁的形式直接被肠黏膜上皮细胞吸收，然后在黏膜细胞内分离出铁，并与脱铁铁蛋白结合成铁蛋白。所以此种类型的铁既不受植酸根等抑制因素的影响，也不受维生素 C 等促进因素的影响。但胃黏膜分泌的因子有促进此型铁吸收的作用。

　　对两型铁吸收都有影响的就是体内铁的储存量，储存量多则吸收率低，反之则吸收率高。总的看来植物性食物含的铁一般吸收率低，在 10% 以下；肉禽鱼等动物性食物含的铁吸收率一般较高，在 11% 以上；蛋类所含铁的吸收率较低，仅 3%，是由于有干扰物——卵黄高磷蛋白存在。牛奶是一种平铁食物，在动物实验中，用牛奶及其制品喂养动物可导致缺铁性贫血。大豆虽然含铁量较多，但其吸收率不高，而且还会抑制共同食用的其他食物中离子铁的吸收。

　　3）铁的供给量和食物来源。对铁的科学研究表明，铁在机体内可反复利用，丢失排出的数量很少，成年人一日排出量小于 1mg 或更低。按照 WHO 估计，若膳食中铁的平均吸收率为 10% ~ 20%，对成年男性每日供给 5 ~ 9mg 就能满足生理需要。妇女除平时铁的经常性损失外，月经期间每日约损失 2mg，故需要量比男性稍多。我国的膳食中铁的吸收率可能低于上述估计，所以铁供应量更多一些，建议每日供铁量为成年男性 12mg，成年女性 15mg，孕妇、哺乳期妇女 18mg。如前述如膳食中铁主要来自非血红素铁，此量可能偏低。铁的良好来源为动物肝脏、动物全血、肉类、鱼类和某些蔬菜如白菜秧、油菜、芥菜、雪里蕻、苋菜。除了上述介绍的无机盐外，值得关注的其他微量元素有氟、锌、铜、铬、硒、钼、锰、钴等。

六、维生素

维生素是人体所需要的一类有机营养素，它们并不是化学性质和结构相近似的一类化合物，之所以归为一类是因为其生理功能和营养意义有类似之处，它们都以本体的形式或可被机体利用的前体的形式存在于天然食物中。维生素与其他营养素的不同之处在于它既不提供热量也不构成人体组织，只需少量即可满足生理需要。一般不能在人体内经自身的同化作用合成。其中有的以辅酶或辅酶前体的形式参加酶系统工作。根据溶解性，维生素分为两大类，即脂溶性维生素和水溶性维生素。脂溶性维生素的排泄率不高，摄入过多可在体内蓄积，以致产生有害影响。水溶性维生素的排泄率高，一般不在体内蓄积，大量使用一般不会产生毒性。

人体维生素不足是一个渐进过程。当膳食中长期缺乏某种维生素时，最初表现为组织中维生素的储备量下降，继之出现生化缺陷和生理功能异常，进而引起组织学上的缺陷，最后出现各种临床症状。维生素缺乏的原因有原发性和继发性两种。膳食中含量不足属于原发性的。维生素的吸收和潴留发生障碍或在体内的破坏加速，及生理或病理上对维生素需要量升高而导致的维生素缺乏，属于继发性的。目前已知的维生素种类很多，但确定为人体所必需的只有维生素 A、维生素 D、维生素 K、维生素 E、维生素 B_1、维生素 B_2、维生素 B_6、维生素 B_{12}、维生素 C、烟酸和叶酸等。

（一）脂溶性维生素

1. 维生素 A

1）维生素 A 的特性和食物来源。维生素 A 又名视黄醇，它与胡萝卜素都对热、酸和碱稳定。一般烹调和罐头加工不致引起破坏，但易被氧化破坏，特别是高温条件下更甚。紫外线可促进这种氧化破坏。过氧化脂肪酸引起维生素 A 和胡萝卜素严重破坏，原因即在于此。当食物中含有磷脂、维生素 E 或其他抗氧化剂时，维生素 A 和胡萝卜素较为稳定。能提供丰富维生素 A 的食物有各种动物肝脏、鱼肝油、鱼卵、全奶、奶油、禽蛋等。提供丰富胡萝卜素的食物主要有有色蔬菜，如胡萝卜、青辣椒、菠菜、豌豆苗、红心甜薯、杏及杞果等。

2）生理功能。

（1）与正常视觉密切相关。眼的光感受器包括视网膜的视杆细胞和视锥细胞，在这两种细胞中都存在着光敏感的色素，而这些色素的形成和表现出生理功能均有赖于适量维生素 A 的存在。

（2）与上皮细胞的正常形成有关。

（3）可以促进动物生长及骨骼发育。

（4）维生素 A 的缺乏也影响动物的生殖功能。

3）维生素 A 缺乏对机体的影响。首先出现暗适应能力降低及夜盲症，然后出现一系列影响上皮组织正常发育的症状像皮肤干燥形成鳞片、异常粗糙等，称为毛囊角化过度症。其他部位、器官的上皮角化过度，可产生相应的症状。

4）维生素 A 过多症。因维生素 A 是脂溶性的，故排泄率不高，长期过量摄入可在体内蓄积，引起维生素 A 过多症，主要症状为厌食、过度激惹、头发稀疏、肝大、皮肤瘙痒症。成年人长期每天摄入 15000μg 当量（50000IU），即可出现上述中毒症状。大多数是摄入了大量维生素制剂，或大量食用野生动物肝脏、鱼肝引起的，一般普通食物不会引起维生素 A 过多症。

5）膳食中供给量的问题。根据血浆维生素 A 的耐量曲线和摄取量与生理盲点的关系等指标，认为维生素 A 最低的生理需要量为 2800IU，安全数量为 3500IU。若以 β 胡萝卜素记，则分别为 1.8～2.4mg 和 3.0～4.2mg。

2. 维生素 D

1）维生素 D 的特性和食物来源。维生素 D 主要包括维生素 D_2 及维生素 D_3。前者是酵母菌或者麦角中的麦角固醇经紫外线照射后的产物，人和许多动物的皮肤和脂肪中都含 7- 脱氢胆固醇，故皮肤经紫外线照射后可产生维生素 D_3，然后被运往肝肾转化为具有生理活性的形式，再发挥其作用。由于维生素 D_3 是在身体一定部位产生的，且要运往他处才能发挥其生理作用，因此不供给维生素 D_3，只保证足够的紫外线照射，也不导致缺乏。一般成年人只要能经常接触阳光，在一般膳食条件下是不会出现维生素 D 缺乏症的。当维生素 D 生理需要量增加时，像婴幼儿、孕妇、哺乳期妇女等单靠阳光照射还不够，应通过食物补充。维生素 D 为白色晶体，溶于脂肪和脂溶剂，在中性及碱性环境中能耐高温和氧化，在 130℃时加热 90 分钟后，其生理活性仍然能保存，但在酸性环境中则逐渐分解。故通常的烹调加工不会引起维生素 D 的损失，但过氧化脂肪酸可引起维生素 D 的破坏。

2）生理功能。维生素 D_3 对骨骼形成极为重要，它不仅促进钙、磷在肠道的吸收，还可以作用于骨骼组织，使钙、磷最终成为骨质的基本结构。但它并不能直接被利用，在体内必须先代谢转化，才具有生理作用。维生素 D_3 主要储存于脂肪组织，其次为肝脏，总的来说储存量比维生素 A 少。维生素 D_3 主要经胆汁排泄，它在转化成为极性较强的代谢产物并结合形成葡萄糖苷酸后，随同胆汁被排入肠中。

3）维生素 D_3 缺乏对机体的影响。缺乏维生素 D_3 时，婴幼儿可能发生佝偻病，成年人易发生骨质软化病及骨质疏松症，这种缺乏症在孕妇及哺乳期妇女中较易发生。最先而且最显著发生病理变化的部位是骨盆和下肢，以后逐渐发展至脊柱、胸骨及其他部位。

4）维生素 D 过多症。过量的维生素 D 也能在体内逐渐蓄积，最终引起维生素 D 过多症。据报道，维生素 D_3 的中毒阈剂量为每千克体重 500～600μg（每千克体重 20000～24000IU）成年人长期每日吃 10 万 IU 以上、儿童长期每天摄入 4 万 IU 以上的维生素 D_3 都引起中毒。其症状很像甲状旁腺功能亢进的情况，主要出现厌食、恶心、呕吐、腹泻、头痛、嗜睡、多尿及烦渴等症状。血清钙、磷增高。尿中钙、磷也相应增高，钙可大量沉积于一些软组织内，身体中大量的钙从骨中转入其他组织，使骨骼脱钙，停止维生素 D 的供给后很快可恢复正常。

3. 维生素 E

1）维生素 E 的特性和食物来源。目前已知有 4 种生育酚和 4 种三烯生育酚具有维生素 E 的生物活性，通常用 α 生育酚作为维生素 E 的代表进行研究。维生素 E 为黄色油状液体，溶于脂肪及脂溶剂，对热及酸稳定，对碱不稳定，可缓慢地被氧化破坏。维生素 E 广泛地分布于动植物组织中，含维生素 E 丰富的食物包括麦胚油、棉籽油、玉米油、花生油及芝麻油，但橄榄油中含量不多。莴苣叶及柑橘皮含维生素 E 也很多。几乎所有绿叶植物都含有维生素 E，它也存在于肉、奶油、奶、蛋及鱼肝油中。

2）生理功能。维生素 E 主要有抗氧化作用：①阻止不饱和脂肪酸受到过氧化作用的损害，从而维持着含不饱和脂肪酸较多的细胞膜的完整和正常功能；②预防了脂质过氧化，就避免了体内其他成分受到脂质过氧化物的伤害。

3）维生素 E 缺乏对机体的影响。在动物实验中维生素 E 缺乏可导致生殖系统的损害、肌肉营养不良。维生素 E 是维持骨骼肌、心肌、平滑肌、外周血管系统的结构和功能所必需的。维生素 E 与动物的生殖功能有关，但在人类中尚未发现因维生素 E 缺乏而引起的不育症。临床上常用维生素 E 治疗先兆流产和习惯性流产。

4. 维生素 K

1）维生素 K 的特性。维生素 K 化学结构的主要部分是 1，4-萘醌。维生素 K_1 存在于绿叶菜和动物肝脏中，维生素 K_2 则是人体肠道细菌的代谢产物。人工合成的维生素 K 与天然维生素 K 可以具有基本相同的生理作用。维生素 K_1 是淡黄色油，维生素 K_2 和维生素 K_3 则是黄色结晶，它们溶于脂肪及脂溶剂，维生素 K_3 易溶于水，耐热，但对强酸、强碱和强氧化剂都不稳定。

2）吸收和代谢。维生素 K 为脂溶性，在小肠中被吸收有赖于胆盐的存在，在体内储存时间很短，迅速被破坏，经代谢排出。血液中含量甚少，只肝脏中储存少量，其他器官中未能检出维生素 K。常用抗凝剂香豆素是维生素 K 的拮抗物。

3）主要生理功能和临床应用。维生素 K 有促进血液凝固的作用，它能促进肝脏合成凝血酶原，即凝血因子 Ⅱ，还能调节另外三种凝血因子的合成。当组织受伤时，凝血酶原和钙、血小板中的凝血活酶接触，变成凝血酶。凝血酶使纤维蛋白原变性成为纤维蛋白，使血液凝固。缺乏维生素 K 时，肝脏所产生的凝血酶原减少，血中几种凝血因子的含量都降低，致使出血后血液凝固发生障碍，轻者凝血时间延长，重者可有显著出血情况，皮下可出现紫癜或瘀斑、齿龈出血、创伤后流血不止，有时还会出现肾脏及胃肠道出血。

维生素 K 参与体内氧化还原过程，缺乏时，肌肉中的三磷酸腺苷和磷酸肌酸都减少，三磷酸腺苷酶活力下降。维生素 K 能增强胃肠道蠕动和分泌功能。缺乏时，平滑肌张力及收缩减弱。维生素 K 还能延缓糖皮质激素在肝中的分解，同时还具有氢化可的松的作用。长期注射维生素 K 可增强甲状腺内分泌的功能。患甲状腺毒症的患者，其血中凝血因子含量降低，给予维生素 K 则可纠正。维生素 K 广泛存在于食物中，而且大肠内的细菌也能合成，单纯因膳食供应不足导致维生素 K 缺乏者极为少见。

（二）水溶性维生素

水溶性维生素大致可分为 B 族维生素和维生素 C。它们之间的共同特点是：①溶于水，不溶于脂肪及脂溶剂。②较易从尿中排出体外，故在满足了组织方面的需要后，多余的维生素将从尿中排出，没有非功能性的单纯储存形式。③绝大多数以辅酶或酶基的形式参与酶系统的工作，在中间代谢的很多重要环节中起着重要作用。④它们的营养水平多数可从血或尿液中反映出来。

1. 维生素 B_1

1）维生素 B_1 的特性和食物来源。维生素 B_1 常以盐酸盐的形式出现，为白色结晶，溶于水，微溶于酒精，气味似酵母，不易被氧化，比较耐热，特别是在酸性环境中特别稳定，但在碱性环境中遇热极不稳定，在 pH 值 > 7 的情况下可大部分被破坏，甚至在室温下也可逐渐被破坏。故在煮粥、土豆和蒸馒头时，若加入过量的碱，则会造成维生素 B_1 的大量损失。含维生素 B_1 丰富的食物有谷类、豆类、酵母、坚果、动物心脏、肝肾、脑、瘦猪肉以及蛋类。蔬菜较水果含维生素 B_1 稍多，但都不是维生素 B_1 的主要来源。不过芹菜叶及莴苣叶含量较为丰富，应注意利用。

2）生理功能。维生素 B_1 主要参与糖代谢的过程，这个过程也是机体内物质代谢和能量代谢中很关键的过程。若机体内维生素 B_1 不足，不仅使糖类代谢发生障碍，并且影响机体整个代谢过程；不仅丙酮酸不能继续代谢，而且还影响氨基酸的合成、代谢和脂肪酸的合成。

3）维生素 B_1 缺乏对机体的影响。人们长期大量食用碾磨过度的精白米面，而又缺乏其他杂粮和多种副食品的补充，就容易造成维生素 B_1 的缺乏而患脚气病。成人患脚气病时首先出现体弱及疲倦，然后出现头痛、失眠、眩晕、食欲不佳、其他胃肠症状和心动过速。脚气病有三种类型。第一型是干性脚气病，以多发性神经炎症状为主，可有肢端麻痹或功能障碍。第二型为湿性脚气病，主要症状是心衰引起的水肿。第三型是急性混合性脚气病，兼有上述两型的情况。

4）供给量与热量的关系。维生素 B_1 的需要量应与机体热量成正比。所以一般都主张维生素 B_1 的供给量应以每千卡的热量供给多少来表示。WHO 的资料表明，维生素 B_1 的供给量低于每千卡 0.3mg 时，即可导致脚气病，大多数脚气病患者的膳食中维生素 B_1 的含量低于每千卡 0.25mg。一般认为维生素 B_1 的最低生理需要量为每千卡 0.33 ~ 0.35mg，要使组织中维生素 B_1 饱和则应给予每千卡 0.5mg。世界上多数国家包括中国在内，维生素 B_1 的供给量标准都定为每千卡 0.5mg。

2. 维生素 B_2

1）维生素 B_2 的特性和食物来源。维生素 B_2 为橙黄色结晶的化合物，溶于水，水溶液呈黄绿色荧光，遇热稳定，在中性和酸性溶液中即使短期高压加热也不致被破坏，在 120℃ 以下加热 6 个小时，也仅有少量的被破坏，但在碱性溶液中则比较容易被破坏。游离的维生素 B_2 对光敏感，特别是紫外光。若将牛奶放入瓶中被光照射 2 小时后，维生素 B_2 可被破坏一半以上，其破坏程度随 pH 值升高而增加。食物中的维生素 B_2 主要是结合形式，即与磷酸、蛋白质等结合而成的复合化合物。此种结合型维生素 B_2 对光比较稳定。膳食中维生素 B_2 的主要来源是各种动物性食品，特别是动物的内脏、奶和蛋，其次为豆类和新鲜的绿叶蔬菜。

2）生理功能。维生素 B_2 是机体中许多酶系统的重要辅基成分，这些辅基与特定蛋白质结合形成黄素蛋白，黄素蛋白是组织呼吸过程中很重要的一类递氢体。若机体维生素 B_2 不足，则物质代谢和能量代谢紊乱，将表现出多种多样的缺乏症状。

3）维生素 B_2 缺乏的表现。主要包括口角炎、舌炎、唇炎、阴囊炎、脂溢性皮炎，眼部可有睑缘炎、畏光、巩膜出血等。上述情况并非同时出现，而且无特异性。若是缺乏维生素 B_2 所致，每日 2 ~ 6mg 口服，在 1 ~ 2 周内症状将有明显改善，不然就不是维生素 B_2 缺乏导致的。在实际条件下单纯缺维生素 B_2 的情况并不多见，常与其他 B 族维生素缺乏同时发生，合并出现。

4）膳食中的供给量。同维生素 B_1 原因相似，维生素 B_2 为很多呼吸酶系统的组成部分，并与热量代谢关系密切，其供给量应以每千卡热量所需维生素 B_2 的量来表示。美国规定维生素 B_2 的供给量为每千卡 0.6mg，我国的供给量标准是每千卡 0.5mg。

3. 烟酸

在体内，以烟酰胺的形式存在，为白色针状结晶，溶于水，性质稳定，在高压、120℃ 下 20 分钟也不会被破坏。烟酸及烟酰胺广泛地存在于动植物内，但多数含量较少，其中含量较丰富的为酵母、花生、豆类及肉类，特别是肝脏。玉米含烟酸并不低，甚至还高于大米，但以玉米为主食的人群容易患糙皮病，其原因是玉米中的烟酸主要为结合型因而不能被吸收和利用，如用碱处理，则有大量游离的烟酸释出，容易被机体利用。烟酸以烟酰胺的形式在体内构成辅酶 I 和辅酶 II，是组织中极其重要的递氢体，为电子转移系统的起始传递者。辅酶 II 在微粒体系统中对生物氧化起着重要的作用，在很多合成反应中也起着重要作用。人体缺乏烟酸将患糙皮病。其典型症状是皮炎、腹泻、痴呆。膳食中的供给量按我国规定的标准是各种劳动强度和各年龄组均相当于维生素 B_1 的 10 倍，即每千卡 5mg。

4. 维生素 B_6

维生素 B_6 是吡啶的衍生物，在生物组织内有吡哆醇、吡哆醛、吡哆胺三种形式。它们都具有维生素 B_6 的活性。含量较多的食物为蛋黄、肉、鱼、奶、谷类、白菜及豆类，肠道细菌还可合成一部分。一般情况下，成人不会缺乏维生素 B_6。维生素 B_6 是参与体内很多酶系统工作的活性辅基，与蛋白质和脂质代谢关系非常密切。临床上往往用维生素 B_6 来治疗妊娠呕吐及放射呕吐的患者。由于维生素 B_6 与氨基酸代谢的关系非常密切，因而需要量应随着蛋白质摄入量的增加而增加。有人建议维生素 B_6 的供给量最好按每摄入 1g 蛋白质供给 0.02mg 来计算。

5. 维生素 C

1）维生素 C 的特性和食物来源。维生素 C 溶于水，不溶于脂肪及脂溶剂，对氧化很敏感，特别是有铜存在时，碱可使其被破坏，但在酸性环境中，遇热相当稳定。由于铜盐有促进维生素 C 氧化的作用，所以烹调蔬菜时不使用铜锅。维生素 C 在组织中存在形式有二，即还原型维生素 C 与脱氧型维生素 C。这两种形式可以通过氧化还原而相互转变，都具有生理活性。至于二者在组织中存在的量，前者远高于后者。维生素 C 主要来源于新鲜蔬菜和水果，只要经常能吃到足够的各种蔬菜和水果，并注意合理的烹调方法，一般来说，维生素 C 不会缺乏。动物食品中仅肝和肾含有少量。

2）生理功能及作用机制。由于维生素 C 能使氧化与还原可逆，故可参与呼吸链的工作。由于维生素 C 的还原性很强，可以直接与氧化剂作用，因而可保护其他物质，使其免予氧化破坏，从而在机体内起着抗氧化剂的作用。

维生素 C 的主要生理功能是促进组织中胶原的形成，这与它参与很多羟化反应有关。维生素 C 在羟化酶系统中起着重要作用。在某些神经介质形成的过程中，如由多巴胺形成去甲肾上腺素和由色氨酸形成 5- 羟色胺，其中的羟化反应也需要维生素 C 的参加。如由胆固醇转变成胆酸、皮质激素及性激素，其羟化反应也需维生素 C 的参加。在预防心血管疾病方面，它是促进胶原形成和维持血管壁无损伤的另一重要因素。结合还原作用，维生素 C 可将运铁蛋白中的三价铁还原为二价铁，从而被释放出来，再与铁蛋白结合。维生素 C 对缺铁性贫血有一定的治疗作用，还可将叶酸还原成四氢叶酸，故对巨幼红细胞贫血也有一定的疗效。缺乏维生素 C 时有溶血情况发生，使红细胞寿命大为缩短，是造成贫血的原因之一。还有很多证据表明，维生素 C 有阻断亚硝胺在体内形成的作用，所以它是某些癌症的有效预防剂。人严重缺乏维生素 C 将患维生素 C 缺乏病（坏血病），主要临床表现为毛细血管脆性增加、牙龈及毛囊出血，重者还有皮下、肌肉、关节出血及血肿形成，黏膜部位也有出血现象，常有鼻出血、月经过多及便血等。

3）膳食中维生素 C 的供给量。各国维生素 C 的供给量标准相差悬殊。实验研究和大量实际调查的结果都证明，成年人每日摄入 100mg 维生素 C 不仅可以预防坏血病的发生，还可以治愈已发生的坏血病。当维生素 C 摄入量较高时，可以提高机体对疾病的抵抗力，加速伤口愈合。WHO 建议成人、孕妇、哺乳期妇女的供给量都是 30mg。若考虑以维持组织的适宜维生素 C 储备为依据，即以维持血浆维生素 C、白细胞维生素 C、全身维生素 C 在适宜水平上的每日摄入量为供给标准，我国建议成人供给量标准是每日 60mg。

6. 叶酸

叶酸为黄色晶体，微溶于水，其钠盐易溶于水，都不溶于脂溶剂，在中性、碱性溶液中遇热稳定，但在酸性溶液中遇热不稳定，日光可使之失活，常温下储存也可引起很大损失。含叶酸最丰富的食物是动物肝脏，其次为绿叶蔬菜、酵母及肾脏，再次为牛肉、小麦、花菜。而根茎类蔬菜、番茄、香蕉、玉米、甘薯、猪肉等含量较少。人缺乏叶酸将发生巨幼红细胞贫血、舌炎及胃肠道紊乱。怀孕时叶酸需要量增高导致缺乏，这就是为什么国家为孕妇免费提供叶酸了。肠道吸收不好可导致继发性叶酸缺乏。几乎所有治疗癫痫病的抗惊厥剂都能使血清叶酸浓度下降。叶酸可用于治疗营养性巨幼红细胞贫血、孕妇及幼儿的巨幼红细胞贫血以及一些吸收不良的综合征。WHO 建议成人叶酸供给量为每日 $400 \mu g$。

7. 维生素 B_{12}

1）维生素 B_{12} 特性。维生素 B_{12} 含钴，是唯一含有金属元素的维生素。维生素 B_{12} 又称抗恶性贫血维生素。它是一种深红色结晶物质，溶于水酒精及丙酮。

其水溶液在弱酸中相当稳定，但在强酸、强碱作用下极易分解，并易为日光、氧化剂、还原剂等所破坏。

2）代谢。摄入体内的维生素 B_{12} 经胃酸和消化酶的作用从食物中游离出来，与胃幽门部黏膜所分泌的一种糖蛋白（内因子）相结合，这就使转运中的维生素 B_{12} 受到保护。在钙离子存在下，上述复合物到达回肠，维生素 B_{12} 与内因子分离，被黏膜细胞吸收进入门静脉，在血液中与特异的 α 球蛋白相联结输送到肝脏、骨髓细胞、网状细胞及其他组织中备用。体内维生素 B_{12} 总量为 $2 \sim 5mg$，肝脏含量最高，肾上腺次之，脑中也含有大量维生素 B_{12}。维生素 B_{12} 的吸收受许多因素的影响，不但受内因子影响，其他营养素也会影响其吸收，缺维生素 B_6 和铁使吸收率降低，而叶酸缺乏反使其吸收率增加，摄入小量维生素 B_{12} 的吸收率比一次摄入大量要高。

3）生理功能、缺乏症及临床应用。维生素 B_{12} 能提高叶酸的利用率，促进核酸和蛋白质的合成，促进红细胞的发育和成熟。饮食中供应不足或胃全部切除、胃壁细胞缺陷、不能分泌内因子等造成维生素 B_{12} 吸收障碍，诱发恶性贫血。国外严格素食者、缺乏维生素 B_{12} 的母亲所生育的婴儿都易出现维生素 B_{12} 不足症状。

维生素 B_{12} 是活泼甲基的输送者，参与许多重要化合物的甲基化作用，对合成核酸、核苷酸、甲硫氨酸、胆碱等重要物质及维护肾上腺的功能、保证碳水化合物和蛋白质的代谢都有重要作用。维生素 B_{12} 在代谢中的基本功能不限于促进生成红细胞，还作用于整个机体，其中最重要的是维护神经、髓鞘的代谢与功能。缺乏维生素 B_{12} 可引起神经障碍、脊髓变性、脱髓鞘，并可出现严重的精神症状。年幼患者可出现精神抑郁、智力减退及头部、四肢或躯干震颤，最终昏迷而死，给予维生素 B_{12} 可防治脊髓变性等神经系统病变。给予肝脏病患者维生素 B_{12} 可防止发生脂肪肝。寄生虫病患者易出现维生素 B_{12} 缺乏，应予以补充。

4）维生素 B_{12} 的食物来源。维生素 B_{12} 可由肠道细菌合成，动物性食品的含量丰富，豆类经发酵可产生维生素 B_{12}。大凡饮食中含肝、肾、肉等动物性食品多时，维生素 B_{12} 的摄入量便高，体内可储备。严格素食且不食用发酵豆制品时，每日摄入量甚低，易发生缺乏。一般成人每日供给量为 $1 \sim 3\mu g$，孕妇、哺乳期妇女为 $4\mu g$。胃全部切除、遗传性胃黏膜萎缩、肠道吸收不良、神经系统疾患、发热、甲状腺功能亢进以及用磺胺或广谱抗生素治疗的患者应注意预防维生素 B_{12} 缺乏。

第二节　各类食物的营养价值

　　除了空气、雨水之外，人体所需的所有营养物质都是通过食物获得的。食物是人体获得所需热量和各种营养素的基本来源，是满足人类营养需要的物质基础。食物的功用可以分为3个方面。①供给热量并维持体温；②构造与修补人体组织；③调节体内各种生理功能。这些是维持人体正常生长、生存和生育所必需的。凡食入人体以后，能被身体利用完成上述3种功用之一者，即为食物。由于每种食物的营养成分不同，因而功用也不一样，不能光靠一种食物来满足身体的营养需要。因此，就有必要分析各种食物的成分及其营养价值。食品的种类繁多，依其性质和来源可大致分为三类。

　　第一类，动物性食品，如畜、禽、内脏、奶、蛋等。

　　第二类，植物性食品，如粮谷、油类、蔬菜、水果、薯类、坚果等。

　　第三类，用以上两类天然食品为原料制作的各种精纯食品如糖、酒、油、罐头等。

　　食品的营养价值通常指食品中所含营养素和热量。就满足人体需要的程度而言，营养素应种类齐全、数量及比例适宜，而且易被人体消化、吸收及利用。食品的营养价值都是相对的。像油脂食品相对碳水化合物，营养价值是高的，但相对蛋白质而言营养价值很低。奶蛋类所含蛋白质是较多的，但所含铁却是很低的。而且同一食品因不同品系、部位、产地、成熟程度等营养价值也各有不同。因而在选用食品及考虑营养价值时，要注意到这些差别。另外食品的营养价值还在很大程度上受储存、加工和烹调的影响。如米面过于精细，将损失大量的维生素 B_1；精致食盐，将失去丰富的碘；水果罐头在生产中破坏大量维生素 C 等。使用科学合理的加工方法，常可改善原来的营养价值。如大豆做成各种制品，可明显提高蛋白质的消化率；面粉经过发酵，可减少植酸对钙、铁和锌等无机元素不利的影响。同样，食品储存、烹调时使用的方法、技术是否合理，也直接关系到食品营养价值的高低。

　　在认识食品的营养价值时，还应注意到某些食品天然存在的一些抗营养因素或毒性物质，如大豆中的抗胰蛋白酶、菠菜含大量草酸、高粱含有极多的单宁等。这些物质有的可影响到某些营养素的吸收和利用，有的直接对人体健康产生不良作用，都对食品营养价值有所影响。故应通过适当的加工烹调，使之被破坏和消除。

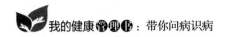

一、谷类食品的营养价值

谷类为禾本科植物的种子。我国食用的主要谷类有小麦和稻米，其次为称作杂粮的玉米、高粱、小米及莜麦等。谷类食品在我国人民膳食结构中占有突出重要地位，一向被称作主食。一般人体每日摄取热量的 60% ~ 80%、蛋白质的 50% ~ 70%，由谷类所供给，同时谷类也是一些无机盐和 B 族维生素的主要来源。谷类经过加工、烹饪可制成品种繁多的主食制品，又是酿造业及畜牧业的重要原料和饲料。

（1）蛋白质。谷类的蛋白质含量一般在 7% ~ 16% 之间。所含蛋白质可根据其在不同溶剂的溶解性进行提取，分为白蛋白、球蛋白、醇溶蛋白和谷蛋白四类。

（2）碳水化合物。谷类的碳水化合物主要形式为淀粉，含量可达 70% 以上，多集中在胚乳，淀粉经烹调后容易消化吸收，为机体最理想而经济的热量来源。

（3）脂肪。谷类一般含脂肪比较低，为 1% ~ 2%，主要集中在谷胚和谷皮部分。小麦、玉米的胚芽含大量油脂，其中不饱和脂肪酸占 80% 以上、亚油酸约为 60%，具有降低血胆固醇及防止粥样硬化的作用。胚芽油为一种营养价值很高的食用油。

（4）维生素。谷类含膳食中的 B 族维生素，是维生素 B_1 和烟酸的重要来源。谷类不含维生素 C、维生素 D 和维生素 A，只有黄玉米和小米含有少量类胡萝卜素。

（5）无机盐。谷类一般含无机盐为 1.5% ~ 3%。无机盐主要存在于谷皮和糊粉层部分。出粉率高的面粉含植酸量较多，将对食物中钙、铜、铁、硒、锌等元素的吸收有不良的影响。特别是在幼儿中维生素 D 不足比较多见，植酸过多对钙吸收的影响可能表现更为明显。通俗地讲，在不缺 B 族维生素的情况下，面粉还是清白的好，但长此以往 B 族维生素可就缺乏了。

（一）加工烹调及储存对谷类营养价值的影响

1. 谷类加工

加工的目的主要是经过适当研磨，去除杂质和大量谷皮，使成粉状或粒状，便于烹饪，增进感官性质，利于消化吸收。但由于谷粒构造的特点，其所含各种营养素的分布很不均衡。维生素、无机盐和含赖氨酸较高的蛋白质集中在谷粒的周围部分和胚芽。而像胚乳内部则含量逐渐降低，尤以 B 族维生素的改变最为显著，因而这些营养素的存留程度与加工方法、加工精度有密切关系。

小麦研磨加工中，随着出粉率的降低，营养素含量变化最大的为维生素和无机盐。在出粉率为 90% 时，烟酸、吡哆醇和核黄素含量急剧下降。维生素 B_1 在出粉率为 85% 时含量陡然降低，直到出粉率为 70%。这些 B 族维生素的含量一般仅保留在原有总量的 35% 以下。过度提高米面的精度将使含赖氨酸较高的蛋白质及 B 族维生素遭受严重损失。反之，出粉率太高时，虽然保留了很多营养素，但产品中带有大量谷皮，使纤维素和植酸增高，对蛋白质及无机盐类的消化、吸收和利用产生不利影响。

米类的加工产品在烹饪前必须经过淘洗，原因是加工过程中卫生条件要求不严，并且包装简陋，容易受到污染，往往含有砂石、谷皮、草芥和尘土，应逐步改进工艺，研究适宜的包装方法和材料，提高生产及储运方面的卫生要求，以免去在烹调前用水淘洗的步骤，减少营养素不必要的破坏和丢失。

2. 烹调及制作

做米饭时在米的淘洗过程中即可发生营养素的损失，特别是 B 族维生素和无机盐类最易受到影响。根据国内的综合报道，淘米时，维生素 B_1 可损失 30% ~ 60%，维生素 B_2 和烟酸损失 20% ~ 35%。国外学者报道，淘米可损失无机盐 70%、蛋白质 17.5%、碳水化合物 2%。各种营养素损失将因为水量越多、浸泡时间越长、淘米水温越高而愈加严重。米类在蒸煮过程中，由于加热而损失的是水溶性 B 族维生素。各种面制食品也因烹饪方法不同可致营养素发生不同程度的损失。制作一般面食时，蛋白质和无机盐含量很少变化，只有煮面条时有部分营养溶入汤内。在维生素方面，一般蒸、烤、烙等制作方式对维生素 B_1、维生素 B_2 及烟酸造成的损失都比较少，水煮面条时有 30% ~ 40% 溶入面条汤。制作油条时因为加碱和经过高温导致维生素 B 和烟酸的损伤在 50% 左右、维生素 B_1 损失殆尽。

3. 谷类储存

在适宜条件下，谷类可储藏很长时间，而质量变化不大。种子作为有生命的细胞在储藏期间，仍然继续进行呼吸代谢，利用氧形成二氧化碳和水并产生热。当水分含量高、环境相对温度比较高时，呼吸作用增加，同时引起蛋白质分解，促进霉菌生长，致使蛋白质含量降低，脂肪分解，产品酸度急剧升高，最后霉烂变质，失去实用价值。故谷类应储存于避光、通风、干燥和阴凉的环境，抑制谷粒的生化过程，控制霉菌及害虫的生长繁殖，减少空气中日光对营养素的破坏，保持其原有价值。

二、豆类、油料及坚果类的营养价值

豆类包括大豆、豌豆、蚕豆、绿豆、豇豆、小豆、芸豆以及其他豆类。其中大豆（黄豆、黑豆、青豆）含有 35% ~ 40% 的蛋白质、15% ~ 20% 脂肪、25% ~ 30% 的碳水化合物。大豆蛋白质是来自植物的优质蛋白质，但含硫氨基酸不足，而赖氨酸丰富，所以是谷类蛋白质的理想互补食品。大豆所含油脂中不饱和脂肪酸高达 85%、亚油酸达 50% 以上，大豆油的天然抗氧化能力又较强，所以是少有的优质食用油。此外，大豆还含有较多的钙和维生素 B_1、核黄素，也是植物性食品中含量较高者。大豆含的碳水化合物有一半是人体不能消化吸收的棉籽糖和水苏糖，所以计算大豆营养价值时，碳水化合物以折半计算为宜。需要注意的是，研究人员认为大豆不仅自身铁的生物利用率低，而且还影响其他食物来源铁的生物利用率。其他豆类中虽然蛋白质含量 20% 左右，脂肪含量甚微，碳水化合物与谷类近似，可其他营养素近似大豆，也是植物性食品中营养价值较高的。我国传统的豆制品不仅是国人餐桌上的常见食品，以豆腐为代表的产品早已为世界各国所接受。大豆、绿豆做成的豆芽含维生素 C 达 20%，作为维生素 C 来源，可与鲜蔬水果媲美。

三、蔬菜水果的营养价值

蔬菜水果含有人体所需的多种营养素，其共同特点是含有大量水分、丰富酶类、蛋白质，脂肪含量很低。所含的某些营养素，如维生素 C、胡萝卜素，以及无机盐类（钾、钠、钙、镁）十分丰富，为人们膳食中这些营养素的主要来源。此外，蔬菜水果还常含有各种有机酸、芳香物质、色素和较多的纤维素及果胶等成分，这些物质虽然非营养素，且无直接的营养效能，但可赋予蔬菜水果良好的感官性质，可以增进食欲，帮助消化，丰富膳食多样化性，具有重要意义。

（一）蔬菜水果的营养价值

1. 碳水化合物

蔬菜水果所含碳水化合物包括糖、淀粉、纤维素和果胶物质等。含糖的种类和数量因食物的种类和品种而有很大差别。如水果中核果类，以果糖为主，蔗糖次之；浆果类如葡萄、草莓、猕猴桃等，则主要含葡萄糖和果糖；柑橘类含蔗糖较多；蔬菜类含糖的有胡萝卜、西红柿和南瓜等。

有些蔬菜所含碳水化合物主要为淀粉，像各种薯类、芋头类及藕类。未成熟的果实都含有淀粉。在成熟时，经淀粉酶转化为糖，甜味逐渐增加，如香蕉在成熟过程中淀粉由 26% 降至 1%，而糖则由 1% 升至 20%。纤维素和半纤维素为膳食纤维的主要来源。果胶物质以原果胶、果胶酸、果胶存在于水果中，蔬菜类中含果胶物质较多的有西红柿、胡萝卜、南瓜等。

2. 维生素

在蔬菜水果中，除维生素 D 和维生素 A 外，其他维生素广泛存在。其中最突出的是维生素 C 和胡萝卜素，含量十分丰富。在我国膳食结构中，机体所需维生素 A 和维生素 C 几乎全部是由蔬菜供给的。

日常食用的水果中含维生素 C 最多的是鲜枣，每 100g 鲜枣含 300～600mg，每 100g 猕猴桃含 400mg 左右，每 100g 山楂含 90mg，每 100g 柑橘含 40mg，核果类一般含量较低，如苹果、梨、桃及杏等，每 100g 的维生素 C 含量在 5mg 以下。蔬菜中以代谢比较旺盛的组织器官内维生素 C 含量最为丰富，同时它与叶绿素分布也是一致的。胡萝卜素在各种绿色、黄色及红色蔬菜中含量较多，尤其深绿色蔬菜，如韭菜、苋菜、莴苣叶等，每 100g 中维生素 C 含量都在 20mg 以上。在我国人民膳食结构中，动物性食品较少，缺少维生素 A 直接的来源，主要靠蔬菜中的胡萝卜素获得。水果中胡萝卜素较少，杧果、杏及枇杷中含量较多。

3. 无机盐

蔬菜水果中含有丰富的无机盐如钙、镁、钾、钠、铜等，为膳食中无机盐类的重要来源。很多蔬菜都有丰富的铁和钙，但植酸等对钙及铁等的吸收产生不利影响。蔬菜中的铁吸收率很低，易受食物中一些因素的干扰。

4. 其他

蔬菜水果常含有各种芳香物质，从而具有特有的香味。芳香物质为油状、挥发性化合物，常称精油，其主要成分一般为醇、酯、醛、酮等。芳香物质赋予食物香味，刺激食欲，有助于食物的消化吸收。蔬菜水果一般都含有各种色素，如叶绿素、类胡萝卜素、花青素、花黄素等。

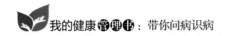

（二）加工烹调对营养价值的影响

大部分蔬菜在食用前需经过烹调，主要形式有炒、煮和凉拌等。根据蔬菜水果的营养特点和在膳食中的地位以及饮食习惯，在加工烹调过程中应特别注意水溶性维生素和无机盐类的破坏和损失，尤其是维生素C。

蔬菜在烹调前需清洗，这时可能有一部分水溶性成分流失，如果保持较完整的状态，则一般损失很少。应尽可能避免先切后洗或在水中长时间浸泡，以防止大量营养物质流失。胡萝卜素不溶于水，除光可促其氧化外，性质一般比较稳定。在日常烹调加工条件下，不易遭受大量损失，保存率一般可达80%～90%。维生素C性质极不稳定，许多外界因素都可促其氧化。一般情况下，油炒蔬菜加热时间控制在10～15分钟，维生素C保存率为50%～70%。熬煮菜时，由于水量多、加热时间长，相比急火快炒的方法，大大降低维生素C的保存率。适于生食的蔬菜，尽可能凉拌生吃，或在沸水中做短时间的热烫，然后进行调拌食用，这样既可做到卫生消毒，又能破坏酶的活性，稳定色泽，软化组织，改善风味，并起到保护维生素C的作用。

四、野菜、野果和食用菌类的营养价值

我国广大农村都有采食野菜、野果及菌类的习惯，适宜食用的野菜、野果和菌类遍及全国各地，种类繁多，资源十分丰富。

1. 野菜

野菜的特点是富含胡萝卜素、核黄素、维生素C及叶酸等维生素，其含量一般都超过普通的蔬菜。野菜的蛋白质含量一般稍高于普通蔬菜。野菜虽然富含多种维生素，但有些常含有毒性物质，故不宜生食，必须经过烫煮，再用清水浸泡，除去涩味和苦味。经祛毒处理后，其中的维生素往往遭受严重破坏。无毒野菜，如启明菜、刺儿菜、苜蓿、野苋菜等，则不必处理，可洗净生食或直接烹调食用。

2. 野果

在我国广阔的山野中，因气候条件不同，生长有多种多样的食用野果。由于这些地区交通不便，人烟稀疏，开发利用较少，因而大部分野果处于自然生长状态，未被污染。已发现许多野果富含维生素C，并含有大量的有机酸、胡萝卜素和生物黄酮（维生素P），常见的有沙棘、金樱子、刺梨、猕猴桃等。有的已大量人工嫁接用于种植生产。这些野果各具独特风味，可以酿酒或加工成果汁饮料、

果酱、果脯等多种制品。

3. 食用菌

食用菌可分为野生和人工栽培两大类。我国食用菌品种很多，野生食用菌有200余种，很多野生食用菌味道鲜美如口蘑、鸡枞菌、羊肚菌、鸡油菌、美味牛肝菌等。我国人工栽培的食用菌主要有洋菇、香菇、银耳、黑木耳等。食用菌的营养含量虽然并不突出，但风味佳美，能烹调成多样菜肴，为一种珍贵的副食品。菌类除可食用外，有些种类还有一定的保健作用和药用价值，如黑木耳、银耳、香菇等可入药，在祖国医药学中有悠久历史，常被视为保健佳品。

五、畜、禽及鱼类的营养价值

1. 肉类的营养价值

肉类包括蛋白质、脂肪、无机盐和维生素等成分。这些成分因动物的种类、年龄、育肥程度、部位等的不同，而有显著差异。肥瘦程度不同的肉类中，蛋白质和脂肪含量变化很大，一般心、肝、肾等内脏器官脂肪较少而富有蛋白质及维生素。肉类经过适当加工烹调后容易消化吸收，味道香美，热量较高，饱腹作用强，为膳食中良好的蛋白质来源。

（1）蛋白质。肉类的蛋白质大部分存在于动物肌肉组织中。根据肌肉组织中的不同部位，蛋白质的含量不尽相同，可有10%～60%的差别。畜、禽及鱼类蛋白质的氨基酸组成基本上相同，人体需要的各种必需氨基酸都比较充足。鱼类的肌肉中水分含量较多，脂肪含量较低，肌纤维较细短，间质蛋白质较少，故组织软弱嫩细，比畜、禽类易消化。鱼肉蛋白质含量一般为15%～20%，利用率高达55%～90%，营养价值与畜、禽类近似，但色氨酸普遍较低。

（2）脂肪及碳水化合物。动物的脂肪多，分布在皮下、肠网膜、心肾周围结缔组织及肌肉等，其含量因动物种类、育肥情况有很大差别。肉有肥瘦，在不同部位脂肪含量也十分不同。

畜类脂肪多为硬脂酸、软脂酸及少量其他的脂肪酸，以饱和脂肪酸为主，熔点较高。在瘦肉中每100g有70mg胆固醇，肥肉中较高，为瘦肉的2～3倍，内脏更高，为瘦肉的4～8倍，脑中最高，100g中含2000～3000mg胆固醇。

禽类脂肪熔点较低，为33～44℃。鸡肉的脂肪含量约2%，水禽类明显较高，为7%～11%，鱼类脂肪含量变动在1%～10%，一般为1%～3%，呈不均衡分布，

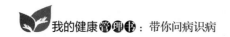

特别是在皮下、脏器周围、肌肉中含量很低。鱼脂肪多由不饱和脂肪酸组成，熔点较低，通常呈液态，消化吸收率在 95% 左右。

动物体内的碳水化合物主要以糖原形式储存于肌肉和肝脏，其含量与动物的营养状况及健壮情况有关。动物宰杀后，畜肉在存放过程中由于酵解作用，糖原含量较低，乳酸相应增高，pH 值下降，因而畜内 pH 值逐渐变低。

（3）无机盐。肉类中的无机盐总量为 0.8% ~ 1.2%，肉类为铁和磷的良好来源，并含有一些铜，肝脏含的铁和铜比肌肉更为丰富。肉类含钙比较低，每100g 含有 7 ~ 11mg 钙。肉类中主要为血红素形式的铁，消化吸收率较高，不易受食物中其他因素的干扰。鱼类中无机盐一般比其他肉类高，为 1% ~ 2%，为钙的良好来源。海产鱼富有碘。

（4）维生素。肉类可提供多种维生素，瘦肉和内脏中含 B 族维生素较多，特别是肝脏，为多种维生素的极丰富来源。鱼类也是一些 B 族维生素，像维生素 B_2、烟酸等的良好来源。河蟹、海蟹的维生素 B_2 含量都较高。

2. 加工烹调对营养价值的影响

畜、禽、鱼等动物性食物在加工烹调中除损失水溶性维生素外，其他营养素含量变化较小。通常的加工烹调方法对蛋白质影响也不大，高温加热时可降低蛋白质的生物学价值。各种炖煮的方法可增大无机盐、含氮物质及水溶性维生素的流失，这些营养素中除少部分维生素被破坏外，大部分溶于汁液和肉汤中被一起食用。在加工烹调中，维生素 B_1 的损失与加热程度的关系较大。

六、奶及奶制品的营养价值

奶类为各种哺乳动物最理想的天然食物，所含营养成分齐全，组成比例适宜，最易消化吸收，能适应和满足出生幼崽迅速生长发育的全部需要。各种动物奶的营养成分组成会有一定的差别，一般生长发育快的动物，其母乳中蛋白质和无机盐的含量就高。对出生婴儿来说母乳是最完善的食物，母乳不足可以其他动物奶经调配后代替。奶类食品也适合于患者和老年人，其中主要为牛奶，次之为羊奶，为钙、磷、维生素 A、维生素 D 和维生素 B_2 等主要供给源。

1. 奶的组成、成分和营养价值

牛奶中各种成分比较稳定，但也受乳牛的品种、泌乳期、畜龄、饲料、季节、挤奶情况及健康状况等影响。

（1）蛋白质。奶中的蛋白质主要为酪蛋白，其他为乳白蛋白和乳球蛋白。酪蛋白为典型的磷蛋白，不溶于水、醇及有机溶剂，而溶于碱。在煮沸的牛奶中加入钙片可形成酪蛋白。奶中的蛋白质消化吸收率高，为87%～89%，高于一般肉类，属于优质蛋白质。奶中的蛋白质含有丰富的赖氨酸，故为谷类食物良好的天然互补食品。

（2）脂肪。奶中脂肪以较小的微粒分散于乳浆中，故有利于消化吸收。

（3）碳水化合物。奶中所含碳水化合物为乳糖，其甜度为蔗糖的1/3，有调节胃酸、促进胃肠蠕动和消化腺分泌的作用。为预防乳糖不耐受，在奶制品加工中，利用乳糖酶使奶中乳糖预先分解，可预防乳糖不耐受发生，并提高糖的消化吸收率和增加奶的甜度。

（4）无机盐。奶为许多无机盐的丰富来源，主要包括钙、磷、镁、钾、钠、硫等多种元素，还有铜、锌、锰等微量元素。它们大部分与有机酸、无机酸结合成盐类。牛奶中铁的含量比人奶的低，喂养婴儿时应注意铁的强化，或根据年龄适当补充含铁丰富的食品。

（5）维生素。牛奶含有人体需要的各种维生素，其含量因乳牛的饲养条件、季节和加工方式有一定变化。

2. 奶制品的营养价值

奶生产后，经过巴氏消毒，直接供饮用的为鲜奶。消毒后的奶最好立即进行均质化处理，使脂肪颗粒变得小，分散的更均匀，防止产品发生脂肪上浮现象。根据不同的需要，鲜奶又可加工成一系列产品，主要包括浓缩奶、奶粉、酸奶、奶酪、奶油等。

（1）炼乳。为浓缩奶的一种。鲜奶经巴氏消毒及均质化处理后，在低温真空下浓缩，除去2/3的水分，装罐密封再经加热无菌处理，成为淡炼乳。这种制品在胃酸或凝乳酶作用下容易形成凝块，而且凝块较柔软，更易消化，很适于喂养婴儿。鉴于奶蛋白理化性质的改变，也可供对鲜奶过敏的人食用。

（2）奶粉。根据应用的目的不同，奶粉又可分为全脂奶粉、脱脂奶粉、乳清粉、调制奶粉等。调制奶粉是以牛奶为基础，参照人乳组成的模式和特点，在营养组成上加以调整和改善，使其更适合婴儿的生理特点和需要。

（3）酸奶。在消毒的鲜奶中接种选定的细菌，并使其在控制的条件下生长繁殖，常用的为嗜酸乳酸杆菌。酸奶因经乳酸杆菌发酵，营养价值较高，酸度增

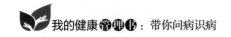
高，有利于一些维生素的保存。乳酸菌进入肠道后可抑制一些腐败菌的生长，调整肠道菌群，防止腐败氨类对人体的不良作用，从而显著有利于人体的健康。

七、蛋类的营养价值

各种禽蛋皆可供食用。但作为食品，主要是鸡蛋、鸭蛋、鹅蛋，其中又以鸡蛋产量最大，食用最普遍，在食品制造中使用最广泛。鸡蛋的蛋白质转化率仅次于牛奶，在动物性食品中，按蛋白质含量计，它是最低廉的食品之一。蛋类不仅在膳食内容上提高营养价值，增加烹调品种，而且其本身实际上也是一种营养价值较高的现成方便食品。

1. 蛋的组成成分与营养价值

蛋由蛋壳、蛋黄、蛋清三大部分组成，主要由蛋黄和蛋清组成。蛋黄和蛋清分别约占可食部分的 1/3 和 2/3。铁、磷、钙等无机盐多集中于蛋黄中，蛋黄还含有较多的维生素 A、维生素 D、维生素 B_1 和维生素 B_2。蛋清中的营养成分主要为蛋白质，硫为白蛋白的重要成分，故在蛋清中最为丰富。蛋清也是维生素 B_2 的良好来源。所含蛋白质不但有人体需要的各种氨基酸，而且氨基酸的组成模式与合成人体组织的蛋白质所需模式十分接近。一般认为，全蛋蛋白质几乎能被人体完全消化、吸收和利用，为天然食物中最理想的优质蛋白质。

2. 加工烹调对蛋营养价值的影响

在一般烹调加工条件下，如荷包蛋、油炸蛋、炒蛋或带壳蒸煮对蛋的营养价值影响较小，仅维生素 B_1 和维生素 B_2 有少量损失，为 8% ~ 15%。将整蛋煮的很“老”时，也看不到维生素的损失。对于煮的“嫩”蛋，人体消化快，但消化率并不因烹调方法而受影响。熟蛋清要比生蛋清消化、吸收和利用得更完全。而蛋黄则不论生或熟同样可被人利用。一般不主张吃生蛋，因为蛋类有时可被沙门菌等污染，生吃容易致病。烹调不但可以杀灭细菌、提高消化吸收率，而且使抗胰蛋白酶、抗生物素蛋白等抗营养因素失去活性。

第三节　病从口入

吃喝是人们每天都要进行的生活方式，进食、饮水是人们赖以生存的基本需要，而恰恰是这些需要给人们带来了影响健康的因素，这就是病从口入，主要表现在 2 个方面。

一、饮食卫生

1. 卫生条件

中华人民共和国成立之初，百废待兴，经济落后，物质短缺，公共卫生状况差，环境卫生条件不佳，这些都给饮食卫生及人民的健康带来诸多隐患，经过政府和人民的共同努力，采取除四害、消灭血吸虫、大搞爱国卫生运动等一系列措施，使我国公共卫生条件极大改观，并不断完善。防止病从口入等针对性的卫生宣传教育，使人们逐步养成干净卫生的良好习惯，饭前便后洗手成为习惯，并大力改善及严格保护水源地的安全供水。由不良饮食习惯所致的疾病大为减少，以致成功消灭或基本消灭霍乱、结核等消化道、呼吸道的传染性疾病。尤其是消化道方面，传染病的发病率降低到最低，最大限度地保护人民的饮食健康，病从口入的疾病极大减少。如今人们早已养成了良好的饮食卫生习惯，公共卫生条件及状况日趋完善，这一类病从口入的疾病已不多见了。

2. 环境污染

土地、水源被污染处生长的作物和水中的水产品要谨慎食用或不食用，以防食后的副作用及影响健康生活。这也是一种防止病从口入的方式。

3. 食物过敏

如果吃了某种食物后，身体局部或全身产生皮疹或瘙痒、呕吐，甚至休克，就不能再吃这种食物。有时候人们恰恰喜欢这一口，故不断地去挑战，去尝试。不就有拼死吃河豚的例子吗？建议大家不要这样做，以免因小失大。不过也有例外，有位老人 60 岁以前可吃鱼虾，60 岁以后，吃了就过敏，可到了 80 岁，吃了又不过敏。这仅是身边事，没做过统计学调查，仅供参考。发生食物过敏后，应立即停止进食，相应的症状就会消失，不需要特别处理，可自行恢复。过敏严重的，应看医生并进行对症处理。

4. 食物中毒

主要有腐败食物、有毒蘑菇、被细菌或农药污染的食物、被放射性物质污染的食物、食品添加剂过量或添加不当、保管包装不当的食物，吃过这类食物后会出现呕吐、腹泻，甚至发热等全身中毒症状。这类情况与食物过敏的区别在于食物过敏时即刻就有反应，停止食用后症状不会加重，不用特别处理，一般症状、体征会自行消失，恢复正常，个别全身反应较重者需急诊抢救。而食物中毒者，一般在进食一段时间后才会有症状，多是在餐后，时间长短不等，因每个人体质差异而症状不同，症状会逐渐加重，而且以全身中毒症状为主，需要就医治疗方能消除症状，身体才能逐渐恢复，提醒大家注意做好自我保护。

5. 一切假冒伪劣的食品

主要是假药、假酒，这也是病从口入的又一途径，关键在于防范。这类食品的特点包括：①这类假货一般都是三无产品。②刻意夸大其产品的作用。③供货、销售渠道不正常，如不会在超市上架售卖。因超市把关严，有鉴定程序，更不会自毁信誉和招牌。④价格欺诈，会很低或虚高。⑤针对特定的人群如老人、某种患病群体等。盼大家可加强对国家相关政策的学习及相关行业的了解。即使这些食物、药物中的某些虚假成分对人无害，但造成的经济上的损失和精神上的损害是很重的。

二、营养过剩也使病从口入

人们现在早已不满足温饱阶段的生活条件和要求，不是仅仅吃饱就行了，还要吃得好。什么叫吃得好呢？食物来源绿色，干净无污染，安全有营养，是基本要求。但是，人们对吃的追求是无穷尽的，鸡鸭鱼肉比青菜豆腐口感要好，山珍海味极具诱惑，部分人群想吃就吃，能吃就吃，好吃的多吃，有营养的尽量吃，长此以往，胡吃海吃，没有节制，吃得心满意足，吃得脑满肠肥。殊不知，这样吃的结果将导致大量的营养物质既不能被体内利用，又不能排出体外，变成脂肪在身体内堆积，让身体变形。重要的是，使身体内的代谢状况发生改变，相关系统、器官的功能也逐步发生变化，导致高血脂、脂肪肝、肥胖症、糖尿病、痛风、高血压、冠心病等。这样的后果不是瘦骨嶙峋，但也是营养不良，属于营养过剩引起的营养代谢失衡，也是病从口入造成的结果。这绝不是耸人听闻的，这些病在很大程度上是吃出来的，这也是俗称的富贵病吧。这些人在发病前的确生活很好，吃得不错，既有这个条件，又有好的胃口，长此以往导致高血脂、动脉硬化、高血压、冠心病、肾病等，让人始料未及。虽然这些疾病是能够治疗的，但是，由于其发生、发展是一个长期的过程，治愈并非一蹴而就，也需要较长时日，需要坚持服药，持续治疗。目前，我国这些由吃引发的富贵病，如糖尿病、痛风、高血压、冠心病等，比20世纪末，发病率明显增高，且有年轻化的趋势。这些疾病发生、发展的事实警示着人们必须认真对待吃的问题。不仅要吃饱吃好，还要注重饮食的质和量，根据每个人的身体状况，做出合理的饮食安排和计划，以防进食不当导致病从口入。简而言之，想吃得好并不难，难在吃得好，还要不吃出病来，这才有水平，才显本事，才是正道，才能健康。怎么吃能不吃出病来，也就成了人们需要考虑和解决的重要问题。

第四节　怎么吃

尽管物质丰富、品种齐全的市场能提供各式各样的食物来满足不同人群的需要，可是众口难调，不可能千篇一律。大家都有自己的需求，有各自的生活习惯和不同的口味。尽管大家都想吃得好，吃得健康，可每个地区不同的人群选择的方式不尽相同。尤其是每个个体对如何吃，都有着自己独特的认识和想法，众说纷纭。

1. 我行我素

我该怎么吃还怎么吃，我想怎么吃就怎么吃，不会因别人说什么而改变自己的饮食习惯。不改变，不顾及，喜欢的多吃，不喜欢的不吃或少吃。

2. 格外精细

这类人非常注意搜集饮食健康方面的信息，虚心听取、接受一切对饮食健康有益的方式、方法，相信别人所说的吃这个最好、多吃这个可以不得什么病，而且对家人严格要求并遵照其执行，有自己的健康食谱，照章办事。

3. 坚持吃素或吃素为主

这一类人以中老年退休人员为主。他们同上述人群有类似之处，但推崇素食主义，避免或消除"三高"，且极力建议吃粗粮，主食多有粗粮并每日食之。他们认为吃素能保健康，吃素能少得病，清心寡欲。

第一类人群，可能会有以下 2 种情况：①是什么都吃，只要好吃就吃，也不忌口，应该说这类人群的营养是不会缺的，只是量上需要有所控制，不然体重增加是必然的。②虽然想吃什么就吃什么，但可能会有偏食现象，因为他们吃的，都是他们自己喜欢吃的，不喜欢的吃得很少或不吃。长期如此将营养不全面，导致某些方面营养素的缺乏。如有人不吃水果，有人贪吃肉类等。重要的是这类人群若吃喝出某些疾病后，又过分担忧，心态失衡，后悔不已。"我就不该……我早不这样就好了"等。如喝酒喝出酒精肝，吃喝吃出痛风发作，行走不便时会有这样的感叹。若患上"三高"，心里更是担忧。就特别注意这不能吃、这要少吃，又走向另一极端，与前面形成鲜明的对比。当然，有极少数人仍我行我素，发作时吃药，治疗好了依然如故。结果那当然不能好了。

第二类人群，其饮食营养基本思想应该是恰当的，但由于过度精细，很在意社会上的传闻，比如哪些食物这不好那不好、有些食物无比好等，使得人风声鹤唳，搞到最后这不敢吃，那也不能吃，能吃的就不多了。精神紧张，心理焦虑，对吃产生了心理问题。剩下不多的比较保险的食物大大妨碍了正常营养的摄入，最讲究的人搞的营养反而不全面了。

第三类人群，吃素为主，只差没有出家当僧人了。本来初衷是好的，但长期吃素必然导致营养缺乏，甚至营养不良。有关机构近年在北京、上海、广州、深圳对 60～65 岁及以上的人群做了膳食营养调查，发现绝大部分都营养不良。不知这些人可知自身的状况恐怕和第三类的观点有关。其实并不是老人就该吃素，老人仍需要营养，也要补充蛋白质和脂肪，只是需要量比年轻人的要少些，可不能不吃肉啊，也就是不能不吃荤啊。

上述种种，主要是人们对饮食营养有着这样或那样的偏见和误区，实际上是对正确的饮食营养观缺乏正确认识和理解，从而导致病从口入及其他，影响饮食营养正常摄入，致营养不良，使健康受到影响和产生不利的后果。如何让人们能吃得饱又吃得好，又有营养，保健身体，那就是平衡膳食。

第五节　平衡膳食

对正常人来说，要想身体好，吃得好很重要。民以食为天嘛，尤其是当今，人们深知要想健康长寿，吃得好便是第一要素。所以人们还在探究寿星们是如何吃的，他们为什么高龄长寿呢，于是有关寿星们的食谱不断见诸杂志报纸。开始还有鼻子有眼的，说寿星们吃素，寿星们不抽烟不喝酒，可后来有寿星既吃肉又喝酒，折腾好多年，谁也没有搞清寿星们有什么长寿秘诀和饮食特点。他们长寿并无一定之规，也无规律可循。吃的更是五花八门，各有千秋。他们既没什么仙丹妙药，也没吃什么常人不吃的食物，更没有超过常人的食谱范围。不过这些寿星们的共同特点是生活有规律，饮食有度，活动有节，心态平和，与世无争，自得其乐，最关键的是有长寿家族史，基因是根本的决定因素。他们的饮食虽然相对固定在一定的食谱内，但荤素兼顾，干稀搭配，相对定量。长期如此，一般人能做到吗？还有一点，寿星们的动静结合也相宜。

1. 何谓平衡膳食

所谓平衡膳食，即为人体提供合理的、有一定数量的、营养全面的、食物搭配比例合适的、充分满足身体活动需要的膳食。平衡膳食，还包括我们人每天所需的水分。营养全面，就是人体每天所需的所有营养物质。至于合理的数量，是指饮食营养应该有数量上的保证，少了，营养供给不足，甚至营养不良；多了，身体内过多储存会使人出现肥胖等不利情况，俗称营养过剩，也是一种营养失衡或营养不良。平衡膳食不仅保证了人的吃喝需求，而且保证了三个平衡，首先，是组织细胞间物质交换的平衡；其次，是人的身体能量消耗和供给之间的平衡；最后，是身体总的物质进出之间的平衡。这样就维护了身体内环境的平衡，保证人体与环境之间适应能力的平衡，使人精力充沛地工作、学习、生活。平衡膳食的重要意义在于，在提供营养能量的前提下，能让人健康的生活。

2. 平衡膳食的构成

（1）保证热量的供给。所有生物都需要热量以维持生命活动。给人体供应热量的物质是蛋白质、脂肪和碳水化合物。这些产热物质和水分构成人们每日膳食的主要成分。机体利用食物提供的热量进行种种活动，同时这个过程伴有热量的释放。如果摄入热量不足，机体会使用自身储备的热量。相反，摄入过多热量时一般会储存起来。人体仅能储存很少的碳水化合物和蛋白质，热量的主要储存形式是脂肪。三大营养素每日给人提供的热量所占比例是不一样的。碳水化合物是提供热量的主力军，占比为 60% ~ 70%，其次是脂肪，约占 20%，蛋白质主要是为身体生长发育、组织修复重建提供保障的，若将它作为热量消耗得不偿失。若蛋白质分解代谢增大，对人体是不利的，结果是消瘦，所以它一般供能 10% 左右，这也提示人们为了满足热量需求，每天摄入的碳水化合物要有 70% 左右、脂肪 20%、蛋白质 10%，这才算合理的膳食结构，也就是平衡膳食的构成。

（2）人体必需营养物质的供给。无机盐、脂溶性维生素和水溶性维生素等营养物质的供给是必不可少的，富含这些物质的食材是每天必须考虑的，既要保证供给，又要注意量的把握。

（3）微量元素及膳食纤维。微量元素是需要重视的，特别是在某些已证明缺乏某种元素的地区，更要注意。若已被医生确诊为微量元素缺乏，须补充这方面的食物。膳食纤维是需要每日补充的。但也要注意，由于膳食纤维影响一些营养物质的吸收，故不宜太多，每日膳食纤维应控制入量。

（4）水。水是不能排除在平衡膳食外的。没有水，平衡膳食的营养功效将大打折扣。只有保证了水的供应，维持了身体内水的平衡，饮食才会发挥应有的功效，离开了水，一切将变得毫无意义。

3. 平衡膳食的食物供应

以 60kg 成人为例，一日所需营养物质的供给按每天 3000kcal 计算。

水的供给：不包括饮食三餐的水分，一天需要饮水 2000~2500mL。

碳水化合物：$3000 \times 60\%=1800$（kcal），由主食提供，以米饭为例，$1800 \div 4=450$（g），不到一斤米饭。

脂肪：$3000 \times 30\%=900$（kcal），主要由膳食中的动物性食物提供，$900 \div 9=100$（g）。

蛋白质：$3000 \times 10\%=300$（kcal），主要由动物蛋白提供，$300 \div 4=75$（g）。

维生素 A、维生素 D、维生素 C、维生素 B 及膳食纤维主要由蔬菜、水果供给，动物性食物补充，保证身体营养全面。

可根据上述比例，从众多同类食物中选择，与不同种类的食物搭配成餐。在此基础上，根据个人的身体状况和需要进行增减，灵活掌握，完全能提供一份适合自己的平衡膳食，满足人体供能和营养的需要。

4. 不同季节的饮食

平衡膳食是我们应该遵循和保持的一种饮食状况。根据季节的不同、气候的变换，我们的饮食也相应地做些调整，帮助身体适应季节的变化。中国传统的饮食文化、独特的饮食养生方法、行之有效的经验之谈，指导我们根据季节调整我们的饮食。在此，抛砖引玉，以供参考。

（1）春季。饮食最好忌辣、忌酸，吃些甜的、嚼点香的。少吃麻辣的火锅、烧烤、羊肉等。适当食用香葱、香菜及花生这类很香的食物，可以促进阳气生发。养生方面，春气通于肝气，养肝护阳正当时，宜多吃小米、青苹果、海带、蘑菇、牛奶等养肝护肝的食物。

（2）夏季。饮食清淡，增酸减苦，忌辛辣。要想养心滋阴，四种食物不能少：苦瓜、鸭肉、莲子、猪心。它们可清心明目，滋阴凉血，降压安神，增强心肌功能。应节气吃菠萝、樱桃、西瓜，益气祛湿，清热解暑。为降火喝三饮：

百合汤、苦丁茶、白茅根煎水，可养心润燥，杀菌消炎，止血利尿。

（3）秋季。秋季干燥，多吃水果蔬菜，消除秋燥症。吃水果，生津止渴，止咳化痰，清热降火，养血生肌，润肺祛燥。养肺的蔬菜有山药、胡萝卜、莲藕、百合、银耳、木耳、豆腐等。同时，还要解暑养胃。虽然夏天的炎热已经过去，但是还未出伏天，解暑一类的食物还不能从餐桌上撤除。因此，喝绿豆汤、薄荷粥，能够减少人体汗液的流出，补充人体内所需的水分。祛湿滋阴也不可少。立秋之后，昼夜温差加大，饮食上应坚持祛暑清热，多食一些滋阴润肺的食物。如薏米能够起到祛湿消肿、清热排毒的功效，对女性来说也是很好的美容养颜的食物。

（4）冬季。冬天是收藏的季节，要养阳、藏阳，补肾藏精，养精蓄锐，为来年的身体健康打下基础。民间一到立冬，就有"三九补一冬，来年无病痛"的立冬补冬之说。立冬这天，在南方，人们往往会吃些滋阴补阳、热量较高的食物，如鸡鸭鱼肉等，有的还和中药一起煮来增加药补的功效。在北方，主要吃饺子。冬季饮食的要点是多白少咸，多吃苦。多白即多摄入白色食物来养生，功效显著，如白菜、白萝卜等。除了白菜含有大量的维生素 C 和纤维外，白萝卜的功效，值得一提。"冬吃萝卜赛人参"，白萝卜所含芥辣素有消炎清热的作用。此外，白萝卜所含木质素和多种酶有一定的降血脂、软化血管、稳定血压等作用。其富含的矿物质可帮助人体提高免疫力，预防冻疮等疾病。苦味食物有芹菜、莴苣、生菜、苦菊等，这些苦味食物所含氨基酸、维生素等有抗菌消炎、提神醒脑、消除疲劳等多重保健功能。冬季多吃羊肉等进补的食物。

饮食是人们生活中的基本需要，食物的供给、摄入是身体健康的基本保障。平衡膳食，不仅可保障人们吃得好，吃得香，吃得舒服，而且是全面营养、供给足够能量、保证膳食质量的基础，使我们的膳食利于健康，维护健康。平衡膳食，是我们通过饮食走向健康的途径、方法。如果在享受大自然馈赠给人类美味食物的时候，只知胡吃海塞，仅仅是为了满足味觉和胀饱感，而不注意膳食质和量的把控，结果未见得对人是有益的，并且愧对了山珍海味的营养，辜负了大自然的恩赐，让我们的身体负重、负病而行。尤其是在现代，营养与食品科学的不断进步，使人们对平衡膳食有了具体的了解、深刻的认识。我们要理解平衡膳食、尊重平衡膳食，更重要的是实施平衡膳食。平衡膳食并不复杂，它不仅是一种观念、一个理念，更是实实在在的一种方法。对于吃素的一类人，平衡膳食并未要求你放弃你的生活习惯和口味，而是要在膳食中注意几大营养素的比例搭配，从众多的食物中，有机地进行搭配，来保证人的营养供给。对于大众，平衡膳食也不是要求你像营养专家那样进行精细计算和操作，主要是希望你能树立一个正确的饮食观、营养观，注意几大营养素在日常生活中的大致比例，自由掌握，灵活运用，熟能生巧嘛。让正确的营养方式、科学的膳食方法常态化、自然化、习惯化，最终维护我们的身体平衡。平衡膳食实际上是帮助人们做到身体的进出平衡。①是水的平衡，量出为入；②是能量消耗和补充的平衡；③是营养供给的平衡；④维持体内物质交换的平衡；⑤帮助我们维持身体内环境的动态平衡；⑥最终保证身体平衡健康。摒弃不良的饮食习惯，饮食要有时间性，要有规律，不要饥一餐饱一餐，不要晚上过饱、每日多餐（胃病患者除外），不要食物种类过于单调，偏食、只吃素等。何谓平衡膳食，全面营养？通俗地说，就是什么都要吃。每天最好要吃十几种食物这种说法是有道理的。

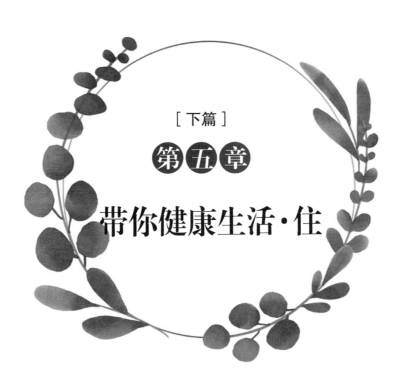

［下篇］

第五章

带你健康生活·住

　　住，即居住、住房。人们如果没有稳定的场所居住，就很难正常进行自己的生活。住房成为人们正常生活的基本需求。有了自己的住房，才能使人们的日常生活、劳动、学习等一系列活动，以及社会实践和人际交往得以顺利进行，为人们生存提供基本的保证。居所对于现代人来说是必不可少的，也直接关系到人们的身体健康与安全，无论是临时居所还是长期的居所，都是如此。

第一节　住的目的

　　人为什么要住？世间一切生物都有自己的生命周期和生活周期。在昼夜更替、斗转星移的变化中，植物有它蓬勃生长的旺盛期，也有带些低迷的静息期。动物虽然部分昼出夜伏，部分昼伏夜出，但是在一天的周期中，也有活动期和休息期，以利于从幼小到长大直至成年。而且绝大多数的动物都有自己的栖息地（洞、窝、巢、穴），也就是动物们的居所。在人类早期，人类为了遮风挡雨，抵御酷暑严寒，从居住洞穴到草房，从陋屋到木屋、砖房，这正是人类走向进步、跨入文明的漫长和必然的进程。人类有了完整的、正规的居所，在与大自然环境的抗争适应中，找到立足修养的基地。房屋使人安定居住，是人们生活的基本需求和保障，必不可少。重要的是有了居住的房屋，"家"这个概念成为具化的、实物化的标志。虽然原始社会已形成了部落，父母子女与血缘亲属结伙而居，但由于没有像样的居所，彼此之间在大自然中没有各自空间。家，只是三五成群的团伙，还没有具体的居所。而住房使家真正诞生了。人们常说"回家以后""到我家玩儿去""想家了"，是家的具化延伸、拓展了，是人们对家肯定的标志。可以这样说，正是住房使人有了家，在世上产生了家，使家成为人们幸福团聚的场所、休养生息的港湾，让人感觉有依靠，有安全感。在现代社会，家早已不仅仅是遮风避雨的住所，更是让人感到慰藉、心灵温暖的精神家园。家是社会的细胞，它的稳定安全就是全社会的稳定安全和幸福。反之，则社会就会不安宁，心灵动荡，人们压力增大，思虑过多，长久如此，忧虑成疾。人们一旦有了自己的住房，往往会说有了家的感觉，即人类有了住房，就是有了家。家给人们的生活带来了稳定和安全、健康和幸福。要是没有家，不要家，毁了家，回不了家，他（她）会幸福吗？会身心健康吗？

第二节　住房的功能与完善

随着人类社会的发展进步，对住房的要求逐渐提高，早已不像原始社会那样能住就行，而是围绕着住房功能和生活便利两个方面有了新要求。住房功能是住的基本要求，人们因为要吃饭，需要厨房；由于大小便，需要有卫生间；为了接待客人，客厅少不了；由于有看书、学习、写作需求，便有了书房；睡觉的重要性和私密性使卧室更加重要。随着经济实力的提升，健身房、画室、练琴室、车库、保姆房等也应需而生。人们不仅住平房，还住高楼。虽说有楼梯，但负重提物上楼，着实费力，于是电梯解决了这个问题。房间的划分是住所的硬件要求。房屋内的配置使居住的人生活更方便舒适，空调、冰箱等应需尽有，一应俱全。当然还有更多的个性化需求，因人而异。如音响、灯光、窗帘等事物的讲究多种多样，不尽相同。当今智能化高度发达，家的安全及管理一切由人工智能打点，安全放心。居住的功能完善及生活便利，使人们感到幸福，心情愉快，不会因气候变化、季节变换而受到侵扰伤害，保持身体的稳定，而不因异而乱。住房面积越来越大，房间越来越多，不仅满足居住基本要求，还能满足文化生活需要。家就是一个微观的小社会，提供一切需求。

第三节　起居规律与健康

虽然人们居住条件逐步改善，房子大了，房间多了，住房条件及功能不断完善，逐步满足人们居住的各种要求，住房成了人们安身立命、休养生息的温暖家园。但是，这只是保证人们身体健康的基础之一，人们在住房内的生活习惯和起居规律才是真正影响身体健康的重要因素。饮食起居的良好习惯不仅影响着人的一天和短期的身体状况，还对身体健康有着长期的影响，甚至是一生。

一、起居时间与季节的关系

所谓作息时间，就是工作和休息的时间，而有规律的作息时间指的就是人在一天中何时起床，什么时候吃饭，在规定的时间工作，在一定的时间睡觉休息，也就是需要在什么时间做什么事儿。有规律的生活方式，对人而言，有助于身体的状况稳定，心态平和，有利于自身的调节，保护和促进身体健康。地球的自转产生昼夜，地球围着太阳公转便有了四季交替，而不同的季节对人的起居有着很大的影响。人们为适应季节的变化而调整自己的起居时间，顺应自然。

我们的先祖在上古时期就指出了人如何起居、适应季节的变化。在《黄帝内经》中元阳真人在四气调神大论篇中就有着自己的高见。"春三月，此谓发陈，天地俱生，万物以荣。夜卧早起，广步于庭，被发缓行，以使志生。生而勿杀，予而勿夺，赏而勿罚，此春气之应，养生之道也。逆之则伤肝，夏为寒变，奉长者少。夏三月，此为蕃秀，天地气交，万物华实。夜卧早起，无厌于日，使志勿怒，使华英成秀，使气得泄，若所爱在外，此夏气之应，养长之道也。逆之则伤心，秋为痎疟，奉收者少，冬至重病。秋三月，此谓容平，天气以急，地气以明。早卧早起，与鸡俱兴，使志安宁。以缓秋刑，收敛神气，使秋气平，无外其志。使肺气清，此秋气之应，养收之道也。逆之则伤肺，冬为飧泄，奉藏者少。冬三月，此谓闭藏，水冰地坼，勿扰乎阳。早卧晚起，必待日光，使志若伏若匿，若有私意，若已有得，去寒就温，无泄皮肤，使气亟夺，此冬气之应，养藏之道也。逆之则伤肾，春为痿厥，奉生者少。"上述有关春夏秋冬与人的论述，高度概括了人与季节的关系，精辟总结了人要顺应季节变换，指出了不同季节起居的原则，提醒大家不同季节养生的重点脏器，不然，则有伤身体。

春夏秋冬依次更替，每季三个月，各个季节都有不同的地貌、物观和特点。起居把握各有侧重。春夏两季晚睡早起，秋季早睡早起，冬季却早睡晚起，是颇有讲究的。人在各季有着不同的状况，各季都有重点养护的脏器，如春养肝，夏养心，秋养肺，冬养肾。养的原则是春养生，夏养长，秋养收，冬养藏。即所谓春生夏长、秋收冬藏的养生之道。总之，人要顺应自然的规律，逆之则伤心、伤肝、伤肺、伤肾也。同时春季护肝、夏季养心、秋季润肺、冬季补肾也成了我们养生之道的经典原则。其中起居原则是重点，望朋友们能用心理解，仔细学习，认真体会，付诸实践，纳入日常生活。大家将其用于指导起居后会发现，春夏两季晚睡早起，的确能使人保持充足的精神。早睡早起，只秋一季，并非如人们常说的天天要早睡早起。冬天的早睡晚起，这点可能最让人信服。好多动物冬眠冬藏也是适应自然所为的。冬季嘛，通常就是要多休息。至于早是几点？晚是何时？早上大于7点，不能称之为早吧，晚上10点以后为晚，但不要超过12点。熬夜同晚睡，是相对而言的，是不能等同而语的。我们老祖宗总结的金玉良言可不是凭空臆想出来的，一是有中医理论作基础；二是有长期的生活实践，是在历史的长河中形成的。希望大家努力实践，若大家能持之以恒，定会获益匪浅。

二、起居与生物钟

世上万物都有其生长生活方式，都有其固定的起居习惯和规律。如荷花、牵牛花，它们早晨 6～7 点开花，晚上 6～7 点就收起来，有明显的时间规律，约 12 个小时的周期。动物有的昼伏夜出，比如猫就是白天休息，晚上出来活动；有的夜伏昼出，大多数鸟类是如此，但猫头鹰等例外。人类一般都是白天活动，晚上休息。当然也有少数人喜欢晚上工作，白天休息，大家都遵循着各自的规律起居生活，长此以往，成为一种固定模式。一天中何时起床？何时吃饭？何时工作学习？何时休息就寝？到时间自然就想到要做什么了，形成了生物钟。

生物钟又称生理钟。它是生物体内的一种无形的时钟，实际上指生物体生命活动的内在节律性，它是由生物体内的时间结构序决定的。通过研究生物钟，如今已产生了时辰生物学、时辰药理学和时辰治疗学等学科。可见，研究生物钟在医学上有着重要的意义，并对生物学的基础理论研究起着促进作用。生物钟与地球 24 小时的光暗周期保持同步，对我们人的健康生理状态有着重要的作用。

近年来，时间生物学认为，生物体的生命随昼夜交替、四时更迭的周期而运动，揭示出生理活动的周期性节律。古代医学视天地为大宇宙、人体为小宇宙，大小宇宙息息相通。健康人体的活动大多呈现 24 小时昼夜的生理节律，这与地球有规律的自转所形成的 24 小时周期是相适应的，表明生理节律受外环境周期性变化（如光照的强弱和气温的高低等）的影响，诸如人体的体温、脉搏、血压、氧耗量、激素的分泌水平存在昼夜节律变化。周期节律近似昼夜（24±4）小时的称为"日钟"，近似（29.53±5）天的称为"月钟"，近似（12±2）月的称为"年钟"。时间生物学揭示了植物、动物乃至人类的生命活动规律。然而现代社会压力使人类的作息时间不再严格遵循体内的生物钟，加班、倒班工作、频繁的跨越时区、夜晚玩手机等使越来越多人受到生物钟紊乱的困扰。生物钟与健康、免疫、睡眠和代谢的关系，正在引起人们的重视。生物钟有 4 个功能。

1. 提示时间

是指在一定的时间必须做某事，到了这个时间你就会自动想起这件事情来。比如你想第二天早上 6 点起床，到时你就会自动起来。现实生活中有大部分事物都是起时间提示作用的，如几点上班、某时会见某人、赶某趟车、节假日等。

2. 提示事件

是指当你遇到某事时，生物钟可以自动提示另外一个事件的出现；当你遇到某人时，生物钟会自动，使你马上想到托付的东西。用得最多的是看到某事时，在你大脑里依次产生的那些回忆。比如你看到熊猫，你就会想到它是中国的国宝、它喜欢吃竹子等。为解题，你可以想到某些公式和方法，这些知识是不会平白无故地出现在你的大脑的，它们必须在生物钟作用下才可依次出现于你的大脑里。

3. 维持状态

是人们在做某一事时，能够一直做下去的力量。比如上 8 小时的班就是生物钟这一功能的结果。又比如人的眼睛看某一事物时，能够聚精会神地看，也是它的结果。注意力从视觉转向听觉，也是生物钟作用的结果，但这是提示事件功能在起作用。你要听完一堂课，你就必须用生物钟维持状态的功能才能听完，否则你就会瞌睡不已，甚至逃课。这种维持可以是连续的，也可以是断续的，比如你和你的爱人的家庭维系就是断续的，因为你不可能长期待在家里无所事事，你必须去工作，去交结，去谋生。

4. 禁止功能

是指机体某个功能或行为可以被生物钟终止。比如说看到一个恐怖的事件、遇到地震灾害等，你无论在做什么，都有可能逃跑。这种逃跑就是对前面所做事物的终止。再比如说中小学生在专心地玩游戏，结果父母来了，中小学生对游戏的终止就是生物钟的功能在起作用。如果没有这种作用，一个人就会永不停顿地做事。比如睡觉，如果没有这种终止，这个人就会长期睡眠，成为植物人。植物人发生的原因可能与此功能的失控有关。在人的大脑里有对应的 4 个中枢：时间中枢、空间中枢、功能中枢和终止中枢。

为什么没有闹钟的提醒，你却每天按时醒来？为什么雄鸡啼晨？为什么蜘蛛总在半夜结网？为什么大雁成群结队深秋南飞？为什么燕子迎春归来？为什么合欢树的叶总是迎着朝阳而绽放？为何女性的月经恰与月亮盈缺周期相似？这些都是巧合还是有着某种内在的关系。生物体的生命过程复杂而奇妙，生物节律时时都在奏着迷人的节律交响曲。我们拥有的昼夜节律的睡眠、清醒和饮食行为，归因于生物钟的作用。生物钟依靠钟摆那样往复的振荡工作，其工作节律是不受周围环境影响的，故认为其周期震荡节奏是内生的，或在不同器官内独立进行。生物钟的存在有极重要的生物学意义，它使生物与周期性的环境变化相适应，特别是一些对生存和繁殖关系重大的如迁徙、觅食、交配、生育等。它甚至可以提前安排，如糖皮质激素在清晨起床前就已升高，为白天活动做好准备。然而生物的这种适应性也是有限度的，生理周期只能在一定范围内追随外界的周期性。当偏差太大、外环境造成刺激过强或过弱，以致生理震荡，变为越轨的自由运转，从而干扰了生物钟的正常运转，造成个体不同器官内部节奏、位置的紊乱，破坏有序的合作，引起某些疾病，这可能就是亚健康到生病的过程，也正是机体从平衡到失衡的一个过程。如果从遗传的角度来看，遗传的实质是生物钟上回忆的释放，进化的实质是染色体的变异，退化的实质是染色体的关闭。

通过对生物钟的基本了解，认识到生物钟对人的重要性、实用性、客观性。生物钟科学的发展已经揭示了人与自然环境、天体之间的关系和规律，还将进一步为我们展示天地合一的本质及关系。我们中华民族的老祖先在上古时期就为我们总结了人与自然统一、不可分割的关系，其内在规律对人至关重要。若不遵循这个规律，就会影响身体健康导致生病。不同季节的起居规律正是这种关系的生动体现。四季的起居时间规律，既不像人所说一律早睡早起身体就好，也不如人所讲早睡晚起宜人，更不能随心所欲地不讲时间和规律的作息，而是要依天时、随季节，按照正常生物钟的规律起居。从四季起居规律可以看出中国传统的民俗谚语是何等的高明。"一年之计在于春，一日之计在于晨"。除冬季外是何等的相符啊！和我们农民耕作也是相吻合的，与珍惜春，抓紧夏，秋收冬藏也相符啊！诚心推荐，真心建议，大家按照这个规律进行起居，您会有不一样的感受，春夏两季尽管你忙得很晚，不妨坚持早起，你仍会精力充沛，不受影响，不信你就试试。有些朋友会说，我已形成自己的生物钟了，很难改。可是，你这个生物钟是违反自然规律后，由于长期坚持形成的条件反射，并非真正遵循自然、适合人与自然的规律。相反也可以证明，要回到正确的轨道上，不也可通过条件反射形成吗？而这是回归自然的举措啊！其实违反了客观规律，长此以往，就是亚健康。**可以这样说，不遵循生物钟就是亚健康的起因，长期违逆生物钟就是一个亚健康状态。**生物钟让我们人和宇宙的关系更加息息相通，生活得更愉快，保持身体的健康状态。

第四节　居住环境与健康

　　现在，一提到居住、住房，人们很自然地就会想到环境的问题。住房环境条件好的，忍不住要将自己居住的小区夸上几句；住房环境条件不够理想或比较差的，少不了牢骚和怨言。的确，居住环境条件的优劣对人们的生活影响非常大。尤其是对人们的心理上有直接的影响，时间一长，难免不会对身体造成负面的影响和损伤。若还有环境污染等不利因素，更是直接影响身体健康。因此，需要认真对待、特别重视我们的居住环境。

　　中国自古就有天人合一的观念，人作为自然的一分子，按照天道运行的方式生活，就可达到与自然融合的境地，从而化自然所有为自己所用。这是不少人毕生追求的至高境界。所谓天人合一，其实质就是人如何有效地顺其自然，亲近自然，了解自然，认识自然，利用自然，并改造自然。其方法就是顺应天道，即按照自然运行的方式，遵循自然的规律，去寻找合适的自然条件或将自己所处的环境尽量改造到与自己较为协调。早在几千年前为了获得更好的生存环境，中国的先哲们就开始了对生存环境的研究。从河图洛书的出现到先后天八卦的推演，都是先哲们对世界的理解。古代先哲们认为，无论是天上的星体还是地上的山河，凡是自然万物就都有生命，并拥有不同的属性，这些属性之间能够相互生克制化。只要善于使用这些原理，就能制造出一个与自然和谐的环境，进入所谓的天人合一的境界。智慧的古人认为，天人合一实际上就是天、地、人三者的统一。一是对于天体的认识，古人认为天体会影响人的生存状态，这在很多方面已被现代科学证实。二是对地理的认识，不是所有的环境都适合人居住。三是对事物的认识，古人认为万事万物都有各自的五行属性，它们之间的生克制化是造成命运前程、人事吉凶的重要原因。我们的居住地及其环境就是天、地、人中的地。由于天南地北的差异，不是人人都适合在同一环境中生活。在生活中，人们总是想方设法让自己的居住环境变得更为舒适，谁都愿意待在感觉舒适的环境中，使环境最大限度地适合人的需要，甚至是整个人类的需要，使人安身立命，稳定生活。

　　如何选择居住地和住房？通俗地说，在哪买房比较好？需要考虑哪些因素？怎样评判环境条件？既利于居住，享受环境之宜，又助于健康，使人们宜居。可将人们居住的环境分为大环境或外环境和小环境或内环境。

一、居住地的大环境，即居住小区以外的自然环境与社会环境

1. 居住地的选择

根据自己的生活特点以及个人的喜好，在这个地区买房，在这个城市长居，选择居住地时目的要明确。是为工作考虑，还是为子女上学，抑或为长辈养老，短期居住还是永久生活在此地，是生活中的重要决定，或许是人生中的重大改变，影响深远，需仔细考虑清楚。选择小区楼盘时，更要注意周边环境的情况是否有利，不是自然灾害的频发区域和地段。无论是在城市的中心还是在城郊的宁静处，道路交通通畅，小区出行快捷，需首要考虑。周围的绿化情况如何？周边 1 千米左右，可见公园、休闲绿地？5~10 千米可有山水湖泊？楼盘依山而建，靠水而居，是否在国家标准允许的安全距离之内？周边区域可有更大的楼盘或更高大的建筑？四面空旷的楼盘，将会受到酷暑的炙烤、严冬寒风的侵扰。众多因素要多加思量。在工业区内或靠近工业区的楼盘，有环境污染的可能。城乡接合部的小区、交通要道交汇处的楼盘以及老城区、棚户区改造的楼盘，都需三思而后行。这一区域的人文风气自己能否适应，也在考虑之中。

2. 周围配套设施

首先，是水、电、气、网络健全发达；其次，下水道、垃圾清运等市政措施完善有效；最后，是生活购物、子女上学、看病就医等比较便利。

3. 城市管理，人文风气

城管有序，井井有条，社情风清气正，人们友爱相助，包容互敬。人文氛围良好。

这个居住大环境，简而言之，就是自然环境好、配套设施（硬件）完善健全、社会管理（软件）正常有序、社会风气（民俗民风）好。

二、居住地的小环境，即小区内的环境条件

1. 整体布局

整体布局最能体现小区开发商的整体实力水平、文化品位。容积率是小区楼盘较好品质的体现之一，容积率低，小区占地面积大，开阔，活动空间充裕，楼房不是很高（不高于 11 楼）。另外，每栋楼房的 1 楼均高于小区道路路面 1~2 米或以上。小区内外景观设计美观，自然大方，凸显特色。楼盘房屋，布局合理，错落有致。最好有水景设计贯穿全小区，多见亲水设施、园林小景，令人愉悦。

2. 建筑质量

对于房屋的建筑质量，即使大家都不是专业的，也能看出一二，一般难以糊弄住人。重点在于建筑材料是否真材实料，是开发商所承诺的；是否使用环保材料；墙体是否能隔热、保暖；油漆是否无刺激气味和致癌物质等。这些应由相关监理部门出具检测证明。房屋面积以相关部门实测为准。房屋抵抗自然灾害的能力有标准可依。

3. 小区内配套设施完备

居住小区内的各种配套设施，如水、电、气、网络及下水道等应齐全完备，由专人监管、维护、维修，尤以下水排灌管道保持通畅为主。小区绿化率不应小于30%，这是国家规定的硬指标。这些与我们的生活、身体都息息相关。

4. 物业管理

是最终实现楼盘综合质量和效应的基础保证，也是让业主能真正享受楼盘货真价实好处的利益体现。物业管理公司能否认真负责地进行正规化，人性化的管理，直接关系到业主的各项切身利益以及心情。保洁的日常化、园林的专业维护、小区安全保卫、业主的水电维修等等，事无巨细，都一一体现其中。好的物业管理公司能让业主安心生活，乐享无忧。反之，困扰不断，烦恼不少。

5. 住宅选择

若上述条件都达到我们预期的要求，选房便是我们的最终目的。

楼层和朝向是重要的具体要求，因人而异，各有侧重，或两者兼顾，视为满意。对于楼层的高低，需求不同，喜好不一。高层的高空空气好，无遮挡，可眺望远方。低层的出行携物方便，又接地气，更享树木花草的好处。房屋的朝向是大家比较在意的。中国的住宅文化偏爱坐北朝南，意在南北通透，屋内空气流通，光照面大。若住宅朝东南或朝西南，在炎热的夏天能避免阳光的辐射，在寒冷的冬天又能得到充分的采光和取暖，也是不错的选择呀，可使居家身体受益。如此这些，可根据具体情况、个人需求，合理取舍。

6. 家居布置

这是小环境中的核心因素。家中的一切布置和安排、家具用品的摆放，除了考虑生活之需、使用方便外，主体颜色的选择、色彩的浓淡，甚为重要。家居用品材料需环保无害，一切从身体健康着眼，营造温馨贴心的氛围，让居家主人拥有好的心情，保持良好的身体状态。

居住与环境的关系、环境条件对居住的影响，越来越得到人们的重视。伴随着人们对环境条件的要求越来越高，人们的居住环境也会得到越来越充分的改善。在山清水秀、依山傍水、空气新鲜、绿色环保、天然无污染之地，人们可吸青山之仙气，沾秀水之灵光，身体健康。只是这样的优美环境、居住佳地，多见于风景名胜之处，常人恐怕无福长居享受，只有旅游观光体验而已，当今原生态的自然风光已不多见。这样优美的居住环境一是为数不多，二也未见得适合现在人们的日常生活。理想的居住环境只能成为人类不断追求的目标。

居住环境的好坏对人健康的影响不是可有可无的，而是有着明显的甚至重要的效应。中国人历来有强烈的家庭观念，故而对住宅环境的状况十分重视。世界各地的著名建筑，除了都具有精湛的建筑技术和艺术外，建筑当地的环境状况包括天气物候、地理物貌、人文风情等，都是这些建筑保存至今的重要因素。我国现存的历史久远的古镇村落，其环境美好，房屋建筑设计科学合理，民风淳朴，名人辈出，当地村民安居长寿。可有些城镇乡村的自然环境较差甚至恶劣，经济发展缓慢，贫病交加，当地居民的健康、生存都受到很大的威胁。在很大程度上是由环境条件因素造成的，并有其明显的必然性。为了脱贫实施的易地搬迁就是最好的证明。人们居住生活的环境条件与身体健康密切相关，是毋庸置疑的，只是这种影响不是短期内能显现的。安居与环境的相关性、居住环境与健康之间的关系、人与环境自然和天地之间的内在联系和规律，有待人们进一步的探索与研究。虽然现代社会人们的居住地是人类改造自然、改造社会的结果，人们居住城中，远离自然环境。但实际上，人类从未脱离过自然环境的影响。现代科学已经解释的和正在不断揭秘的人与自然的多种关系和现象，就充分说明环境对居住的影响、对人类生活的影响是多么的重要。杜绝环境污染，改善环境条件，实施有效的环境治理与保护，关停造成污染的企业和项目，早已是环境治理与保护的基本要求。退耕还林、退耕还牧、保护湿地、保护濒危动植物、注意自然界食物链的完整性……是保护自然，适应自然，利用自然，让人更亲近、更加融合自然的努力，力求使人与自然协调共生。美好的环境条件可看作我们住宅的必要硬件。干净的环境、宜人的环境、优雅的环境，一定会使居住在其中的人们心情愉快、身体康健。

在居住与环境的话题上需要提醒一点的是，居住的硬件条件固然重要，可别忽视邻里关系，友好地、宽容地、克制地、理解地与邻居们相处，远亲不如近邻啊！

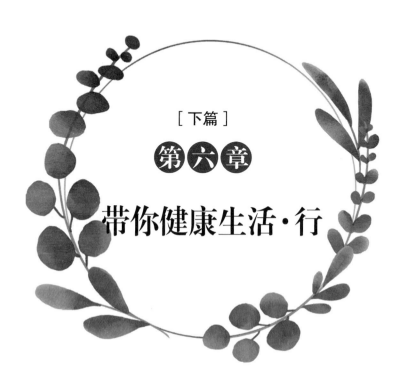

［下篇］

第六章

带你健康生活·行

　　"千里之行，始于足下""读万卷书，行万里路"等，这些至理名句都是对行的广义的哲理性、励志性的总结和指示。但在具体的行的过程中，包含了更多人们行动的内容和目的。行，对于人的日常生活、健康的维护、人生的影响，以及对于人的重要性，是不可估量的。行，是一个由不自觉到主动去行的过程，是人们主动走进自然、走向社会、了解自然、熟悉社会、亲近自然、融入社会及与自然亲密融合的必由之路。行之有效的行将伴随着我们的人生从始至终。

第一节　行的内容和目的

　　行，是人的生命活动中不可替代的主要方式。人的思维活跃、兴趣广泛、能力多样化，使得我们的行动内容、我们的生活丰富多彩。行，就是动，是行动，是活动，是运动，生命在于运动。在生命的过程中，日常生活、运动锻炼、社会交往、文化生活、外出旅行、教育学习等，构成了各种各样、千奇百态、内涵丰润、包罗万象的行动内容。人生的精彩都在这内容之中。

　　这些行动内容是生命活动的常态，是生长发育的需要，是生命延续、成长成熟的过程。人不行动就没有活力，人的组织器官就会退化，各种功能就会废用。像日常生活是人们最基础的活动内容，维持着人们的基本生活状态。如体育锻炼是增强体质、保持活力的重要方式和途径，在现代社会中已成为生活中的组成部分。社会活动的参与，是人类群居属性特征的体现。人们交流并碰撞思想，沟通感情，相互倾诉。兴趣志向相同产生的共鸣对人的精神起鼓励和支持作用，是正能量的。至于文化生活、教育学习，这是人们精神生活需求的表现，健康的、适宜的文艺演出（歌曲、戏剧、电影等）对人心灵、心情起慰藉和平复作用。愉悦心情，教育学习，培养文化素养，积累人文底蕴，追求向上前进的动力，这些是社会培养人才的途径。人之所以要行动，要前进，要改变，其目的就是要展现自己的实力，证明自己有解决问题的能力、有改变过去和现状的能力、有创新进步的能力、有克服困难获得成功的能力。总之，人在行动过程中的表现，是一种生命活动的征象，是生命之花的绽开，是生命能量的释放，是对人现实生活和精神世界的诠释，是生命存在及延续的证明。人们的行动和行为都是受头脑支配的，被思想指使的。他们的一切活动、行为都是有目的性的，不管他们行动前的决定是否正确、后果如何，行为方式都是经过思考后决定的。

第二节　行为方式

俗话说"人上一百，形形色色""萝卜白菜，各有所爱"。虽然人类有共同的行为方式，但不同的个体，其行为方式是不同的。兴趣相同、爱好相似，志向一致的人们有着相同或近似的行为方式。这就应了中国的一句老话，叫作"物以类聚，人以群分"。有些人思维敏捷，头脑清醒，判断准确，决策果断，做事干净利落，工作效率高。有些人思维混乱，不够清晰，反应迟钝，办事拖拉，效率低下，做一件事不仅耗时长，还未见能做好。当然，有人慢工出细活，耗时长，但工作质量高。在相同的工作条件下，在同样的要求、共同的标准下，有人不仅又快又好并很轻松地完成了工作，还有多余的时间供自己支配。可有人虽然按时完成任务，但时间显得很紧，并不轻松。还有人不仅没在规定时间内完成工作，还累得要死。这种现象虽然体现了人们能力大小的不同，但其行为方式是其中很重要的原因。因为行为方式不仅仅展现出人们的一种状态，更多的是反映了人的一种思维方式、对生活的态度，是人们对事物的一种看法，同时也是一种生活习惯、工作习惯，甚至学习习惯的体现，是人综合素质、整体状态的呈现。人们在各种行为方式的进行中显露了自己的特质，也让他人了解、认识自己。特别是在集体活动、团体行动，如大型聚会、庆祝仪式的活动中，更是展现自己、了解他人的最好机会，也是验证自己的行为方式正确与否的场所。

在人的一生中，有些行为方式是不变的，它成了一种特点、一种风格、一种模式、一种风气、一种习惯。像有些人行事果断迅速，有些人做事犹豫迟缓；有的人作风大胆泼辣，而有的人作风胆小谨慎；有的人思想因循守旧，而有的人思考变革创新。这些行为方式，有些是与生俱来的，也有的是在生活的长期历练中养成的。还譬如人的口味，湖南人、四川人爱吃辣的、麻的，江浙人、上海人偏爱甜味，广东人餐前是要喝汤的，福建人、海南人的饮食是鲜淡的。我们国家传统年节的纪念及庆祝方式，世代延续，保留至今，证明了传统文化的生命力和影响力，好的、优秀的行为方式寓教于乐，会永久流传。因为它不仅继承了优秀的文化传统，还丰富了人们的生活内容，而且益于身心，让人愉悦快乐。这说明选择正确的行为方式、生活方式对人的身体健康是非常重要的。

当然，有的行为方式在不同的年代、不同的时代也在发生着变化，这就是与时俱进吧。比如说原来很难吃到别的菜系，由于人员的流动、旅游的带动，逐渐接纳包容了其他各地的口味。在上海也可以吃到川菜，在北方也可以尝到粤菜，在全国各地都可以找到令自己满意的舌尖味道。像以往春节人们都在家中吃团年饭，现在都时兴在餐馆、饭店聚餐团圆，因为重点是团圆，在哪吃并不是重点。商家的销售早已不全是门店服务、等客上门了。电商网购已颠覆了传统的经商模式。就连人们用钱付账的方式也已经转向电子支付，朝无纸化的方向发展了。这些变化提示人们的行为方式、生活方式等都在发生变化，这是因为改变后的方式对社会的发展、对人们的生活都是有益的，这是新的、正确的行为方式。人们总在选择正确的行为方式，为己服务，为社会服务，为事业打下基础，为成功提供保证。人们选择正确的行为方式改变着社会，推动着人类社会的进步发展。选择正确的行为方式对己、对人、对社会都是一个重要任务。

第三节　外出旅游

旅游现在已成为大多数国人休闲度假的主要方式。随着人们的生活水平逐渐提高，具备了一定经济实力的老百姓们喜欢出去看看，到处逛逛，开阔眼界，享受自然风光。不光是在国内观光，去国外到世界各地玩赏，已不是少数人的选择了。大家享受旅游给人带来的好处。旅游这个环保产业正蓬勃发展，助力脱贫致富，美化乡村，改善城市景观，展现各地特色文化及美食，带动各方发展。旅游行业也在自身的发展中求新求变，旅游产品不断丰富，服务逐步完善，如私人定制、全域旅游等，旅游产业正走在健康发展的道路上。

一、旅游的好处

在我国改革开放初期，对于中国的一般家庭来说，旅游是一件比较奢侈的事情，到国外旅游几乎是不可能的事。即使在国内旅游，主要是通过工作出差、学习培训、走亲访友来实现的。单纯的以旅游为目的的外出是很少的。现在人们想出去走走看看，只要有心，一般计划都可成行。并且说走就走也已成为时尚。旅游成为常态，不但是因为人们有经济实力，腰包鼓鼓，荷包满满，而是人们认识到旅游给人们带来的好处。如上班一族平时工作已经很辛苦，可长假一来，也纷纷外出游玩，虽然旅游很累，但累并快乐着。旅游给人们带来了不少好处。

1. 改变环境，调整心情

日常生活的忙碌工作、繁重的压力让人不得不集中精力来做好工作，维持家中正常运转，已无暇顾及其他。各种各样的工作问题、生活矛盾、人际关系，让人紧张纠结，忧虑郁闷。一旦你定下旅游计划，走出去旅游一趟，就可暂时忘掉生活中的烦恼、工作中的困扰。看到祖国的大好河山，见到你从未目睹的湖光山色、秀美风景，大自然的风光使人心情大好，豁然开朗，以至于让你产生不少灵感。如果行程舒适，定让你受益匪浅，心情超好。即使旅途劳累，你仍会感到不虚此行，甚至已在计划下趟行程的目的地了。旅游对人们而言绝对是改变环境、调整心情的一剂良方。

2. 接受刺激，激发热情

旅游过的地方及国家越多，受到的新奇刺激就越多，而这些刺激对人来说大多都是正性的、良性的，它能让人兴奋高兴。人们对美丽的风景、宜人的胜地，依依不舍，流连忘返。正是这种新奇的刺激使人的内分泌功能活跃，激素维持在正常的水平上。人们重新焕发了热情，点燃了生活的希望。老年人焕发了青春，老当益壮，活力激发。世界多美好，祖国的秀美山川、大江大河让我们看不够。这么美好的生活促使着我们要保持身体健康，到处饱赏中华及世界的名胜风光。旅游激发着人们对美好生活的向往，努力地、自觉地去拥抱生活，奔向明天。

3. 休闲怡情，享受生活

我国旅游业在改革开放以来有了长足的发展，人们也有了多年的旅游经历和体会，早已不满足走马观花似的简单旅游，逐步地发展到提高旅游品质，享受旅游的过程，品味旅游人生。在旅游中寻找适合自己的度假地，确定避暑、避寒的候鸟式养生处。空气清新、气候宜人的度假地成为人们的首选，为的是休闲养生，修身养性，享受自然风情。中青年人能在这里彻底放松心情，养精蓄锐，继续努力奋斗。老年人主要是养生健体，品味自然风光的风情馈赠，回顾一生经历，总结得失体会，规划优雅余生。什么是享受？人们在不同的年代、不同的人生阶段体会是不同的。有人视事业成功为最大享受，有人将家庭团圆视为最好的享受，还有人以爱情甜蜜为最美享受，有人认为一生平安、无病无灾就是最理想的享受等。因人、因事、因观念的不同，人生态度各异，对享受的体会、乐趣的评价各有千秋。旅游度假给人带来的感觉和享受是独特的，它给人带来的有欢乐兴奋，更多的是内心的宁静，是一种恬淡。面对如画的风景，呼吸着山谷林间充满负离子的新鲜空气，漫步徜徉，全身仿佛注入新的气息，多余的二氧化碳全部排出，体内的各种激素分泌处于最佳状态，血管里充满了氧气，血液中微循环、小循环、大循环环环相通，畅流无阻，各系统器官功能正常，人体内环境前所未有的稳定，所有营养物质交换分配恰到好处。这时候的人，神清气爽，充满活力。人们心无杂念地、慵懒地躺在沙滩的躺椅上，享受和煦的阳光。在海边，登山顶，静静地观赏日出，欣赏着夕阳的晚霞。在林间栈道上散步，与知名和未知的植物无言地交换着信息。晚间在海浪拍岸的节奏声中入眠。这种享受让人无忧无虑，身心愉悦，身体健康。虽说这一切都是短暂的，但它是人生旅途中的休养驿馆，是电动汽车的充电桩，是人生进程中的加油站，是人生动力的补给所。

4. 学习收获知识

外出旅游除了游山玩水，各地风情地貌、民俗文化也是让人学习了解不同人文社情、增长知识的好途径。不同地域、不同民族的生活习性、饮食特点、服饰文化以及其历史渊源，让人获益匪浅，脑洞大开。

5. 疗伤治病

旅游还能疗伤治病，听起来似乎有点匪夷所思，但这的确是千真万确的。不过，主要指的是心理创伤。受到生活中不公正待遇、遭遇失恋、家庭变故或天灾人祸之类，对人的心理和精神上造成打击伤害。由于这些变故，人们往往情绪低落、郁闷，在负性情感中不能自拔，对生活前途失去了信心。不妨出去旅游一趟，没准有奇迹发生呢。经过旅游的洗礼，可能一改颓势，达观开朗，重新回到人生正确的轨道，回归正常生活，重塑生活目标，努力奋斗向前进，这样的例子大有人在，屡见不鲜。

二、旅游攻略及其他

旅游的好处多，是一个令人称道的行为方式。做好旅游功课、制定切实可行的攻略、选择出行日期、充分准备旅游必备物品等，乃是旅游顺利完成的保证。

1. 时间的选择

对于外出旅游时间的选择，除了考虑自己的空闲时间外，对旅游目的地季节、气候的了解是关键。如到沿海或海岛不要选择7—9月间，因为这时段台风较多。到东北等寒冷地区，除非你是为了体验寒冷而去，最好在10月下旬之前出游，否则一般人抵御不了东北隆冬的严寒。有些地方雨季山洪较多，雨季就不宜去该地旅游。这些都是你选择目的地及出行日期的考量。

2. 根据目的地的实际情况准备相关物品

首先准备好衣物，若去云南过春节，那里一天如过四季，早晚是春、冬，中午度夏天，下午黄昏时如秋，你什么衣服都不能缺，四季衣服穿上身，要脱就脱，该穿就穿。帽子遮阳又挡风，是必备的。伞更是要带，无论是否雨季，常备常用。鞋很重要，爬山登顶，跋山涉水，穿什么鞋合适，须考虑清楚。在都市游逛对鞋虽无特别要求，还是以舒适跟脚为佳，长时间步行也不轻松。再者准备好常用药品，如治疗感冒、拉肚子、咳嗽的药物及每天要口服的治疗慢性病的药物等，一并备好，不要疏漏。另外，根据此行可能发生的情况，尽量做些预判。如饮食风味是否适合？风俗习惯能否耐受？宗教信仰规矩是否认同等？

3. 旅游攻略

就是在自己要前往旅游目的地前，对当地的人文景点、住宿、餐饮、交通工具的选择做一个规划。现在的互联网高度发达，没有什么在网上是找不到答案的。通过学习了解，从而制订一个经济上能够承受、时间上安排的过来、符合自己要求的合理计划是不难的。人还未出行，一切皆能搞定。这就是现代旅游攻略给人带来的好处。

第四节　行的作用与结果

旅游出行给我们展示了人们最为典型的一个行为方式。它是人们通过生活经验的总结而选择的一种对人有诸多好处的出行举措。从中提示，一个好的行为方式给人和社会带来的是充满正能量的、积极的、有促进性的作用，也就是说不同行为方式的作用及结果也不尽相同。

一、本能反应

在动物及人类中有一些行为是一种本能，这些都是保护性行为。如阳光照射、昆虫进眼时，眼睑会立刻闭合；受到别人攻击时，会不自觉地举起手抵挡或躲闪；遇到危险情况，马上想到的是逃跑等，都是一种自身保护性的行为方式。对一个健全的人来说，几乎不用思考或者只是一闪念、一瞬间的思考。这里既有先天就赋有的，也有人们后天经过长期生活经验积累或训练而成的。最大的功效和作用

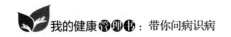

就是保护自己不受到伤害，主观上也不想伤害别人。

二、有思想的行为

在人们的实际生活中，除本能反应的行为方式外，其他的行为均是有思想的和有目的的。那种所谓不过脑子的行为实际上也是有思想的行为，只是过于简单罢了。人们选择、决定自己的行为方式与以下 5 方面因素有关。

1. 生活习惯

长期生活在北方的人喜欢吃面食，而在南方生活的人爱吃大米；有人喜茶，有人嗜烟，有人好酒，有人爱赌；江河湖海长大的人离不开鱼的营养，深山大川的居民偏爱烟熏肉类等，都是长期习惯所为。这些生活习惯已成常态，相伴着人们。

2. 环境影响

在北方甚至高原生长的人们因为风沙大、缺水，皮肤粗糙，远不如南方各地的人们皮肤白皙。在水边生活的人不会游泳的恐怕不多，而在北方，人称旱鸭子的比比皆是。也正是由于这些地域因素，以前北方人穿衣喜黑蓝，因为耐脏，南方人的衣物颜色鲜亮、较浅，不过现在这种现象较前差别不大了。环境因素对人们的影响是很大的，喝酒、行事方式、待人礼仪不尽相同。在人们的印象中，南方人细腻，北方人豪爽。

3. 受教育程度

没读过书是文盲，只读过小学是半文盲。受过 9 年义务教育后走向社会，能单独适应并融入社会，担当社会角色，承当公民的义务、责任。读了大学，受过高等教育后，成为社会中坚和栋梁，就能在各行各业发挥作用，为社会创造财富，做更大贡献。当然上名牌大学，继续深造，除了自身的提升进步外，更多的是社会责任的承担。

4. 生活经验

年轻人同中老年人相比，生活经验相对匮乏。有人终身从事一种职业，而有些人工农商学兵都经历过；有人一生平淡，有人一生坎坷等。人们不同的生活经历及遭遇丰富了人生阅历，造成了人们之间对问题的看法不同，对事件发展的预测不同，眼界、视角均不相同。

5. 判断与决定

基于以上 4 点，人们会根据自身的情况，对自己的人生、对每次行动、对每个行为做出自己的判断和决定。不过，不管你甘于平庸，还是选择卓越，不论是纵情享乐，还是铤而走险，都要承担责任，为自己的行为付出代价。有时只是一时一事，尚有回旋余地，还有重新选择从头再来的机会。而在人生的关键节点、在重大事件的面前，可能会因你的选择和决定付出惨重，甚至是一生的代价。选择正确的行为方式，对自己的事业、对亲爱的家人、对诸多朋友，都是有益的。这将对社会有贡献，创造财富，利己利他，利于社会。不然损人害己，危害社会，最后被时代淘汰，被社会抛弃。当你在选择不同的行为方式时，不仅要想到自己，还要想到是否会损人，可否利于社会。常言道，"人在做，天在看"。按佛家说法，积德行善是一个积福的过程，有着积极的、向上的精神。揣一颗行善的心，必有善报，定有福报。

行不单是一种外在表现，它还是人们身体状态、思想状况、教育程度、生活习惯等的呈现，是对各种社会现象的表露，是个人素质、道德品质的综合体现。而对于行的作用，不仅要关注结果，过程也是耐人寻味的。正确的行为方式必将会对人们的身心有很大的促进帮助作用及健康积极的、正性的作用。相反会让人身心疲惫，心力交瘁。所谓正确与否就是安全与否，所谓安全与否就是使自己不受伤害，或将伤害降到最低，同时也不伤害别人，不危害社会。这样的安全系数越高，你的成功概率也就越大，对己、对人、对社会都是如此。

衣食住行是人们日常生活中必须进行的常规活动，也是人们一生中的基础活动。衣食住行反映人们的一种生活状况，同时也展现出人们的身体状况和精神状态。衣食住行是人们生活中的有机统一体，相互之间随机协调、配合，不可分开，不能割裂独立。衣食住行若有规律地运转进行，并合理分配其空间和时间，就会使人保持活力，身体健康，心情稳定舒畅，精力充沛，工作效率高，生活安定愉快，身体的内环境长期稳定，与外界自然环境相亲，与人平等相待，和谐共处。若衣食住行不能规律有序，将因各种原因导致生活、身体紊乱无章，不仅使自己的工作学习难以正常进行，还对身体影响明显。轻者身体不适，重者患病住院，严重影响生活质量，值得人们思考重视。养成良好的衣食住行规律，培养适合自身的、好的生活习惯，以利于在人生的道路上稳步向前。

在衣食住行的一系列活动中，始终存在风寒暑湿燥火六邪致病的潜在风险。日常要注意检验衣食住行的方式、方法以及结果是否正确。衣着不妥，风寒暑湿燥火随时乘虚而入；饮食不善，风寒暑湿燥火随时会给你制造麻烦；住房不合适、起居无规律也给风寒暑湿燥火袭扰你的机会；出行不谨慎，风寒暑湿燥火会给你带来意想不到的种种风险。风寒暑湿燥火，时刻伴随着你我的衣食住行。人们需要有预判，有意识地防范六邪治病给我们带来的困难、麻烦和风险。

衣食住行不仅反映了人的生活和身体状态，更多反映了人与自然、人与环境的关系是否适应，是否融洽。在衣食住行中，衣和住是人类被动适应环境的表现，而食和行是人们主动适应环境的举动。衣食住行的活动真实体现了人类顺其自然、亲近自然、了解自然、认识自然、利用自然、改造自然、保护环境，使人类深刻体会到人与自然的和谐性、人与自然的相容性是多么的重要。这样的结果对人类的生存繁衍、生长成熟、身心健康是不可或缺的。

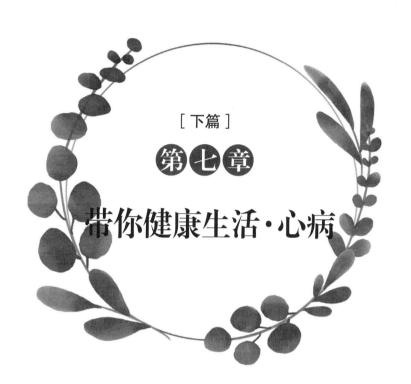

[下篇]

第七章

带你健康生活·心病

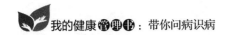

一、什么是心病

心病不是指心脏有病，而是指近期或一段时间以来人们性格上变化明显，精神面貌与之前反差大，精神萎靡，表情麻木，不苟言笑，无精打采，工作不上心，丢三落四，生活上杂乱无章，不修边幅，衣服脏乱，对人漠不关心，抑郁少言等。说那个人有心病，也有人说脑子有毛病、脑子坏了，大都不是指身体上有什么器质性变化，而是指精神上、心理上出了问题。用现代医学的话来讲就是有心理问题、心理障碍。这类人中，有极少数人先得了疾病而后思虑过重，进而有心理问题或障碍；也有极个别先有心理问题，而后又患上器质性疾病。在这类人群中，绝大多数人的身体无器质性疾病。可究竟是有心病，还是脑子有毛病？从中也反映了人们对是心里想问题还是脑子想问题的疑问。就像大人逗小孩，"你想爸爸妈妈吗？是心里想啊，还是脑子想啊？"在18世纪以前，人们对于心理现象产生于脑还是来自心，一直争论不休。直到19世纪，随着科学技术的发展，关于脑的知识不断丰富，大量的动物实验和临床观察证明，脑是产生心理现象的器官。心理现象是脑的活动产物，这是人们经过长期的探索而得出的科学结论。心理现象是脑对客观现实的反应。动物进化发展到一定阶段，产生了神经系统，心理现象是神经系统产生的。心理现象就其产生的方式来说，是客观事物作用于感官引起脑的反射活动。脑是心理现象产生的器官，没有脑就没有心理现象产生。但是有了脑，如果没有客观事物的刺激作用，也就没有心理现象产生。人的大脑好像是个加工厂，客观现实好像是原材料，如果没有原材料和加工厂，也就无法生产出任何产品，客观现实是人的心理现象产生的源泉，人的一切心理现象都是对客观现实的反应。所谓心病，通俗地讲也就是心理上出了毛病，有了问题。

人们对待这些有心病的人和精神病患者的态度不一。有些人目睹这种状况，报以同情，感觉好可怜。有些人看到这些，表现出嫌弃和不屑。还有些人觉着这群人怪异的举动、失常的状态好玩，甚至还去戏弄他们。殊不知这些有心病的人及精神病患者的最大悲哀在于他们不觉得自己有问题，从不承认自己患病。这些人理应得到关心、保护和尊重。

二、七情致病

人的一生命运多舛，世事难料，大喜大悲或悲喜交加均非己所能掌控。人们所期盼的、所祈求的，并非都能如愿。所有人的命运都不可能一帆风顺。各种各样的事物、难以预料的事件、社会变革带来的时代变化、亲朋好友的变故都会影响着人们的生活、思想以及行为方式，有的事件、变故及变化甚至一生都难以磨灭，终身不忘。这些事件、变故及变化，给人带来的不全都是正性、良性、积极的作用，相当一部分会给人带来负面、不良、消极的作用，不经过调整就难以回归正常。这个调整的过程及结果直接影响着当事人的身心健康。人生的悲欢离合、喜怒哀乐皆可引起心病。

古时的范进因中了举人大喜伤心，人狂发癫，不省人事。三气周瑜既展现了诸葛孔明过人的智慧和才学，也凸显了周瑜虽才华横溢，却心胸狭隘，嫉贤妒能，以致受气抑郁，郁闷而亡。现代生活中也不乏其事其人。商场上因竞争不过对手生气致病。在学习上嫉妒别人学习成绩好过自己，不思自找差距，而是找茬为难同学，屡屡受挫又心生郁闷。在爱情中失恋受挫，一蹶不振，有的甚至走向极端，以身试法。诸多贪官的心态各有特色。收受赃款时，定是心满意足，可拿到了又不敢用。东窗事发时，想坦白又心不甘，还想藏匿赃款，又愁又怕。触及更大利益时，生死攸关，最后举棋不定，纠结不清，难以抉择。有的彻底坦白，有的却抛家弃子，甚至自杀身亡，这些在我们的生活中并不鲜见。若各种原因造成情绪上反应过度，且长期不能调整如常的话，将不可避免地对身体造成不小的伤害，这正是中医所说的七情致病。

1. 七情致病的后果

七情，指的是喜、怒、忧、思、悲、恐、惊。这七种情绪及情感状态能使人生病。按中医说法，七情致病的特点概括起来主要有以下 4 个方面。①发病以外界刺激引起情志异常为主因；②直接伤及内脏；③首先影响人体气机；④情志波动常导致病情变化和加重。中医的七情致病说明了我国传统医学认为情绪及精神状态对身体健康的影响是多么重要，事实上也是如此。所有情感的变化都是由外界因素的刺激引起的，概莫能外。情绪改变对身体的影响也是很明显的，如生气后的寝食难安、头痛胸闷，不正是影响人体气机的表现吗？喜极暴怒后引发的脑卒中、心梗等急重症的情况，不也是直接伤及内脏，导致病情加重的例证吗？大多数人对疾病与健康的认知和了解缺乏或存在偏差，这是造成心病的基本原因，其中绝大多数是健康人群的心理问题。尽管有这样和那样的先天和后天的因素，但是都可以通过学习、调整认知来克服和改变。同时需要提醒的是切不可轻视心病（心理问题）给人带来的困惑、烦恼及忧虑，甚至抑郁，否则后果是严重的。

2. 精神病与心理问题及心理障碍的区别

按现代医学的说法，精神病指的是大脑功能活动发生紊乱，导致认知、情感行为和意志等精神活动出现不同程度障碍。精神病患者患有一种以精神无能、行为异常为主要特征的疾病。无论采取任何办法，精神病患者始终无民事能力，也就无法成家立业。越来越多的研究认为，精神分裂症和抑郁症是与生俱来的疾病，是基因（遗传因子）发生了改变而引起的神经疾病。基因为什么会发生改变？有的研究认为可能是受精卵着床至形成脊椎时，严重缺乏营养所致。先天多基因发生改变，引起丘脑、大脑功能的病变，导致出现感觉、记忆、思维、感情行为等方面表现异常的疾病。药物只能治标，不能治本。目前，药物根治是绝对不可能的，因为精神疾病的主因是基因改变。

心理问题、心理障碍几乎是人人都可遇到的。如失恋、高考落榜、人际关系冲突造成的情绪波动，一段时间内不良心境造成的兴趣减退、生活规律紊乱，甚至行为异常、性格偏离等。这些由现实问题引起的情绪障碍，可称为心理问题或心理障碍。大多数人对于这些问题往往通过自我调节或求助父母、亲朋、老师等来调节、调理和疏通。假如经过这些调节仍无效果时，就需要找心理咨询师寻求帮助。我们说的心病就包括上述两者，更多的是心理问题，是正常人遇到困难时各种反应的综合表现。尽管中、西医对心病有不同的说法解释，但有一点是共同的，即情绪、思虑是导致认知情感行为紊乱的主要因素。而且中医的七情致病更接近生活，让人容易理解。我们在生活中常常见到某些人因春风得意而得意忘形，由于获得财富或事业成功而乐极生悲，盛极而衰，凡事不可过度。正如中医所说情志直接伤害内脏，如大喜伤心、暴怒伤肝。我们常听人说，某某气死我了；遇到某件事、某个场景吓死我了；某件事、某些变化让人生气，气的吃不下饭，一晚上都没睡好觉等，这些都是由于不良情绪影响到生活，刺激伤害了身体。长此以往，身体不出事那才怪呢。医生也经常劝慰老人，特别是有高血压、心脏病等症的患者，要控制情绪，不要过度激动和兴奋，更不能思虑过度，不然容易诱发中风，甚至猝死。不论是西医还是中医，不论是世俗观念还是传统思想，大家都认同情绪能明显影响人们的思维、行为，以致身体不适和生疾患病。不论是身体健康者，还是患有疾病的人都要有一个好态度，都要控制好情绪，调整心态，好的心境才有利于人的身心健康，不然都无从谈起。原来无病的人有了心病，患上疾病的概率增大，不利于疾病治疗、身体康复，可能会加重病情，因此心病是我们身体的大敌。需要说明的是，有心理问题不是就有精神疾患。我们可以从心理咨询师的治疗对象来说明其中的区别。从专业上来讲，心理咨询师的治疗对象是健康人群，包括有心理问题和大部分有心理障碍的人。而小部分有心理障碍的人，以及有精神疾患的人，则是精神科医生们的治疗对象。这也说明心理咨询师可以解决大部分心理障碍的情况。而对于有精神疾病的人，心理障碍是其疾病中的一部分，故需要精神科的医生来治疗，而心理咨询师是做不到的。但在精神疾病的治疗中，心理咨询可以是其中的一个治疗手段。精神病治疗是需要用药的，而心理咨询是不需要用药的，这是判断心理咨询师是否专业的重要标准，同时也是有心理问题或心理障碍的人同精神病患者治疗上的主要区别。

在人的成长发展过程中，谁也不会一帆风顺。哪个不会碰到困难、遇见挫折？天灾人祸会给人的心理造成重大影响，甚至创伤，留下深深的印记。在精神上受到的伤害会影响人的一生。人的思想观念和性格情绪正是在复杂的社会环境中逐渐成熟稳定的。一部分人在受到刺激和重大变故后通过自身的调整从失败、伤害的逆境或阴影中逐步走出来，回归人生的正常轨道。而另一部分人却长时间陷入其中，难以自拔。久而久之，心理问题变成心理障碍，再不解决，将向着精神病的方向发展。当然，我们有必要将人们一时的思虑、想不通，同心病相区别。重要区分点是时间，另外具有行为情感方面的改变。所以短期的思虑及情感的变化不能和心病混为一谈。

3. 为什么会有心病

为什么有的人会有心病，而其他人则不会？在同样的环境之中，面对同样的情况，人们所做出的反应却不尽然，主要和以下5方面因素有关。特别是在身体健康的问题上，面对疾病时的态度尤其不同。

（1）遗传。不可否认基因遗传对人的性格特点起着决定性的作用。每个家族支系都有不同的遗传印记。

（2）性格。性格是人稳定的个性、心理特征，是指人对现实的态度和与之相应的行为方式。性格是在长期生活实践中塑造出来的，一经形成便比较稳定，难以轻易改变。而且这种比较稳定的对现实的态度和行为方式贯穿人的全部行为活动，在类似甚至不同情境中都会表现出来。不同的人有不同的性格特征，同一类人有相同或相似的性格特征，而且表现在态度、意志、情绪及情绪持久四个方面。尤其后两个，是产生心病的物质基础的特征。

（3）思维方式。思维与感觉、知觉一样，都是人对客观现实的反应，所不同的是感觉和知觉是对客观现实直接的反应，而思维则是对客观现实间接的和概括的反应。所谓间接性，指的是通过其他媒介来认识客观事物。比如今天是个晴天，阳光普照，我们看到的这个现象是对现实的直接反应。如果早上起来打开房门发现地湿了，房顶也是，便会想到夜里下过雨了，夜里下雨我们并没有看见，而是通过房顶、地面湿了用间接的方法推断出来的，这是间接的反应。而概括性是指所概括的是同一类事物的共同特征、本质特征或事物间的规律与联系，而不像感觉、知觉那样只是对个别事物发生的反应。像将猪、牛、猫、狗等一类动物概括起来叫家畜；把香蕉、苹果、梨等一类东西叫水果；把裤子、上衣、衬衣等一类东西称为衣服等。间接性和概括性是人的思维过程的重要特征，思维与实践紧密联系，实践是思维活动的源泉。人在实践中一方面影响客观事物，同时又受到客观事物的影响，从中获得感性材料。人在长期生活生产实践中形成了自己的思维，养成了自己的思维方式和习惯，一旦遇到别人不同的思维模式和方法时，便会发生碰撞，短时间内难以适应。

（4）认知能力。是人们在生活实践中，通过受教育及不同方式的学习，而总结获得的一种判断客观事物、与人相处、分析问题、解决问题的能力。不同年龄的人、不同性别的人能力各有不同。而且因学历不同、生活阅历不一，能力也差异明显。这种能力不仅表现在对人和事物的认识上，还体现在遇见困难和压力时，承受能力大小和自信心的强弱。这与是否发生心病，以及有了心病之后能否及早、尽快调整密切相关。

（5）环境因素。主要指生长发育、成长成熟的过程中所处的环境（自然、教育、生活、工作）。而这些环境的差异好坏对人的性格、思维及认知能力等，有着直接且重要的影响。所谓环境造就人，意义就在于此。人们常说："近朱者赤，近墨者黑"。这里多指人文环境的影响，而生活、气候、自然环境莫不如此。

我们以狼孩的故事来说明环境可以改变一切。1920 年，印度传教士辛格在巨大的白蚁穴附近发现狼群中有 2 个狼孩，是 2 个女孩。辛格把她们送进了孤儿院。据辛格讲，这两个孩子刚回到人类社会之初，具备狼的特点，有明显动物习性，吞食生肉，四肢爬行，喜暗怕亮，白天总蜷缩在阴暗的角落里，夜间则在院内外四处游荡，凌晨 1：00—3：00 像狼似的嗥叫。给她们穿衣服，她们却粗野地把衣服扯掉。她们目光炯炯，嗅觉敏锐，但不会说话，没有人的理性。辛格夫妇俩为使两个狼孩能转变为人，做出了各种各样的尝试。其中的一个小女孩阿玛拉到第 2 个月就可以发出"啵啵"的声音，诉说饥饿和口渴了。遗憾的是回到人类社会的第 11 个月，阿玛拉就死去了。另一个女孩卡马拉 4 年后掌握了 6 个单词，5 年后学会了两脚步行，但快跑时又会用四肢。又过 5 年她能照料孤儿院的幼小儿童了，她为自己想做的事情（如解纽扣）做不好而哭泣。卡马拉一直活到 17 岁，但直到死时，还没真正学会说话，智力只相当于三四岁的孩子。

人们不禁会问她们原来是人呀，怎么不具备人的秉性反而变成狼了呢？这一实例有力地说明了社会生活对人心理发展的决定性意义。这两位女孩自幼落到狼群中由狼群喂养长大，长期在狼群中生活。虽然她们有人的遗传基因，具备人的一切外貌特征、生理结构和感觉器官，确确实实是由人生出来的，但她们没有人的一般心理技能和理性思维能力。这是因为自幼脱离了人的社会生活，虽然生下来具备说话的神经结构，但没有同人们接触，没有同人们交往，所以不懂得人类的语言。虽然她们有人的大脑，以及各种感官、神经结构，但没有在社会中生活，没有受到社会文化环境的熏陶，没有得到正常的发展训练，所以无法形成人的心理现象和精神世界。由于她们长期过着野兽的生活，在兽群的生活环境中，原有的那些人的神经结构发生了萎缩，身体的特征也发生了一些变化，时间越长，狼的习性就越多，这就是慢慢使人变成狼的原因。可见仅有人健康的大脑，若离开人的社会生活环境，人的心理也不可能正常发展。狼孩卡马拉被带回人群中生活，经精心护理和培养，逐渐恢复了正常人的心理状态。

狼孩故事让我们体会到人的生活环境（自然、人文社会、气候、天气、教育、饮食等）能让人发生很多的改变。除了遗传基因带来的相貌特征等生物学征象以外，其他都是可以改变的，包括性格、思维、气质、能力等。环境能改变一切，但是有时限性，年龄越小，越容易改变，年龄越大，改变的浮动空间就相对缩小。而且在一定的年龄段内，可以被改变，还可以再被改变回来。比如语言、饮食习惯、办事风格等都是如此。

三、产生心病的过程

喜、怒、忧、思、悲、恐、惊，七情是人们与生俱来就有的正常情感反应，是人之常情。就连动物也有这些情感表现。七情是人们情感表达、宣泄的过程和表现，一般对人无直接的致病作用。喜是高兴，怒是生气，忧是忧愁，思是思虑，悲是哀伤，恐是惧怕，惊是惊吓。这些都是人们在不同的场景中，对不同的人、事物和事件所做出的应激反应的表象。既然是应激状态，它就是突发的，同时也是短暂的，经过人对情感的控制、调整，在短时间内一般都能迅速或逐步恢复到常态，保持身体内部的稳定，保持心理状态及情绪的稳定。如果这种应激状态持续过久，就会出现量变到质变的转变，导致大喜伤心、暴怒伤肝、忧心忡忡、思虑过度、悲痛欲绝、恐惧不安、惊吓成疯等不良后果。这些后果将会引起人体内内分泌系统的变化，激素的分泌会发生紊乱，激素的浓度水平会出现异常，该高的不高，该低的不低，神经系统与内分泌系统之间的指挥调度失调，可导致消化系统、循环系统、呼吸系统等各系统功能不正常；还能使免疫系统发生改变，导致免疫力下降。进一步引起吃不香、睡不好、一直郁闷纠结、彻夜难眠、血压升高、心律不齐等各种症状，使人精神萎靡、表情淡漠、郁郁寡欢，本没有多大问题的事，长时间得不到解决，从而有了心理问题。如不解决，天长日久就成了心理障碍。再不解决和治疗，便向精神疾病的方向发展，预后不良。

这种由情感障碍引起的一系列身体变化，犹如我们城市的公共交通方面出现意外，在一个主要街道的关键路口发生一起交通事故，如能及时处理，消除堵塞，交通将很快恢复，对主要干道的交通，以致整个城市的交通不会有所影响。但由于各种原因不能及时疏通，造成道路堵塞，以致整条街道通行受阻，并影响周围道路交通的正常通行，若又正值上下班时间，大批上班族将不能按时上班，影响企事业单位的工作。若持续得不到解决，就不仅仅是交通管理上的问题，将会成为城市管理的社会问题，甚至影响民生。城市的社会管理应是稳定有序的，是容不得出错的，更不能混乱无序，否则将导致城市功能障碍，甚而瘫痪。人的身体系统犹如一个完整复杂的小社会。我们受到意外事件的影响，对外来的刺激做出反应，身体状况出现波动。我们要做的是，消除不利影响，稳定情绪，最大限度地减少身体状况的波动，要保持大脑清醒理智，各系统的功能正常发挥，心智健全。我们的心态不能失衡，不然也会导致身体状况出现各种紊乱，诱发各种疾病，影响生活和健康。

四、心病的防治

大部分人面对生活中的意外、坎坷、困难时，都能想方设法，尽全力去克服，而面对疾病的时候，可能就没有那么自信、那么从容了。主要在于绝大多数人对医学知识知之甚少，对疾病的了解更是不多，每每遇到这种情况只能是听医务人员的。在医生的指导下，症状好转，疾病消除，心情也随之好转。如果短时间内不能治愈或改善较慢，心情自然好不到哪去。如果听医生说治疗比较麻烦，心理负担就会加重。这个时候保持怎样的心境，采取什么样的态度对待疾病，对恢复健康而言就是很重要的因素。

1. 树立正确的认知

绝大多数人对于疾病，一是不懂，二是质疑。正是因为这两点，人们产生一系列想法，造成心态变化。有些人在生病之后产生各种想法。而有些人还没有得病，依据自己道听途说的内容、专业书籍上的断章取义，还有在网络上获取的信息，对号入座，怀疑自己生了这个病，患了那个病（疑病心理），更有甚者自行抓药，自我治疗，让人啼笑皆非。这部分人陷入误区，还言之凿凿，别人这样说的，网上是这样讲的，自以为是。如果治病救人那么简单，医生无须苦读多年、长期严格训练和多年医学实践，更无须费心尽力去考执业医生的执照。如果人人都能自我看病、吃药，社会上还建那么多的医院、要那么多的医生干什么？之所以会因病或怕得病而出现一系列想法，归根到底就是不懂，知之甚少。若想避免产生可导致心病的想法，就要树立正确的认知，纠正偏差的想法，在面对疾病时采取应有的态度，避免心病的产生。特别是在社会上发生公共卫生事件时，尤其是发生大规模流行性、传染疾病的时候，我们如何应对？应该采取什么样的态度？如何稳定自己的情绪？这都面临着不小的考验。首先，凡没有任何医学知识的人们应该无条件地听从医务人员或相关专业人员的意见和建议，对疾病进行防治，不要听信"他们""别人"说的那些话，更不要迷信网上所谓的专业意见，网上的信息及知识只是对你知识储存的一种补充，那不是治病的正常及正确途径。当然，与正规的远程医疗要有所区分。要相信专业医务人员的医嘱和传授给你的相关知识，避免误听误信，乱猜瞎想。其次，要系统地了解学习关于人体的基本知识，学习与疾病相关的防治知识，总之要不断努力学习。大多数的人一生由于各种局限，不可能行万里路，就连读万卷书也是很难做到的，但应该为了自己的健康去学习相关知识，这样做受益最大的是你自己。掌握了这些基本知识，在遇到类似的问题时，就可以理性分析，做出正确的判断和选择，以平静的心态对待一切可能发生或已经发生的事情和问题，减少心病或杜绝心病的发生。最后，还要学习一些心理学基本知识，了解健康心理学，帮助自己调整、保持相对良好的心态。

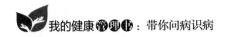

2. 自我调理，寻求帮助

面对疾病的困扰，人们不仅感到恐惧、焦虑、疑惑，而且在不同年龄段还有各自的烦恼、思虑。各种的假如、不同的可能，让人五心不定，心烦意乱。正值青春年华的帅哥、靓女疑似生大病或已生疾病，马上会想到我才这么年轻，我的人生才刚刚开始，就这么完了吗？还没报答父母的养育之恩，我的对象会怎么看？怎么想？我的事业正在起步……中年人是家庭的顶梁柱，是家庭收入的主要来源，上有老下有小，一旦生病对家庭的影响、对自身的打击可想而知。对于老年人来说，谁不想长寿？一旦患病能坦然面对的也并不多见。他们也有不少的想法，有自己的抱怨，如这病只能让我得了，孩子刚成家还需要帮一帮，多想看到子孙满堂、全家合欢的景象，现在恐怕都难以实现了，我走了，老伴一人多孤独等，百般想法、千般考虑，不一而同。这众多的想法，过多的思虑，虽可理解，但不能长此以往，需要靠当事人自己多多思考，认真辨析，依靠自己的学识、阅历正确地认知，化解负面情绪，逐步解开心结，消除杂念，回归理性，在不太长的时间里恢复正常的心态，做出理智的选择。一般需在 1～3 个月逐步调整过来。若 3～6 个月还在纠结，不能自拔，就要寻求心理咨询师的帮助。因为在这个时间段内，仍不能释怀的话，就已形成心理问题了，需要及时解决，以免形成心理障碍，可能加重病情的发展或节外生枝。

何为心理咨询师？是专门为有心理问题或心理障碍的人群排忧解难，疏导心结，引导启发人们自省自醒，最终解决各种心理问题的专业人员。心理咨询师面对的是正常人群，他们不同于临床医生。虽然常被称为心理医生，但他们不是临床医学的医生。他们是具有教育、哲学和医学背景，经过心理专业的学习培训，考试合格后获得职业资格的一类专业人员。心理咨询师是不用药物的，而精神科医生需要用药来治疗患者，心理咨询师是不能治疗精神病患者的。另外，要将心理咨询的工作与政治思想工作相区别。在我们日常的工作学习中，有思想问题时，单位领导、同事和亲朋好友会去做思想工作，特别是政治思想工作，是说服人为了一件事、某个人或某一个群体的具体事物和目的，对当事人进行开导，说服教育。而心理咨询是咨询师通过倾听、启发、引导，激发人们的潜意识、潜能，帮助人们自省自醒，纠偏认知，并运用专业的技术手段和治疗方法以提高人们认识问题、解决问题的能力，帮助其解决心理问题。

在国外一些经济发达国家，心理学的知识比较普及，一旦人们有了思想问题或心理问题，不会长期冥思苦想，一旦彷徨犹豫，没有答案，就会寻求心理咨询师的帮助。就像我们感冒、发热要去医院看病那样的平常。这是避免长期思虑郁闷，预防心病的有效途径和方法。

3. 学习心理学

心理学是从哲学中派生出来的一个学科分支。现代心理学作为一门独立的学科，距今约 140 年的发展历史。科学是关于自然、社会和思维的知识体系，科学要求我们对某一领域的研究对象进行系统的探讨，把有关的知识系统化、条理化。一门学科之所以能成为科学，就在于它研究某一领域对象的共同规律。心理学能成为一门科学，就在于它从人们千差万别的心理活动中发现心理活动的共同规律。心理学已不单是一种纯理论的科学，已经作为一种应用科学服务社会的方方面面，如教育、医学、体育运动、军队训练、经商贸易、企业管理等，几乎无处不有，无处不在，只要有人的地方就会有心理学的存在。

学习心理学的最大好处是对人的心理现象及其规律有基本的了解，同时能在很大程度上对自己有一个比较客观的了解。人们常说了解一个人很不容易。中国有"知人知面不知心""路遥知马力，日久见人心""患难见真情"等谚语来形容人与人相处的不易。可是人们往往愿意了解别人，认识他人，却忽略了了解自己。很多人并不真正了解、认识自己，有时了解自己比了解他人还难。学习了心理学，就可以解决这个问题，让自己受益且终身受益。学习心理学不仅能帮助别人，更重要的是能够帮助自己。而且心理学不光是知识理念，更是一种技能、一种方法。

学习了心理学，掌握了心理学的基本知识后，就能懂得心理学对于人的重要性。首先，能够正确地看待自己，知道自己的性格、能力、喜好，明白自己要什么、愿意做什么、能够做什么，清楚自己的长处和短板，清晰地知晓自己的奋斗目标、如何努力，不会盲目跟风，更不会有太多的幻想和不切实际的想法。往往人们喜欢的事情并不一定是自己擅长的，而擅长又有兴趣才是成功的起点。其次，在人际交往方面会得体到位，处理各种事物以及和不同的人打交道会显稳重、大方、平和。再次，遇到突发事件、意外状况时，会比一般人沉着冷静，会有更多的办法，更具有全局观，更能理解他人，能较好地处理各种问题，解决不同的争端与事务。最后，学习一下健康心理学，对于大家保持健康及拥有一个好的心理状态，大有益处。

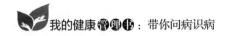

4. 怎样学习心理学

经过 100 多年的发展，心理学已不仅仅是一门纯理论性的基础科学，由于它的社会属性以及与人们息息相关的特性，已经发展成为应用范围广泛的应用科学。今天的心理学既属于自然科学又属于社会科学，它和许多的学科有着广泛的横向联系。门类分支众多，跨学科、交叉学科应运而生。从哪儿下手学习呢？其实万变不离其宗。我们学习心理学时，着重学习心理学的基础知识、基本理论和一些基本方法。

（1）弄清心理学是一门什么样的科学。简而言之，心理学就是研究心理现象的科学。心理现象是指人的感觉、知觉、记忆、思维、情感、意志、能力、气质、性格等。心理学不只限于描述心理现象，而是从现象的描述过渡到对现象的说明，还要深入揭露它们的本质和规律。因此心理学是采用严格的科学方法研究心理现象（包括心理过程、心理特征等）及规律的科学。

（2）心理学的任务。心理学的基本任务是探讨心理现象的发生发展规律，以及人对客观现实的反应过程。心理学的研究成果可以为社会实践广泛服务，如在教育、工业、医学、国防、商业等各个领域，心理学都起着重要的作用。心理学由于研究领域的广泛性以及与各种不同领域的密切关系，而形成许多不同分支。普通心理学是心理学各分支的理论基础，研究心理现象产生、发展和存在的最一般规律、理论和方法，在心理学科中占有特殊且重要的地位。心理学分支还有发展心理学、比较心理学、教育心理学、劳动心理学、医学心理学、生理心理学、运动心理学、军事心理学、司法心理学、犯罪心理学、社会心理学、航空心理学、管理心理学、商业心理学等。

（3）理论与实践相结合。心理学的理论性很强，但它不是空洞的纯理论，而与人的行为实践紧密相连。每个学习心理学的朋友都需要将所学知识与自身日常的生活联系起来，可以通过所学知识分析人们的心理现象和心理特征，尤其是对性格、能力细致的考察。所学知识是否正确？可有用处？你的学习和实践可以回答你的疑问。这算是初步尝试，以利今后学以致用。最好能养成每日自省的习惯，或经常自省，很有必要。

（4）健康心理学。在学习了普通心理学后，对心理学的性质、对象及任务都有了基本了解，也掌握了一些心理学的基本理论及基础知识。由于心理学分支众多，涉猎领域广，不可能面面俱到，若想继续了解，进一步学习，只能选择自己需要的和实用的方面不断学习。若想对"心病"做进一步的分析研究，杜绝心病的发生，建议学习健康心理学。

五、学习健康心理学

（一）健康心理学的定义和内容

健康指的是身体的总体状况，心理学关心的是人的精神状态。健康心理学是对医学和心理学都做出重要贡献的一门交叉学科。何谓健康？不仅是生理上没有疾病，在精神上、心理上也要保持健康，身心都健康才是真正的健康。影响健康的因素既有生理性因素，也有心理性和社会性的因素。不论在对疾病的治疗还是对疾病的预防上，都应该从这三方面着手进行。因而健康心理学与普通心理学的区别在于，普通心理学是对行为的科学研究，而健康心理学是对健康与疾病有关行为的科学研究。这里的行为包括思想、态度、认识，以及可观察到的行动。美国心理学会健康心理学分会对健康心理学下的定义为：健康心理学在促进和保持健康、预防和治疗疾病、确定疾病及各种障碍的相关因素，以及分析和改进健康保险制度和健康政策方面形成了专门的教育、科学和职业知识的集合。这是对健康心理学最好的注解，也让我们认识到健康心理学的4个特点：①主要关心对象是健康。②这里的健康所指内容很广，既包括健康与疾病，还包括身体健康和心理健康。③健康心理学不仅关注研究和理论的建设，还关心研究和理论的应用。④对健康会产生影响的一切因素，不管它来自个人、群体还是社会制度，都是健康心理学研究的内容。

健康心理学正是帮助我们了解心病的发生、发展，以及防止、减少心病产生的良师益友，也是帮助我们树立信心、防治疾病的得力助手。

（二）中国传统的健康心理学思想

健康心理学虽然是西方首先发展起来的一个科学领域，我国在近40年才开始研究心理健康和心理卫生问题。然而有关人的心理、人的认识和行为如何与健康相互作用的问题，我国从很早就关注了并且有了健康心理学的思想理论，其思想理论主要来源于2个方面。一方面，来自中国古代哲学家的论述，像老子、庄子、孔子有关健康的论述；另一方面，来自历代医学思想家的著作，如《黄帝内经》等。中国古代健康心理思想可以归结为：形与神俱，形神兼养。人的形体与精神是结合在一起的，即身心结合。因此，既要保养形体，以促进身体的健康，也要保养精神以促进心理健康。在我国传统的哲学和医学思想中，有4个方面对我们的心理健康是有很大帮助及指导意义的。

1. 清静养神

历朝历代许多哲学家都主张清静养神是健康之道。这种思想起源于老庄道家。老子主张恬静虚无，清静无为，顺乎自然。老子在《道德经》中指出："见素抱朴，少私寡欲，绝学无忧。"即要注视平凡，保持质朴，减少私念，削弱欲望，抛弃玄问（各种专营的技巧），消除忧患。庄子也说："圣人休休焉则平易矣，平易则恬淡矣，平易恬淡，则忧患不能入，邪气不能袭，故其德全而神不亏。"这告诉我们恬淡虚无、清静无为对养神的作用。孙思邈也曾提出"静神灭想"。清静养神并非要人无所事事，心如死灰，甚至去世离俗。只是让人们按客观事物的法则形式，该静的时候静，该动的时候动，而不妄动，这才是清静养神的原则。

2. 调理情意

在古代的一些著作中，对于过度的情绪活动都是反对的，认为七情六欲都是戕害身心之物，只有克制它们才是生存之道。《黄帝内经》早就指出情意活动过度是损害身体健康、导致疾病产生的内因。"悲哀忧愁则心动，心动则五脏六腑皆摇"。因此为了身体健康，要注意调整七情，防止这些情绪过于波动，以保养身体的健康。《管子》一书也提出影响养生的主要因素是七情的困扰。因此调理情意就成为健康养生的重要内容。《管子》提出了祛除七情困扰的具体方法："止怒莫若诗，克忧莫若乐，节乐莫若礼，守礼莫若敬，守敬莫若静，内静外敬，能反其性，性将大定。"对待人生要持"必以其欢"的乐观态度，"宽恕而仁，独乐其身"。

3. 节欲保精

荀子说："欲不可尽"。点出人的欲望是没有止境的，而且人的欲望还是多种多样的，如对酒色的欲望、对名利的欲望、对爱的欲望、对被人尊重的欲望等。当欲望得不到满足时，你就会产生挫折感。过度的欲望是身心健康的大敌。孟子认为"养心莫善于寡欲"，老子也告诫世人要"少私寡欲"。古人云："身之有欲，如树之有蝎，树抱蝎则还自凿，身抱欲而返自害。故蝎盛则木折，欲炙则身亡。"孙思邈、孙志宏等都有过相同的论述。节欲的重点在于2个方面。一是节制感官方面的欲望，主要是性欲，要有节制，不能纵欲过度，否则伤身短命。另一方面是节制对物质利益的追求。孔子曰："知足者，不以利自累也。"他还说，

养生的重点在人生的不同阶段有所不同。"少之时，血气未定，戒之在色；及其壮也，血气方刚，戒之在斗；及其老也，血气既衰，戒之在得"。元代著名医家王珪对孔子的养生阶段论这样解释："夫斗者，非特斗狠相持为斗，胸中才有胜心，即自伤和。学未明而傲，养未成而骄，志不行则郁而病矣，自暴自弃，言不及义而狂矣。"对于老人当"戒之当得"。王珪认为不可"因马念车，因车念盖；未得之，虑得之；既得之，虑失之"。如此大不利于养生。古人说："冬不欲极温，夏不欲穷凉。"《黄帝内经》上记载："饮食有节，起居有常，不妄作劳。"苏东坡也提出："善养生者，慎起居，节饮食，导引关节，吐故纳新，不得已而用药"。孙思邈也有养生五难说，即"名利不去为一难，喜怒不除为二难，声色不去为三难，滋味不绝为四难，神虑精散为五难"，要养生，就需去除这五难，即去掉种种情欲。孙思邈将人体比喻为一盏灯，把人的精、气、神三宝比喻为灯中之油，生命活动犹如灯火之光艳。若灯芯用大炷，则油易尽，而灯易灭，寿命就短。若灯芯用小炷，则油有余，而灯难熄，寿命就长。因而他主张众人大言，而我小语，众人悖暴，而我不怒，割奢欲，戒房事……把精、气、神的消耗降到最低限度，就可以将寿命延长至最大限度。

4. 修身养性，仁智者寿

修身养性是指培养高尚的品行，形成良好的性格。修身养性并不只是德育的重要内容，它与人的身心健康也有着重要的关系，这也是古往今来哲学大家和医学大师们的共识。

《黄帝内经》把人分为5种：太阳之人、少阳之人、阴阳平和之人、太阴之人、少阴之人。各型人的特性如下。太阳之人，刚毅勇敢进取，不怕打击，坚持真理，有志气，有魄力，慷慨激昂，是其好的一面。然而阳气过盛，而主观傲慢，易暴易怒，冲动不顾是非，刚愎自用，则又非所宜。少阳之人，敏捷、乐观、机智、开朗、随机善变，是其好的一面，但轻浮易变，漫不经心，这又是其不足之处。少阴之人，沉静而不外露，稳健谨慎，善辨是非，警惕自制，不轻举妄动，能持久，是其好的一面，但柔弱嫉妒则是其不足之处。少阳少阴之人是以好的一面为主的性格。太阴之人，不喜兴奋，胆小，顾虑多，保守自私，不肯带头行事，不敢接近人，悲观失望，礼貌谦虚，内怀疑忌，是以消极面为主的性格。阴阳平和的人，态度从容，自重而谦虚，无思无虑，不患得患失，不为事物所诱惑，顺应事物的发展规律，有高度平衡能力，是最好的一种类型，也是养生的标准。**何**

为修？就是要会控制，要有节制，不妄动，不乱来，不随心所欲。养即为避免受伤，养精蓄锐，收藏孕育，静心聚能，绵绵悠长。修身养性方能益寿延年。

修身养性可使人的心境宁静，思想境界不断提升。古代先哲们认为修身养性所要达到的最高层次是"仁"和"智"。这是因为仁者、智者一般都可以身心健康，尽享天年。像孔子就有仁者寿、智者寿的看法。为何仁者寿？孔子认为仁者不忧。一般人总是会有各种的忧虑，总结起来可以归为两大类。一类忧成败，一类忧得失。这两类忧虑都是围绕着个人利益而产生的。而仁者对个人的利益，尤其是物质利益，不会看得过重，注重自己的发展和完善，注重公众的利益，忧虑就比常人要少。董仲舒对仁者的解释是"仁人之所以多寿者，外无贪而内清净，心平和而不失中正，取天地之美而养其身"。

那么智者长寿又是何因呢？智者是聪明好学之人，是不断学习新知识、新思想的人。不断学习新知识，对于身心的健康可以说有两方面的作用。一是利用最新的医学知识和保健知识预防疾病的发生和对已有问题进行治疗；二是不断地学习可以使人的大脑经常得到锻炼，使精力集中在富有创造性和想象性的问题上，而不是集中在琐碎的、使情绪大起大落的事情上。对长寿老人的研究发现他们都有乐观的情绪、适当的活动（包括体力和脑力），这些是影响健康的重要原因。在我国传统的健康心理学思想中，还有一条很重要的原则，也就是我们在本书开篇中就提到过的，"不治已病治未病"。即人病了之后才去用药治疗，就好像渴了才去挖井，要打仗了才想起去买武器，早干什么去了？人要健康就需要问病防病，这同现代健康心理学和临床医学的观点非常吻合。盼大家能达成这样的共识，这也是本书要传递给大家的最重要的信息。

我国传统的健康心理学思想，同近代、现代的健康心理学理论相比较，有那么多的相似契合之处，对我们的生活和健康养生、防病治病都有着积极的指导意义，并有着客观的实用价值，值得现代人学习借鉴，必会受益良多。纵观古今中外，心病对人的健康影响甚大，是值得重视并应该防止、减少的重要问题。若身体状况难以保持稳定，何谈健康？尽管人们都会有心情不舒畅的时候，情绪会有波动，有各种不良情绪产生，心理状态不稳定，甚至部分人对心病有着某种易感性，但是这都是可以克服的。通过自己的调理、亲朋好友的劝慰、心理咨询师的疏导，都会逐步回到情绪稳定的理性状态。其中最主要的是学习，不断地学习，充实自己的知识储备，学会个人调理方法，修身养性，身心健康。

（三）何谓真正的健康

时代在发展，文明在进步，人们对科学的认识和原有观念也在不断地更新。健康与没有疾病已不是同义词了。世界卫生组织认为，健康不只是没疾病，而是身体的、心理的、社会的一种完全良好的状态。

在我们的实际生活中，人们往往注重身体上及生理上的健康，而忽视了心理上、精神上的健康。在健康的问题上，一般认为只要身体没病就行，不会考虑其他太多。关于心理对健康的影响还认识不够，这方面知识更知晓不多。在疾病与健康的矛盾中，不太清楚心理因素所起作用的重要性。在健康心理学的发展早期，曾有过心身疾病这种说法，后来研究实践发现这一说法不太合适。谁得了病会没有想法？所有的疾病都可以说是心身疾病。世界卫生组织认为心理过程和生理疾病是同一现象的不同方式，现象本身并不是分裂的。这说明了疾病发生和心理过程是紧密联系的。心理因素和疾病之间既互相影响，还互相依存，双向促进。例如路人甲患上胃炎，一方面按医嘱服药治疗，一方面想法颇多，如胃炎治得好吗？治好会复发吗？胃炎可能会发展成别的病吗？可能康复吗？尽管坚持吃药，但始终忧虑，有心理负担。另有路人乙与他患同样疾病，听从医生劝告配合治疗，坚持按时吃饭，合理安排工作与休息，在常规时间内痊愈。甲后来虽然治好了胃炎，但始终觉着自己得了胃病，是个患者，没有以往那么开朗和放松，加上消化系统疾病与精神状况、心理因素关系极大，甲总觉得自己病没有好。而乙正常工作生活，只是较前注意饮食习惯，防止无规律生活再次引起胃炎重犯，生活如常。上述两者的状况就是得病以后的典型表现，可以看出心理因素对疾病、对身体的影响。身体上的病一般好治，可心理上的困惑难以短时消除。心理上的因素对疾病治疗和身体康复有明显影响，有时甚至比身体上的疾病更难治愈。这就是为什么说只有身体、心理上都健康，才是真正健康。同样，心理上长期有问题，不仅会引起心病，也会引起身体上的疾病，如胃肠神经症、失眠、癔症等。要杜绝此类情况的发生，就要学习，不仅要学习相关知识，还要学习调整情绪、调理心境的方法。同时，也需注意社会环境对人心理的影响，如传染性疾病暴发，地震、干旱、洪水等自然灾害，还有战争及社会突发重大事件等使人们心理上发生改变，产生各种想法，成为导致心病的诱因。

总之，心病缘于疾病及相关情况对心理上造成的影响，是心理上对身体状态的一种反应。值得重视的是，社会环境因素可直接促使心理状态的改变，从而对身体及疾病施加影响。这种反应可以是正向的，也可能是负向的，这已由大量客观事实和科学研究的结果证明。影响健康的因素既有生理上的、心理上的，还有社会环境条件因素。因此，在疾病的治疗和预防问题上都应考虑这三方面因素以及相互作用的结果。所以几十年来健康与没有疾病已不是同义词了，**健康不只是没有疾病，而是身体的、心理的、社会的一种完全的良好状态**。这就是对健康最权威、最客观的诠释。人的健康绝不仅仅是身体、生理上的健康，只有心理上也健康，能友好与人相处，还能应对社会上的各种情况，才能是真正的、良好的健康状态。至于心病的产生，人们对疾病的各种理解、误解、质疑、思考都是正常的、可以理解的，不是什么丑事，也谈不上是坏事。通过自身的调理、亲朋好友的劝慰、心理咨询师的疏导，都能一一化解。若有兴趣、有条件，多学习一些心理学知识，多了解健康心理学的基本理论及观点，结合自身实际，自省自醒，克服不利的心理因素，防止、减少心病的发生，让我们的身心健康，生活愉快。

（四）自我调理的方法

当你受到意外事件的打击或不同原因的刺激时，情绪失控，烦躁不安，心绪长时间不能安宁，思虑过度，郁闷忧愁，不知所措。建议试着按以下4种方法来调理自己的情绪，使自己逐步安静下来。

1. 转移视线及分散注意力

做些户外活动、做些家务、看看电视、听听音乐、外出散步、逛逛商场、购购物等，以分散自己的注意力，转移过于关注原来事情的视线，来达到缓解情绪、平复心情的目的。

2. 静气功

人端坐椅子上，两手自然放在双大腿上中间处，闭上双眼，均匀呼吸。吸气时，用舌尖顶住上颚；呼气时，舌尖随呼气放平，心中默念正德通明。吸气时念正德，呼气时念通明。按上述方式做30分钟，以期自己安静下来，心平气和。每次坚持一小时最好，早晚各一次，若能长期坚持，不仅能稳定情绪，而且还能舒筋活络。气功的核心作用在于调神、调身、调息。调神也就是调心，是三调中的核心。气功通过调整人的心理状态，进而影响人的五脏六腑、四肢以致全身，从而达到强身健体、祛病延寿的目的。

3. 深呼吸

这是短时间内，一种最简单、最有效、最方便的，使人尽快平复心情的方法。如运动员比赛前、演员演出前、与人发生冲突或激烈交涉时，为尽快控制情绪，使自己的心情平静下来，做几个深呼吸，但这只是短时有效，以完成当时既定的工作和任务或控制事态发展。

感情冲动、失去理智时，行为的后果肯定不好。长期焦虑不安、心神不定时，难以做出正确判断。只有在情绪稳定、心态良好、头脑清醒时，才能做出正确抉择，改变自己的不利现状，以利身体健康，愉快工作生活。

（五）重大事件发生时的心态及调试

人们的生活不会总是岁月静好，花好月圆，温馨祥和。突如其来的天灾人祸往往会打乱人们安宁的生活，让人感到猝不及防等。如地震洪水、天旱虫灾、飓风海啸、火山爆发、森林大火以及侵略战争、恐怖袭击，给国家、社会及家庭带来巨大的生命、财产损失，让人们的心理遭受重大创伤。这些灾难发生时人们清楚他们面对的敌人是谁，并与之进行坚决顽强的斗争。当重大公共卫生事件发生时，尤其是暴发传染性疾病时，还不清楚敌人是谁，人们已成批地倒下或进入医院。敌人从何而来？如何来到人们中间？人们不得而知，人们心生惧怕，恐慌不已。在此，重点讨论重大公共卫生事件发生时的心态与调试。

1. 什么是公共卫生事件

凡影响社会公共卫生健康，威胁人民生命安全的事件，皆为公共卫生事件。像食物中毒、水源污染以及废毒气体的泄露等均属此类事件。传染性疾病的集中暴发及流行属于严重的公共卫生事件。根据疫情影响地区的范围和发病患者数的多少，还有发病率和死亡率的高低、对社会影响的大小，来判断其是否属重大公共卫生事件。根据《国家公共卫生突发事件应急预案》，将突发公共卫生事件划分为特别重大（Ⅰ级）、重大（Ⅱ级）、较大（Ⅲ级）、一般（Ⅳ级）共四级。

2. 突发重大及以上公共卫生事件的特点

突然发生，暴发流行，扩散快，传染性强，传播面广，不限于某一地区或几个地区，波及全国，甚至引起洲际及全球范围的大流行；而且短时间内难以控制，人群发病率高，死亡率相对不低（特定的易感人群死亡率较高），危害人们的生命安全；严重影响社会稳定、经济建设及人们的日常生活，对人类社会造成巨大伤害，后果十分严重，给人们的内心造成极大的冲击及心理伤害。21 世纪以来发生在多国的非典及非洲埃博拉的大流行就是如此，全球新型冠状病毒肺炎（以下简称"新冠肺炎"）的大流行更是突发重大公共卫生事件的典型。

3. 突发公共卫生事件中人们的种种心态

在公共卫生事件突发时尤其是在传染性疾病的流行早期，大多数人面对突如其来的情况毫无准备，茫然无措，既不愿意相信这是事实，又不得不承认确实发生了。人们变得紧张起来，恐病、疑病的想法随之蔓延。随着防控措施的完善，人们的心态逐渐稳定。

4. 突发公共卫生事件中心态调试的建议

人们面对重大或特别重大的突发公共卫生事件时，难免产生各种各样的想法，发生情绪的波动，因而心理状态不够稳定。让人们在疫情期间保持一种良好的、稳定的心态，对疫情防控、保持社会稳定、维持正常的家庭生活，都是十分必要的。

（1）积极面对。中华民族历经痛苦，受尽磨难，但英勇的中华儿女顽强拼搏，攻坚克难，最终取得斗争的胜利。大灾大疫来临，需要的是勇敢面对。既不要怨天尤人，也不能临阵退缩躲避。积极面对在于思考我应该做什么、我能做什么，积极配合政府的相关部门，做好疫情的防控措施及个人的防护，坚定战胜疫情的信心和决心。

（2）树立正确认知。有了正确的认知，才能使心理状态保持稳定，让我们的信心和决心有了基础的保证。疫情中如何树立正确的认知？在于 3 个方面。

首先，疫情当中，人们恐病、疑病的心理是因为怕，而怕源于对疫情的不了解，缺乏对医学及相关传染病、流行病学知识的了解。通过疫情期间相关部门的科普宣传及讲座，学习、了解疫情的相关知识，认识到病毒虽然致病性强，但也有自身的发生、发展、传播规律，我们是可以控制并消灭它的。确诊的患者越来越少，治愈的患者越来越多，就是最好的证明。但这需要一个过程，我们对病毒的了解也需要一个过程。我们对疫情所做的相关隔离防护措施都是有效的、必要的。世上有些事情和事物，因为我们不了解它，所以才会怕，对它了解了、清楚了、知道了，还需要怕吗？

其次，相信国家，相信政府。世界上众多的国家虽然社会制度不尽相同，宗教信仰不一，种族风俗各异，执政理念存在差别，但在疫情暴发时，每个国家的政府都会尽全力防控疫情，救治民众。因此疫情期间，人们相信政府、依靠政府、配合政府，是不二的选择。这样社会才能安定，人们的心态能够相对稳定。

最后，不信谣，不传谣。有了上述两条正确认知做基础后，这第3条应该是不难做到的。以官方主流媒体的报道为主要信息来源，对于那些非官方的报道和消息，及那些缺乏常理、不合逻辑，但内容新奇的信息，建议不用理会。

（3）专业的人做专业的事。在疫情期间，不少人关注疫情的发展，了解病毒为何物，学习医学及相关疾病知识的热情超过平常。学习这些知识本身是个好事，可毕竟大多数人都不是学医的，没有经过系统的学习和培训，想一下完全弄懂弄通不太可能。与此同时，互联网上"专业的、科学的"文章和报道却不少见，而且很多问题没有结果，也没有答案，分析推断的较多。非专业人士不必过于关注，心存纠结，徒添烦恼，更不必相互传播，以免误导他人。待医学专家研究解决后，自会见分晓。

（4）疫情期间的正常生活。突发的疫情打乱了我们正常的生活状态，改变了我们的生活格局，甚至改变了我们的生活方式。人们普遍通过网购为自己的家庭生活添加新鲜内容。适应特殊条件下新的生活方式，适应非正常时期的日常生活，对于稳定情绪、安定心态是重要的。日常生活稳定有助于心境不发生明显的波动变化。

（5）转移化解负性情绪，培植积极向上正能量。由于疫情防控需要，封闭隔离期间人们外出受到了限制，长期不能外出，在家无事可做，也就逐渐产生了焦虑和烦躁的情绪。这种情绪的产生虽然是正常的现象，但是不可任其滋长蔓延。在疫情期间，人们虽长期待在家中不能外出，但也不能无所事事，懈怠下来，需要找事做，不能让自己闲下来，比如看书学习、听音乐、健身、提高厨艺等。平时工作忙没时间，现在正好有充足的时间练习。有的人书法大有长进，有的人厨艺达到专业水平，既修身养性，又为家人带来可口的佳肴。长期待在屋里不能随便外出，不能使自己过于封闭。发达的互联网让我们和朋友们在微信、朋友圈中经常互相联系，保持人际交往，关心问候，信息互活，让我们的头脑灵通，思想活跃。总之，让自己忙起来，充实一些，保持充满正能量的、积极热情的情绪和精神，就会驱赶走焦虑、烦躁的不良情绪。

（6）耐心与坚持。防控疫情不是短时间就能做到的事情，而且受各种因素的制约。大家除了相信政府和树立必要的信心和决心外，还要有足够的耐心。抗疫的斗争需要坚持，再坚持。大家都应该清楚，人类同病原微生物的斗争随时都在进行着。人类不会让它们肆虐猖獗，会将它们造成的损失降到最低。

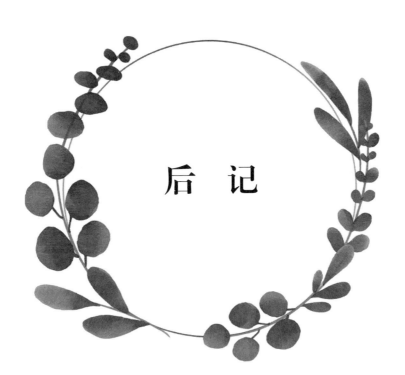

后　记

　　人生在世，无论你是干着轰轰烈烈事业的伟人、时代精英、业界翘楚，还是平凡无名、默默无闻、辛勤劳作的小人物，健康是大家生活的基础。没有健康，将一事无成。问病的理念、平衡的学说、天地人和的观点，为人们提供一种养生保健的正确途径和方法。明确了生理上的健康、心理上的健康和与社会相适应的状态，才是正确的健康认知。健康的生活是由健康的身体、健康的衣食住行、健康的生活习惯以及健康的心理状态共同构成的。人的衣食住行始终贯穿着人们的日常生活和整个生命过程。人们的衣食住行也始终和社会环境、自然环境密不可分。人们对自然环境的依赖恐怕要更多一些。大自然给我们人类提供了生存的环境和空间，人类对大自然应该多几分敬畏，多几分尊重，这样可以让我们人类多几分安宁。在古代，人们祭天拜地，在今天，我们要敬天爱地。凡是对大自然不敬，对环境持续破坏，都会招来无情的灾祸，甚至灭顶之灾。有句话叫人定胜天，无数事实证明人是胜不了天的。当地震发生时，我们阻拦不了，只能预测和测定地震的程度。洪水来临时，我们只能预测洪峰可能什么时候到来，你却不能阻止它滚滚而来。我们阻止不了地震和洪水给人类带来的破坏，我们能做的是重建家园。面对威力无比、无所不能的大自然，我们人类是渺小的，但我们英勇顽强，不怕困难，坚韧不拔，一往无前。虽不能阻止天灾的发生，但能够将灾害造成的损失尽可能地降到最低。我们亲近自然，融入自然，保护自然，与自然和谐相处，这既是我们身体健康的需要，更是人类生存的需要。

　　健康长寿是人类有史以来就在探寻和追求的一个永恒主题。皇帝想万寿无疆，为了他的一统江山，千秋万代。平民百姓要长寿，为了福佑子孙后代，生生不息。可往往事与愿违，此事古难全。人的生老病死是自然规律，谁都不可违抗。随着社会文明的进步发展、生活水平的不断提高、医疗条件及保障的不断改善，市场繁荣，物资丰富，生活越来越好，人们对健康的标准越来越细化，长寿的要求越来越高。养生长寿成为人们，尤其是老年人主要的生活目标和追求方向。由于医学知识的局限性，人体还有众多的未解之谜，还有不少的疾病难关尚未攻克。人们对健康的痴迷追求，造成商业逐利行为的疯狂，使得非健康的理念充斥着社会的方方面面，误导人们对健康的理解，妨碍人们对疾病的认识，以致很多人未能采取正确的方法维护身体健康，保健养生。我们讲问病，正是为人们健康长寿引导正确方向，提供利于健康的途径和方法。问病不是为了生病，也不单是为了治病，主要是为了防病。**问病是为了健康，是为了每个人找到各自有规律的健康生活习惯。**问病本身是一种学习，通过消化吸收知识，使人聪明，明白天地人和、天人合一的道理，了解人体结构及功能，客观面对自然，从容认真对待生活，走一条适合自己的养生健康之路。问病的目的是健康，其中心理念就是身体的平衡——一个动态平衡。**要认识到平衡是人体健康的核心，是基础，是保障，是重中之重。**人体内部的平衡、人与外界自然的平衡、人与人之间的平衡、人顺天应地的平衡与我们的身体健康息息相关。

在人体内部，完善的呼吸系统和通畅的循环系统构成了机体内部环境动态平衡中的基础。这就是气血的作用。人体的大循环、小循环在气血作用下方能正常运转，以保证全身的基础代谢活动，维持身体细胞内外的平衡。人体组织中不同的细胞有着各自的功能和作用，它们之间的作用也是靠着气血才能正常发挥。不同的组织行使着各自的责任，这仍然靠气血来维系。当不同组织组成的器官在系统中发挥重要作用时，更需要气血来保证供给，提供能量，调节器官内不同组织的功能，使之平衡协调，共同为器官的主要功能保驾护航。神经系统和内分泌系统有助于大脑调节、维持信息系统功能和协调各系统平衡，使各系统的器官准确听从指挥，及时灵活执行，调度落实到位，以保证全身内外环境的动态平衡。身体的这种动态平衡就是健康的状态。

一旦器官与器官之间、系统与系统之间出现了局部或全身的失衡，无论是功能上还是器质上的失衡，都会让人感到不适、不舒服，甚至痛苦。不管局部的失衡，还是全身性的失衡，其结果就是身体功能性的失调，甚至生病。像人们饭后尤其是午饭后，会脑缺血缺氧，有想睡觉的感觉。那是因为进食后尤其是饱食后，胃中需要大量供血以提供能量来消化食物，大脑会暂时调动比平常多的血液供其使用。这样使得其他器官的血供相对不足，进而出现上述现象。经过卧床平躺休息后会有缓解，这也是饭后人最好平躺休息的原因。类似的例子较多，例如取蹲位较久，突然站起会产生体位性低血压，使人头晕、头昏等。这都是暂时性相对供血不足所造成的，很快能恢复过来，这就是大脑调节的结果。供血不足造成的现象就是一种失衡，恢复了就平衡。有时候看似全身性的情况，却是体内部分失衡的一个表现。上述两种情况就是如此。有时看起来是局部的情况，却可能是全身性失衡的一个表现。像俗称"上火"引起的口眼干涩、面部长痘、牙疼等，看似都是局部症状，实则是体内缺水、缺乏维生素、熬夜等原因造成的水平衡失衡或维生素供给失衡，是全身性的失衡造成的。通过补充足够的水分，调整饮食结构，补充适量的维生素，或经中医滋阴降火的调理，均可恢复正常，不需要把它当作软组织感染的炎症进行抗菌抗感染治疗。像大量出汗、失水，轻者会导致口渴、头晕、头昏、尿少，重者引起中暑、休克和昏迷，这是全身失衡的情况。前者经过体内调节处在一种代偿状态，勉强维持着体内平衡。但若不人为干预，采取补救措施，就进入了失代偿的严重失衡状态，人就有生命危险。在人体内若各系统的平衡受到破坏，结果就是各系统发生疾病。

如消化系统内肝、肠、胃等各器官的平衡和功能正常维持着消化系统的平衡状态。若其中任意一个器官的自身平衡及功能发生变化，加上体内其他因素的变化，消化系统就会因平衡被打破而出现异常。如供血不足引起胃肠功能减弱，肠道蠕动缓慢，导致便秘，长时间便秘可造成痔疮、肛裂，消化系统就处于一种失衡状态。像造血系统，正常情况下，提供身体所需的各种血细胞及其他成分，保证循环系统等系统承担各种功能，在反馈机制的协调下，处于一种平衡状态。一旦造血功能受到抑制，不能满足身体的需要，造血系统平衡机制出现紊乱，导致贫血及一系列反应。这种失衡难以纠正，后果严重。又如泌尿系统中肾脏是调节水盐代谢、保证身体水平衡和泌尿系统平衡的重要器官。要是肾脏出了问题，多余水分以及血液中的代谢产物不能及时排出，整个内环境的平衡遭到破坏，全身处于一个失衡状态。再如免疫系统，其平衡状态关系到身体免受外来微生物的侵袭和损害。免疫系统的正常状态就是调动一切防御力量将来犯的入侵者坚决消灭干净。即使身体状况有些波动，也可以在不长的时间内又恢复平衡。这就是免疫系统的一个动态平衡状态。当病原微生物的数量和毒力强于身体的免疫系统，免疫系统不能抵御外来侵犯时，人体内的平衡状态就被打破，发生传染性疾病或变态反应。人身体的这种平衡看上去类似跷跷板、秤和天平那样的平衡，这边低了，那边就高了；那边少了，这边就多了；这边弱了，那边就强了，实际上身体内的这个平衡远比这些复杂得多。有点儿像体操中平衡木上的运动员，在平衡木上可以有晃动以保持平衡，但不能掉下来，掉下来就不可能赢得比赛，战胜对手。我们身体内环境的平衡就如同平衡木上运动员所保持的平衡，晃动摇摆并不可怕，一时的不平衡可以通过相应的体位和动作来调整纠正，使之恢复平衡。但一旦掉下来就说明失衡了，难以调整，对身体的平衡而言就是失代偿了，自身难以通过代偿恢复平衡，生病，甚至生大病了，就是这么个道理。

我们要想不生病，就要维护、保持身体的动态平衡。保持平衡，就是顺畅，就是适应。保持平衡，就是协调，就是稳定。保持平衡，就是保障，就是舒适。

保持平衡，就是愉快，就是健康。人身体的平衡，是个立体的、网状的平衡。既有势的平衡，又有能量的平衡；既有成分的平衡，还有种类的平衡；既有量的平衡，更有质的平衡；既有进出的平衡，还有物质交换的平衡；既有整体的平衡，也有局部的平衡；既有如心脏泵的机械平衡，也有像激素的反馈调节平衡；既有血液循环向心性回流和离心性外流的平衡，也有感受信息与指挥发令的平衡。上述的平衡往往通过循环即大小循环来体现。人体中诸如此类的众多大小平衡组成并维护着身体总的动态平衡。所谓身体的平衡，就是一个能有序通过、顺畅执行的不同平面、不同层次、不同路径的流程，是一个完成任务、体现功能、有始有终、循环往复的完整过程。维持这个过程的就是一个平衡的体系。这么复杂精妙的平衡体系一旦失衡，便是各种疾病的发生源头。导致失衡的各种因素即是致病原因。失衡就会不适，就会难受，就会生病。小失衡生小病，大失衡生大病。所谓大失衡即全身性的失衡、失代偿，将导致危重疾病。

这些疾病都有着一个发展的过程。关键在于早期没有及时发现，更没有采取预防措施，发现后没有及时治疗，或错过治疗的最佳窗口期，甚至延误治疗。这些引起身体失衡的原因就是真正的病因。而针对这些病因进行预防，未雨绸缪，有备无患，防患于未然，不仅有助于我们防止这些重病的发生发展，而且正是我们问病的重点核心。问病越充分，才能将"治未病"的效果、利益最大化。我们要充分了解问病的意义和它的作用。

第一，问病是一种观念。是一种与前不同的、与众不同的、全面的健康养生观念。问病不是劝诫人们这不能做，那不要做，也不是推崇所谓的标准养生方案，更不会让人改变生活习惯，多吃这一些，少吃那一些，不吃什么等。而是建议、引导人们尊重自身，了解、认识人的组成和功能，认清人的本质是什么、什么才是健康、健康与疾病之间的转归关系，相信人的强大生命力，以及自我调整、自我修复的能力。也就是树立正确的、客观的认知，弄清人的身体健康与疾病的关系实质就是平衡与失衡的动态变化及调节关系。

第二，问病是一种思维方式。当你了解到身体平衡关系健康或疾病的实质，你再考虑健康与疾病的相关问题时，会有比较清晰的逻辑思维过程。不会因别人说这个病严重，你就恐慌而六神无主；也不会因这种疾患相对较小，就对它不加重视。而会客观地对待，冷静地思考相关问题及过程，理顺思路，再决定自己应该怎么做。

第三，问病是一种途径。使人们在健康保健的过程中朝着客观正确的方向行进，根据身体各系统的特点来问病，不受外界的干扰，发现相关问题和失衡前后的迹象。这种途径是唯一的，只有通过问病得出的结果才是客观的、有针对性的和有效的，不会偏离，更不会误导。人们在问病引导的方向中预防疾病，探索、研究健康养生之道。

第四，问病是一种方法。让人们认识、熟悉身体失衡前后早期可以观察到的种种表现，及时调整并预防疾病的发生和发展，找出其中规律性、有代表性的现象和过程。问病是防病治病的一个有效方法。

第五，问病是一个学习的过程。问病的过程中需要了解、知道、掌握的相关知识是不少的。只有加强学习，不断充实完善自己的知识体系，才能完成问病过程。因此，问病是一个不断学习、丰富知识、完善自我的过程，而这个学习不是为了别人，是为了自己。

问病的全过程有以下 4 个特点。

1. 系统性。这是一个比较突出的特点。当身体不适或出现异常现象时，首先会考虑可能是哪个系统出现了问题。例如肚子痛或不适就会想到是否消化系统有毛病，可回忆近日在吃的方面可有不当、可有外伤或引起腹痛的其他原因，根据腹痛的部位来考虑肾结石等因素；如果咳嗽，最先反应的是呼吸系统出了问题等，避免自己想七想八，胡乱猜想。

2. 全局性。这是问病过程中的又一特点。当了解人体生病与健康是失衡与平衡的关系后，当身体某个部分出现不适时，未见得是该系统的问题，很可能是其他系统出问题后，引起相关系统有了麻烦，而局部情况恰恰是全身情况的一个方面，处于全身性疾病进展的某一个阶段，当然也很可能仅仅是局部问题。也就是说一旦失衡实际上就是一个全身问题，但早期可能仅局部表现明显吧。引起失衡的原因一定是全身性的，因为人体内外环境是立体的，不像跷跷板那样简单明了。而人体内外环境有多重机制防线来维护，加之还有调节恢复的机制，功能一般不易失衡，局部的代偿易于短期的恢复。因此，全局性考虑不仅是需要的，而且是必需的。说到了系统性又讲了全局性，不得不谈前瞻性。

3. 前瞻性。所谓前瞻性相当于预防，这正是问病的核心。提前发现、及时预判可能发生的疾病，或在疾病早期就采取措施，防止疾病发展蔓延，防止发生严重并发症，这些至关重要。出现失衡现象时不仅要知道为什么发生，还要防止其变化，是有利还是有弊，要心中有数。

4. 习惯性。问病是一个自我体检、自我保健的过程，实际上还是一个学习的过程、一个修身养性的过程，需要进行长期实践，养成习惯。健康养生不可急功近利，更不可能一蹴而就，想凭着单方、偏方、一套操、一套拳、一种药，就能保住一生平安，极不现实也不靠谱，靠的是学习自律，持之以恒。

身体的失衡，不管是全身的还是局部的，都是生病，引起失衡的原因就是病因。这个观点大家可以达成共识吧。怎样让问病成为我们日常生活中的一个习惯？当我们的身体出现失衡的迹象时，能及时地调整和调理。至于失衡初期引起体内发生变化的苗头，便是我们问病的重点。如何调理？如何在早期防止病情的变化和发展，以及进行早期治疗？已在上篇问病中做过详细介绍，就不再赘述。为使问病成为我们生活中养身防病的方法，成为简便有效的自我体检手段，这里向大家讲解一下问病的顺序及过程，以供参考。

问病包含的知识内容广泛而复杂，尚需时日来学习和了解，并逐渐熟悉。关键在于大家认同这个观念，加强防病理念，提高对疾病的敏感性和警觉性，具有一定的安全防护意识。平时生活中，可以针对身体的主要系统进行有顺序、有重点地问病。

第一，循环系统。数一数脉搏，听一下心率，测量一下血压，判断是否正常。注意观察双脚踝可有肿胀的情况及近期可有胸闷、心前区疼痛的情况，若无异常，说明心血管系统无大问题。

第二，呼吸系统。呼吸的频率是否在正常范围？呼吸道可有部分阻塞、呼吸不畅的情况？呼吸时可有胸部疼痛情况？有无流涕、咳嗽、咳痰的症状？简单活动后有无喘气和呼吸困难的情况？若均未见异常，说明呼吸系统无大碍。

第三，消化系统。胃口如何？饮食可正常？饭前饭后上腹部有无疼痛、胀气、嗳气、反酸等症？腹部可经常有疼痛发生？放屁多吗？每天大便次数多少？粪便成形吗？有无拉稀、便秘、便血的情况？若无异常，消化系统应该是正常的。

第四，泌尿系统。小便正常与否？包括每天小便的次数和尿量、颜色、清浊度。有无尿频、尿急、尿痛？有无腰部疼痛？晨起有无明显的眼睑水肿？上述如果都正常，且尿常规化验正常，泌尿系统就应该没什么问题。

第五，运动系统。全身所有大小关节活动正常。行走、跑步及参加体育运动无明显异常。无肌肉酸痛及各种姿势的活动不适和障碍。这样，运动系统还怎么

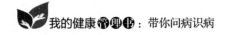

会有问题？

第六，神经系统。全身的皮肤及感觉器官没有感觉缺失、感觉异常，如麻木、麻痹、刺痛等感觉。除关节、肌肉等原因引起的运动功能障碍外，无口眼歪斜、身体麻痹等方面的迹象或症状。说明脑神经系统无明显异常。有时候还需要和血管系统的情况结合起来考虑。

第七，内分泌系统。主要是糖尿病的检测。现在社区卫生服务中心和绝大多数药店都有免费便民的检测血糖项目，定期去做这方面的检查很有必要，也可自行购买血糖检测仪在家中自测。当身体出现"三多一少"（吃得多，喝得多，拉得多，体重减少）时就晚了。

通过对这几个主要系统的问病，我们对自己的身体有一个大体的了解，相当于进行一次简单的自我体检，对自己的身体状况做到心中有数。同时对自己所学的问病知识进行巩固，并加深理解。每天或每周进行一次这样的问病可能不太现实，但是每个月进行一次应该是能做到的。若能坚持下来，就如同为身体建立了一个防控体系。能较早、较快地发现身体某个系统的不适或异常，及时做出判断，采取措施，或寻求医生的帮助以解决隐患或异常。至于其他几个系统，大多起病隐匿，发展缓慢，病程较长，不宜早期发现和察觉。等到身体明显感到异常时，病情就已较重了。问病起不到预防和早发现的作用。感官系统的各器官都比较敏感，一旦感到不适和异常，便能及时发现并就医。重要的是及时治疗，不要拖延，养成保护五官的良好习惯，克服像抠鼻子、挖耳朵、揉眼睛等不良的习惯。通过问病可以看到，无论哪个系统的疾病，大多数都是可以预防避免的。即使患上疾病，及时治疗，是可以阻止其发展加重并治愈康复的。一般情况下，人们完全可以做到远离大病、重病。我们讲问病也就是"治未病"，"治未病"要比"治已病"划算得多，也是能够做到的。只要不嫌麻烦，应该问病。

问病，其实就是希望人们要关注、关心自己的身体，经常对自己的身体状况有客观、合理的评估，清楚知道自己身体素质的情况，如体质是偏寒还是偏热？宜静还是喜动？耐力如何？消化功能如何？这样就能有针对性、有目的地对自己的身体进行调理。通过饮食营养、睡眠休息、活动锻炼等各种有效的措施和方法来弥补不足，尤其是中医的调理方法，是有益、有效的，使自己身体保持在健康的状态。怎样的身体状况才是一个健康的状态呢？用医学的标准来评判，虽然准确，但太复杂、太专业，不方便掌握和记忆。我们就用"三快"或"四快"作为一个衡量健康的标准吧。"三快"即吃得快，拉（大、小便）得快，睡得快。"四快"在"三快"基础上再加一个走得快。虽然从养生的角度看，并不赞同吃得快和走得快，但是"三快""四快"的确反映了这个人的身体状况是很健康的。一个人吃得好，睡得香，排泄通畅，走路有精神，还不健康吗？！希望问病能够成为人们日常生活中预防疾病的帮手、养生保健的工具，被人们理解、接受、使用。日后，大家见面除了问吃了没有，也可以问最近问病了吗。希望这能成为一种常态、一种习惯、一种问候。

　　至此，介绍了有关问病的方方面面，指出了问病需掌握的各种知识内容。既要学习掌握人体相关的情况，还要学习知道饮食营养的平衡膳食，既要清楚地认识到衣食住行与健康的重要性，还需要学习了解心理学的基本知识，以及学习与健康相关的其他知识和各种资料。给人的印象是，问病就是一个系统学习的过程。的确如此，这不是一个人、少数人为了健康的学习，而是大多数人为了健康的学习，希望能成为全民为了健康的一种学习。问病可视作一种学习型的健康方式。学习型组织的理论自 20 世纪 90 年代问世以来，逐渐为世人所接受。目前，学习型组织的理论不仅成为企业管理的理念和方法，而且成为各行各业包括学校、机关以及政府部门在内的指导管理理论和指南。我国北京、上海等地政府先后提出了要建成学习型城市的目标。学习型社会的观念是学习将成为一种生活方式，学校只是学习的一个场所，人的一生无法分成教育阶段和工作阶段，而应强调终身教育、终身学习。学习型社会是现代社会中较为理想的社会。在学习型的社会里创建各种各样的学习型组织，营造浓郁的学习氛围，让人们都爱学习，都想学习，都愿学习，都能学习，都会学习。学习给人们带来知识、财富，还带来创新的力量、前进的力量、发展的力量、不可阻挡的力量。学习型的社会中，人们思想品德高尚，举止行为文明，生活习惯良好，相处友善，社会和谐，身体健康。我们为了健康而问病，为了问病而学习，就是为了自己的健康而学习，为了增强人们的体质来学习，为了提高全民的身体素质和素养必须学习。希望我们为创建学习型的城市、学习型的社会、学习型的国家，做出自己的努力。

　　随着时间的推移和实践的验证，各种各样的"养生保健"方法并未像宣传那样有真功、有奇效。人们开始理性思考。特别是在某些长寿地区长寿老人造假曝光后，人们开始认识到尽管长寿确实有环境地利的因素，但是长寿人群的长寿生活史并不特别，平淡无奇，并无共性可言，更无秘诀可授。各地的长寿老人生活在不同的地区，有着不同的习俗、不同的口味、不同的生活习惯，个体差异定是存在的。实际上他们的共性就是心态平和，思想达观，顺其自然，依律而为。比如现在多数人的饮食养生观念是以吃素为主，可偏偏有的老人就喜欢吃红烧肉，还是肥的。我们日常生活中劝导人不抽烟、不喝酒，有的长寿老人烟酒根本就不分家，还常抽常喝，甚至活到90岁以上。怎样解释？怎样说清楚？这是没有标准答案的。所谓顺其自然就是人们按各自的生活规律、生活习惯、待人之道、行为模式生活，不要轻易进行改变，更不要为了学什么他人的"好东西"就改变自己的生活习惯和生活规律，而要遵从成为自然的习惯，不要过多人为干扰、干预，这也是保持身体内外环境稳定的需要。有句老话叫作"故土难离"，这不仅是情感上，其实更多是身体上的。一个老人长期在家乡甲地生活，到儿女的乙地生活后各方面出现不适，而回到甲地后就什么都好了。这就是所谓的水土不服，类似的例子很多，都说明了这个问题。这个顺字有两层意思，一是顺从、服从；二是合适、适宜。自然就是一种常态，既然已适应这种常态，为何要改变呢？其实在问病中就包含了顺其自然的内涵，其目的就是让人回归到感觉适宜的自然状态。依律而为所说的律，不是法律的律，而含有两层意思。一是规律的意思，指人们生活要有规律；二是自律的意思，好的生活规律的养成需要坚持，离不开自律性。尤其是在规律形成早期，虽有环境因素的影响，但好的生活习惯在于自律的坚持。一旦形成规律，也就顺其自然了。问病就是想让大家长期保持、始终维持在这个有着良好生活规律的自然状态。一个平衡状态必定是健康状态。

身体是活着（生活）的本钱，问病是身体的保健，知识是问病的基础，学习是知识的来源，天人合一是学习的指引。天地人和，平衡和谐，才是正道、健康之道。